기적의 속근육 스트레칭

✦ 3분 스트레칭으로 통증 없는 몸 만들기 ✦

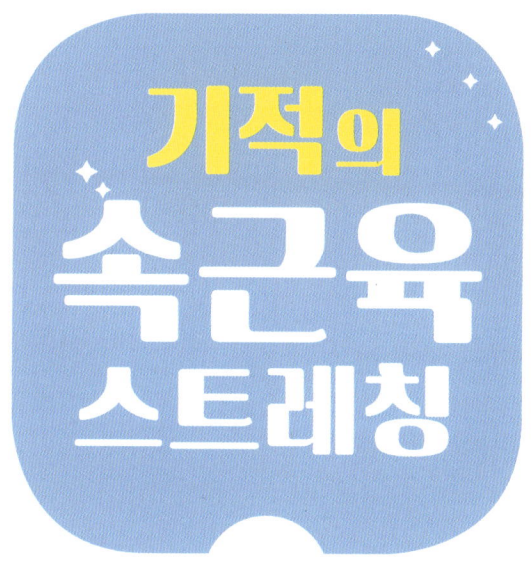

윤제필 지음

비타북스

추천의 글

장시간 앉아서 일을 하면 목, 어깨, 허리가 아픈 경우가 많습니다. 이때 간단한 스트레칭 한두 가지가 통증을 없애주는 좋은 방법이 될 수 있습니다. 사람마다 제각기 느끼는 통증의 종류가 다양한 만큼 자신에게 맞는 통증 해결법을 찾는 일이 쉽지 않은데, 윤제필 원장은 통증을 해소하는 가장 적합한 방법으로 스트레칭을 제안합니다. 윤 원장은 자생한방병원에서 수련 과정을 거친 유능한 의사이며 제가 많이 아꼈던 제자입니다. 미국 분원에서 분원장으로 활동하며 한국의 한의학을 미국에 알리는 데 일조하기도 했습니다. 이렇게 풍성한 진료 경험을 담은 윤제필 원장의 출간을 진심으로 축하하며 환영합니다.

신준식, 대한한방병원협회 회장 & 자생의료재단·자생한방병원 이사장

몇 년 전, 햄스트링 통증을 치료하기 위해 윤제필 원장님을 만난 이후 아플 때마다 꾸준히 치료를 받아왔습니다. 원장님의 통증 잡는 놀라운 노하우가 이 책에 담겼다고 하니 저도 궁금합니다. 평소 꾸준히 스트레칭을 따라 하면 통증 해소뿐 아니라 컨디션을 유지하는 데 좋을 것 같습니다. 많은 사람들에게 도움이 되길 바라는 마음으로 추천합니다.

_추신수, 메이저리그 텍사스 레인저스 야구선수

채널A의 인기 건강 프로그램인 〈나는 몸신이다〉에 출연해, 최고의 시청률을 기록한 '몸신 주치의' 윤제필 원장. 그가 이번에는 보다 많은 사람들에게 자신만의 통증 해소법을 널리 알리고자 책을 냈다. 그의 책이어서 특히 관심 있게 읽었다. 이 책이 아픈 사람들의 절망을 희망으로 바꾸는 특효약이 되어줄 것으로 믿는다.

_이진한, 동아일보 의학 전문기자

어릴 때 '할머니는 왜 저렇게 온몸이 아프실까?'라는 생각을 했다. 몇 년 전부터는 엄마도 매일 허리가 아프다는 말을 해오셨다. 그때는 왜 그렇게 아파하는지 와 닿지 않았는데 이젠 내 허리가, 내 무릎이 아프다. 이 책을 보니 알겠다. 무의식적으로 취하는 나쁜 자세 때문에 근육에 문제가 생기면 통증으로 이어진다는 것을 말이다. 이제라도 깨달았으니 내 아이들에겐 이러한 통증을 물려주지 말아야겠다. 바른 자세를 유지하게 만드는 속근육 스트레칭과 속근육 강화 운동. 이것만으로도 건강하고 멋진 몸을 만들 수 있다니, 윤 원장님께 감사한 마음이 든다.

_김주하, 아나운서

항상 최고의 컨디션으로 몸을 유지해야 하는 운동선수로서, 윤제필 원장님의 세세한 조언과 꼼꼼한 진료는 항상 큰 도움이 됩니다. 허리 근육이 유연하면서도 힘이 있어야 깔끔한 동작으로 스윙을 할 수 있고, 부상이나 통증이 발생할 위험도 적지요. 허리에 무리가 가지 않도록 늘 적절한 스트레칭과 진료로 도움을 주는 윤 원장님의 노하우가 담긴 책, 정말 기대됩니다!

_최나연, LPGA 프로 골프선수

이 책에는 기적 같아 보이는 과학적인 이야기가 담겨 있다. 바로 스트레칭이다. 통증을 제거하기 위해 약물 치료를 우선하는 것보다, 몸의 어떤 근육이 문제인지 아는 게 더 중요하다. 간단히 언제 어디서든 할 수 있는 스트레칭이라면 병원에 가지 않아도 문제를 일으킨 근육을 풀어주고 바로잡아 통증을 해결할 수 있다. 이 책이 통증으로 괴로워하는 모든 사람들에게 기적으로 다가갔으면 좋겠다.

_배상문, PGA 프로 골프선수

밤낮 가리지 않고 어디든 달려와 세심하게 진료를 봐주고 정확한 진단과 해결책을 제시해주는 윤 원장님의 책이 무척이나 기다려집니다. 그의 노력이 고스란히 담겼겠지요. 오랜 시간 몸소 체험한 결과로서 그가 소개하는 속근육 스트레칭과 강화 운동! 놀라울 정도로 간단하고, 신비한 원리로 통증을 해결하는 비법을 얼른 읽고 싶습니다.

_이기식, 미국 양궁 올림픽 국가대표 감독

운동을 잘하기 위해서라도 스트레칭은 필수다. 운동의 효능을 배가시키는 것이 바로 스트레칭이기 때문이다. 운동을 자주 하는 사람이든 운동과 거리가 먼 사람이든 건강해지고 싶다면 이 책을 봐야 한다. 간단한 동작 하나로, 건강 비책을 너무나 쉽고 정확하게 알려준다.

_이형택, 프로 테니스선수

손목 통증으로 고생할 때 윤제필 원장님을 만났고, 지금도 그 인연을 이어가고 있습니다. 운동을 하다 보면 평소 몸을 관리하는 것이 중요하지요. 특히 저처럼 해외 일정이 많다면 언제든 발생할 수 있는 통증을 다스리고 예방하는 방법을 알아두는 게 좋지요. 이 책은 잦은 부상에 시달리는 운동 선수뿐 아니라 일상에서 통증에 시달리는 분들에게도 많은 도움이 될 것입니다. 지긋지긋한 통증을 시원하게 날려보낼 수 있기를 바랍니다.

_대니 리, PGA 프로 골프선수

거대한 세계 무대에 도전장을 내밀 때 참으로 떨렸다. 선수로서 누구보다도 명예로운 일이었고 곁에 뛰어난 스텝들이 있었지만, 외로운 타지 생활에 하루하루 몸이 힘들었다. 매 시즌마다 심각하진 않지만 신경을 곤두세우게 만드는 통증을 무시하기도 어려워 고민이 컸다. "운동 전에는 유연함을 위해, 운동 후에는 긴장 해소를 위해 스트레칭을 해야 한다"라는 윤제필 원장님의 말에 귀 기울이기 시작하면서, 요즘은 그런 고민들이 많이 사라졌다. 약보다 중요한 스트레칭, 이제는 모두가 시작해야 할 때다.

_이동환, PGA 프로 골프선수

시즌과 비시즌을 가리지 않고 연습에 매진해야 하기 때문에 피로가 많이 쌓인다. 그래서 선수들은 아무리 신경을 쓴다 해도 부상을 입거나 통증을 느낄 때가 많고, 100% 회복되기 어려운 상황을 맞이하기도 한다. 이때 나는 몸 관리는 물론 통증을 다스리는 명의 윤제필 원장이 추천하는 스트레칭으로 모든 문제를 해결했다. 책에 소개된 스트레칭만 꾸준히 따라 한다면 나처럼 모두가 스스로의 몸을 고치는 '닥터'가 될 수 있을 것이다.

_이용규, 한화 이글스 프로 야구선수

몸에서 보내는 신호, '아픔'을 느끼기 전에 스스로 자신의 몸을 돌볼 줄 알아야 한다. 이 책에는 병원에 가도 명확하게 진단되지 않는 통증, 일상생활 중 문득 찾아오는 불편한 느낌을 속 시원하게 개선해주는 방법들이 담겼다. 아프지 않고 건강히 사는 비결을 알 수 있다니, 정말 기대된다.

_컬투 김태균, 방송인

99세까지 팔팔하게 사는 비밀은 '근육'에 있습니다. 근육을 튼튼하게 단련만 하는 것이 아니라 온몸을 릴렉스 할 수 있게 스트레칭을 해주어야 합니다. 예전보다 활동량이 줄어든 현대인들은 스트레칭을 꼭 해야 합니다. 특히 앉아서 일하는 분들과 집안일 때문에 따로 운동하는 시간을 갖지 못하는 주부들이 스트레칭을 한다면, 건강에 큰 도움이 될 겁니다. 바쁜 일상 속에서 아프지 않고 건강한 몸을 만들기 위해 스트레칭을 해보는 건 어떨까요?

_서향순, 스포츠 해설가 & LA 올림픽 양궁 금메달리스트

하루에 한 번, 아픈 부위를 스트레칭하면 통증이 싹 가신다니 정말 신기하다. 오늘부터 이 책을 곁에 두고 따라 해야겠다. 앞으로 더욱 건강해질 내 몸을 위해서!

_유하나, 배우

요즘은 장수보다는 '어떻게 아프지 않고 살아갈 것인가?'에 대한 고민을 많이들 한다. 몸이 아플 때 약을 먹어서 말끔히 고치는 것도 중요하지만, 그보다 더 우선되어야 할 일이 있다. 바로 통증을 예방하는 일이다. 그런 의미에서 이 책은 추천할 만하다. 100세를 살아가는 시대에 꼭 필요하다. 왜 우리 몸이 아픈지 원인을 정확히 진단하여 알려주는 것만으로도 통증 치료 효과는 높아진다. 그런데 스스로 문제의 근육을 움직여 통증을 해결하는 방법까지 알려준다니, '무병장수'의 실마리를 찾아낸 것 같다. 누구나 쉽게 따라 할 수 있는 통증 해결 방법을 통해, 모든 사람들이 아프지 않게 자신의 건강을 지킬 수 있기를 바란다.

_김호철, 경희대학교 한의과대학 본초학교실 교수

Prologue

"누구나 통증에서 해방될 수 있길 바라는 마음으로"

처음 출간 제안을 받았을 때 고민이 참 많았다. 한의사로 17년간 일해왔지만 아직 부족한 것이 많다고 생각했다. 하지만 하루에 100여 명이 넘는 환자들을 만나면서 생각이 바뀌었다. 환자들에게 바른 자세와 스트레칭, 운동이 중요하다고 당부하면서도 실제로 몸을 어떻게 움직여야 하는지에 대해 설명할 시간이 충분하지 않았다. 그러면서 아주 오래 전부터 품고 있던 '환자들 곁에 머무는 의사, 언제든 그들이 필요로 할 때 도움이 되는 의사가 되고 싶다'는 마음이 커져갔다.

한국, 스리랑카, 에티오피아, 미국을 다니며
마음으로 환자를 대하는 한의사

어릴 적 환자들에게 침을 놓는 할아버지의 모습을 보면서 자연스럽게 한의학에 이끌렸다. 공부를 하는 동안 점차 '한의학적인 사고만으로 모든 질병을 이해하기는 어렵다'는 생각이 들었다. 한의학뿐 아니라 양의학까지 폭넓은 분야를 공부하고 싶었고, 특정 질환에 특화된 전문의가 되고 싶었다. 그렇게 나는 척추와 관절 질환을 다루는 한방재활의학과 전문의가 되었다.

그 어느 때보다 바쁘던 레지던트 시절에 스리랑카로 의료 봉사를 갔다. 시간적·경제적 여유가 있다면 고칠 수 있는 질환임에도 고통받는 환자들이 너무나 많았다. 그 모습이 가슴 한 구석에서 계속 떠나지 않았다. 레지던트 과정을 마치고 한국국제협력단에 지원해 아프리카의 에티오피아로 의료 봉사를 떠났다. 3년간 '세상은 넓고, 할 일은 많다'는 의미를 몸소 체험했다. 그중 가장 의미 있었던 일은 이르겔름과의 만남이다. 한국으로 돌아오기 3개월 전에 나를 찾아온 디스크 환자였다. 낯선 동양인 의사가 병을 고쳐준다는 말을 듣고 먼 길을 왔다고 했다. 간절한 눈빛에 의사로서의 책임감이 무겁게 느껴졌다. 여기저기 도움을 구해 함께 한국으로 귀국했다. 자생한방병원에서 치료를 받을 수 있도록, 완치 후에는 한국에 남아 공부를 할 수 있도록 힘썼다. 10년이 훌쩍 지난 지금도 그의 눈빛이 종종 떠오르는데 얼마 전, 미국의 워싱턴 DC에서 직장을 구해 건강히 잘 지낸다는 메시지를 받았다. 이르겔름은 의사로서 이루 말할 수 없는 보람을 느끼게 해주고, 한 단계 더 훌륭한 의사로 성장할 수 있게 해준 고마운 환자다.

스리랑카와 에티오피아를 거치며, 세계에 한국의 전통 의학을 알리고 싶어 미국으로 날아갔다. 캘리포니아부터 LA, 샌디에이고, 시카고와 뉴저지까지 자생한방병원의 미국 분원을 개원하며 '한의학의 세계화'라는 사명감을 가지고 다양한 사람들을 치료했다. 여러 인종과 문화가 섞인 거대한 미국 땅에서 많은 일을 겪었다. 현지 언어가 유창하지 않아 생긴 해프닝도 참 많았다. 하지만 그 경험들이 한국에 돌아와 환자들을 대할 때 큰 도움이 되었다. 말뿐이 아닌 마음으로 환자를 바라보아야 한다는 진료 원칙이 몸에 밴 것이다.

의사는 마음으로 환자를 대하고 치료해야 한다. 동료 의사 선생님들이 진료에 참관할 때, 아직 진료 경험이 없는 한의대 학생들에게 강의를 할 때도 비슷한 이야기를 한다. "환자의 눈빛에서 의사를 신뢰한다는 믿음이 보일 때까지 열정을 가지고 환자를 대하자"라고 말이다. 환자와 공감대를 형성하는 일은 무엇보다 중요하다. 환자의 마음과 상황을 이해할 줄 알아야 치료 효과가 빠르게 나타나기 때문이다.

몸의 통증 해결 방법,
스트레칭과 근력 강화 운동

우리 몸이 본래 가지고 있는 적응력과 자생력을 이끌어주는 치료법은 한의학에 있다는 생각이 든다. 한방재활의학 전문의로 만나는 환자들의 질환은 90% 이상이 사고 등 외상에 의해 생긴 질환이 아닌 일반적인 질환이다. 대개 수술과 같이 부담스러운 치료를 하지 않아도 회복이 가능하다. 의사가 환자의 통증을 헤아리면서 감각 장애나 운동 장애가 오지 않게 돌보면 대부분의 척추·관절 질환은 질병 환경에 대응하는 몸의 적응 능력에 의해 좋은 치료 결과를 얻을 수 있다. 이에 가장 적합한 치료법이 한의학적인 보존 치료다.

이 책을 통해 몸의 적응력과 자생력을 되살려 통증을 다스리는 방법을 알리고 싶다. 100명의 환자가 있다면 그들의 통증 역시 100가지 양상을 보인다. 각자가 처한 상황에 따라, 관절과 근육의 상태에 따라 치료법이 다르다. 섣불리 "어디에 좋은 동작이다"라고 해서 따라 했다간 통증을 없애기는커녕 악화될 수도 있다. 허리 근육에 좋다는 이야기를 듣고 디스크 환자가 윗몸일으키기를 했다가 디스크가 더욱 튀어나와 결국 수술하게 된 사례도 많다.

그렇기 때문에 부위별로, 통증별로 세세히 나눠 스스로를 치료하는 '안전한' 방법을 찾기 위해 노력했다. 끊임없이 연구한 결과, 누구나 자신의 상태에 맞춰 가장 안전하게 통증을 없앨 수 있는 스트레칭을 소개하기로 결심했다. 외상으로 인한 게 아니라면 우리 몸에 나타나는 통증의 70% 이상은 단단히 뭉친 근육 때문에 발생한다. 뭉친 근육만 풀어줘도 손쉽게 통증이 완화된다.

스트레칭으로 통증을 해소했다면 그다음에는 근육의 힘을 키워야 한다. 근육의 힘 즉, 근력이 강해야 평소에 바른 자세를 유지할 수 있고, 자세가 무너지지 않아야 통증이 재발하지 않는다. 이에 몸의 중심 부위인 척추를 바로잡는 속근육들을 강화하는 운동을 집중적으로 소개한다. 통증이 나타나는 형태에 따라 본인에게 맞는 스트레칭을 따라 하고, 통증이 자주 나타나는 부위의 근력을 키워주는 운동을 꾸준히 실천해보자. 원래의 아프지 않던 몸, 전신 근육의 밸런스를 되찾을 수 있을 것이다. 이 책에는 아픈 사람들의 모든 고민을 해결해주었으면 하는 바람을 담았다. 더 이상 통증에 시달리지 않고, 본래의 '바른 몸'으로 되돌아갈 수 있기를 바란다.

이 책을 위해 바쁜 와중에도 시간을 내주신 물리 치료실의 김선덕 선생님과 한방재활의학과 레지던트 이현호 선생님, 항상 물심양면으로 도와주신 경희대학교 한의과대학 본초학교실의 김호철 교수님, 수련의 시절부터 가르침을 주시며 인생의 멘토가 되어주신 자생한방병원 신준식 이사장님께 무한한 감사의 인사를 전하고 싶다.

2017년 봄, 윤제필

CONTENTS

Prologue
"누구나 통증에서 해방될 수 있길 바라는 마음으로"　　　　　　　10

PART 1　원인을 알아야 통증으로부터 해방!
당신의 통증에는 이유가 있다

왜 하루 종일 피곤하고 여기저기 쑤시고 아플까?
생활습관이 통증의 원인?　　　　　　　　　　　　　　　　　22
자세를 들여다보면 어디가 아픈지 알 수 있다　　　　　　　　26
지금 당신은 어떤 자세를 취하고 있는가?　　　　　　　　　　28

순식간에 온몸을 삼키는 무서운 통증
척추의 S자 곡선이 무너지면 상체 곳곳에 통증이 나타난다　　31
척추를 붙잡는 속근육이 약해지면 전신의 통증이 시작된다　　34
팔다리 통증, 무심코 방치하면 퇴행성 질환이 찾아온다　　　　36
한 곳이 무너지면 통증은 도미노처럼 번져간다　　　　　　　　38

스트레칭이 통증 해소의 답이다
스트레칭으로 통증을 즉각 완화시키고 근력 운동으로 통증 재발을 막는다　　40
각각의 자세와 통증 양상에 맞는 스트레칭과 운동은 따로 있다　　42

치료 사례 1	메이저리거 추신수 선수의 허벅지 통증을 치료하다	44
치료 사례 2	이형택 선수의 어깨 통증이 극상근 스트레칭으로 풀어지다	48
치료 사례 3	일자목 교정 후 두통과 현기증이 사라지다	51
치료 사례 4	임신과 출산으로 망가진 몸을 회복하다	54
치료 사례 5	유연하고 탄탄한 근육이 무릎관절을 보호하다	57

PART 2 나쁜 자세별 통증 잡는 바른 자세 회복 스트레칭

생활 속 통증 예방 비책, 근육의 움직임에 숨어 있다
나쁜 자세를 바로잡아야 통증이 해소된다   62

나쁜 자세 1   등이 구부정한 자세

목과 어깨, 등 통증의 원인은 상체가 앞으로 굽은 자세   67
굽은 등을 펴자! 통증이 사라진다   68
- **해결 방법 1**   모서리에 기대 양팔로 W자 만들기   70
- **해결 방법 2**   등받이 의자에 앉아 가슴 젖히기   72
- **해결 방법 3**   등 뒤에서 깍지 끼고 가슴 열기   74
- **해결 방법 4**   등 대고 누워 엉덩이 들기   76

나쁜 자세 2   허리가 젖혀진 자세

허리와 골반 앞쪽 통증의 주범! 허리가 뒤로 젖혀진 자세   79
허리 커브를 정상 범위로 되돌려야 골반과 허리가 편안해진다   80
- **해결 방법 1**   다리 구부리며 골반 앞쪽 늘이기   82
- **해결 방법 2**   엎드려서 골반 말아 올리기   84
- **해결 방법 3**   등 대고 누워 다리 접어 당기기   86

• 허리가 젖혀진 자세를 취하는 사람은 주의해야 할 동작
엎드려서 고양이 등 만들기   88

나쁜 자세 3   허리가 편편해진 자세

뻐근하고 묵직한 통증을 불러오는 편편한 허리 자세   91
C자 커브를 만들자! 허리와 하체의 불균형이 해소된다   92
- **해결 방법 1**   엎드려서 상체 젖히기   94
- **해결 방법 2**   한쪽 다리 뻗고 상체 숙이기   96
- **해결 방법 3**   엎드려 팔다리 반대로 들어 올리기   98

• 허리가 편편해진 자세를 취하는 사람은 주의해야 할 동작
두 다리 앞으로 뻗고 상체 숙이기   100

나쁜 자세 4 양반다리 자세

	엉덩이, 무릎, 발목을 망가뜨리는 양반다리 자세	103
	다리를 쭉 펴고 앉자! 하체의 통증이 사라진다	104
해결 방법 1	침대에 한쪽 다리 접어 올리고 상체 숙이기	106
해결 방법 2	누워서 다리 들어 안쪽으로 모으기	108
해결 방법 3	옆으로 누워 바닥쪽 다리 들어 올리기	110
해결 방법 4	무릎에 쿠션 끼우고 양발 벌리기	112

PART 3
아픔이 사라지는 비책! 증상별·부위별
통증 해소 스트레칭

목 & 어깨 통증

증상	"목이 뻣뻣하게 굳어서 잘 움직여지지 않아요"	118
해결 방법 1	고개 옆으로 누르기	120
해결 방법 2	고개 사선 위쪽으로 당기기	122
해결 방법 3	고개 사선 아래쪽으로 누르기	124
증상	"유독 뒷목이 묵직하고 뻐근해요"	126
해결 방법 4	손가락으로 목 받치고 머리 젖히기	128
증상	"목 디스크가 있어 팔과 손가락이 저려요"	130
해결 방법 5	요골신경 늘이기	132
해결 방법 6	정중신경 늘이기	134
해결 방법 7	척골신경 늘이기	136
증상	"팔을 뒤로 뻗을 때 어깨가 아파요"	138
해결 방법 8	팔 뒤로 접어 잡아당기기	140
해결 방법 9	팔 수평으로 당겨 어깨 늘이기	144
증상	"물건을 집으려고 팔을 위로 뻗으면 어깨가 아파요"	146
해결 방법 10	팔꿈치 몸에 붙이고 양팔 벌리기	148
해결 방법 11	벽에 팔 대고 위로 뻗기	152

증상	"오십견이 있어서 팔을 움직이기 힘들어요"	154
해결 방법 12	등 뒤에서 수건 잡아당기기	156
해결 방법 13	벽에 Y자로 손 대고 상체 밀기	160

등 & 허리 통증

증상	"양쪽 날갯죽지 사이가 쑤시고 담이 걸린 것 같아요"	164
해결 방법 1	등 사선으로 늘이기	166
증상	"등이 전체적으로 뻐근하고 불편해요"	168
해결 방법 2	가슴 내밀며 흉추 늘이기	170
증상	"몸을 굽히거나 앉았다 일어날 때 허리가 아파요"	172
해결 방법 3	다리 늘어뜨려 옆구리 늘이기	174
해결 방법 4	팔 사선으로 뻗으며 옆구리 늘이기	176
증상	"자고 일어나면 허리가 뻣뻣해요"	178
해결 방법 5	네발 자세에서 엉덩이 뒤로 앉기	180
해결 방법 6	누워서 몸 비틀어 척추 늘이기	182
증상	"허리 디스크 때문에 허리가 아프고 다리가 저려요"	184
해결 방법 7	누워서 다리 늘어뜨리며 서혜부 늘이기	186
해결 방법 8	의자에 앉아서 한쪽 다리 들기	188
증상	"척추관 협착증이라서 걸을 때 다리가 저려요"	190
해결 방법 9	누워서 한쪽 다리 당기며 반대쪽 다리 뻗기	192
해결 방법 10	누워서 골반 굴리기	194

골반 & 고관절 통증

증상	"다리를 꼬을 때 한쪽 다리가 유독 불편해요"	198
해결 방법 1	엎드려서 허벅지 안쪽 늘이기	200
해결 방법 2	무릎 넓게 벌려 체중 이동시키기	202
증상	"고관절 바깥쪽이 소리가 나면서 아파요"	204
해결 방법 3	다리 사선으로 뻗어 골반 옆면 늘이기	206

증상	"걸을 때 엉덩이 안쪽에서 통증이 느껴져요"	208
해결 방법 4	다리 4자로 접어 당기기	210

팔꿈치 & 손목 & 손 통증

증상	"팔꿈치 바깥쪽이 시려요"	214
해결 방법 1	팔 뻗고 손목 아래로 꺾기	216
증상	"팔꿈치 안쪽이 쑤시면서 아파요"	218
해결 방법 2	팔 비틀어 뻗고 손목 아래로 꺾기	220
증상	"손목과 손가락이 저리고, 밤에 더 심해져요"	222
해결 방법 3	엄지손가락 잡아 늘이기	224
증상	"손가락이 잘 구부러지지 않고 뻣뻣해요"	226
해결 방법 4	양손 맞잡고 손가락 잡아당기기	228

무릎 통증

증상	"쪼그리고 앉았다 일어날 때 무릎이 심하게 아파요"	232
해결 방법 1	다리 뒤로 접어 허벅지 앞쪽 늘이기	234
증상	"허벅지 뒤쪽이 자주 당겨요"	236
해결 방법 2	누워서 다리 쭉 펴기	238

발목 & 발 통증

증상	"발목을 자주 삐끗해 걸을 때 붓고 시리고 아파요"	242
해결 방법 1	꿇어 앉아 무릎 당기기	244
증상	"자고 일어나서 처음 발을 디딜 때 발뒤꿈치에 통증이 있어요"	246
해결 방법 2	앞쪽 다리 굽히며 종아리 늘이기	248

special page
이런 경우라면 혼자서 스트레칭하지 말고 병원에 가세요! 250

PART 4 근육 밸런스를 잡아 통증을 예방하는
속근육 강화 스트레칭

속근육 1 목 속근육 강화 스트레칭
목, 어깨, 등 통증의 시발점! 목뼈 주변 근육의 불균형 … 254
심부 굴곡근을 강화해 거북목을 교정한다 … 255
- **해결 방법 1** 턱 뒤로 당기기 … 256

속근육 2 등 속근육 강화 스트레칭
짧아지고 길어진 근육들이 통증을 일으킨다 … 258
약해진 등 근육을 강화시켜 굽은 등을 펴고 상체의 통증을 막는다 … 259
- **해결 방법 1** 목 뒤에 양손 대고 팔꿈치 들기 … 260
- **해결 방법 2** 엎드려서 양팔 위로 들기 … 262
- **해결 방법 3** 엎드려서 양팔 Y자로 들어 올리기 … 264
- **해결 방법 4** 팔로 등 밀어 올리기 … 266

속근육 3 허리 & 복부 속근육 강화 스트레칭
속근육 약화가 만성적인 요통의 가장 큰 원인! … 268
몸의 중심부를 붙잡고 있는 속근육을 단련시켜라 … 269
- **해결 방법 1** 네발 자세에서 팔다리 들어 올리기 … 270
- **해결 방법 2** 벽에 발바닥 대고 상체 들기 … 272
- **해결 방법 3** 벽에 발바닥 대고 상체 비틀며 들기 … 274

속근육 4 골반 & 다리 속근육 강화 스트레칭
하체의 정렬이 틀어지는 원인은 골반 불균형에 있다 … 276
골반, 엉덩이, 허벅지 근육을 강화시켜 하체를 안정시킨다 … 277
- **해결 방법 1** 옆으로 누워 다리 들어 올리기 … 278
- **해결 방법 2** 등 대고 누워 엉덩이와 다리 들기 … 280
- **해결 방법 3** 무릎에 쿠션 끼워 엉덩이 들고 다리 조이기 … 282

"스트레칭은 통증의 치료법이자 예방법이다"

일상에서 나타나는 통증은 대개 뚜렷한 원인이나 치료법을 찾기 힘들다. 평소 바른 자세를 취하지 않아, 근육이 짧아지거나 늘어지고 딱딱하게 굳어 통증이 생기기 때문이다. 그래서 근육의 통증을 대개 '생활습관병'이라고 부른다. 그렇다면 통증을 없애겠다고 올바른 자세를 하루 종일 유지할 수 있을까? 일에 집중하다 보면 자세가 흐트러질 수밖에 없고, 우리 몸은 쉽게 나쁜 자세를 취해버린다. 이번 파트에서는 나쁜 자세 때문에 발생하는 통증의 다양한 원인을 자세히 짚어주며, 통증 없는 본래의 몸으로 돌아가기 위해 가장 먼저 해야 할 치료법을 담았다. 뿐만 아니라 앞으로 나타날 수 있는 통증을 막는 예방법도 전한다.

PART

1

원인을 알아야
통증으로부터 해방!

당신의 통증에는 이유가 있다

왜 하루 종일 피곤하고
여기저기 쑤시고 아플까?

::: 생활습관이
통증의 원인?

"아니나 다를까, 오늘도 오후가 되니 뒷목이 뻣뻣해지고 등이 결린다."
"컴퓨터 작업이나 집안일을 하는 동안 팔목이 시큰거리고, 앉았다 일어날 때 무릎이 뻑뻑하다."
"자고 일어나도 몸이 개운치 않고, 두들겨 맞은 것처럼 천근만근 무겁다."
"3년 전 발병한 디스크가 잊을 만하면 한 번씩 속을 썩인다."

"걸핏하면 목이나 옆구리에 담이 결려, 며칠씩 잘 움직이질 못한다."

앞에서 말한 증상들은 나이를 불문하고 많은 사람에게 흔히 나타나는 참 불편한 증상들이다. 딱히 꼼짝 못할 정도로 아픈 것은 아닌데 하루 종일 기분 나쁜 통증이 따라다닌다. 병원에서 주사를 맞거나 수술을 받아야 할 정도로 심각한 질환이 아니라서 더 귀찮고 불편하게 느껴진다. 간혹 통증이 너무 심할 때면 물리 치료나 마사지를 받지만 그때뿐이다. 시간이 지나면 다시 여기저기 쑤시고 결리기 시작한다.

이와 같이 일상적으로 나타났다 사라지는 통증은 생활습관병에 가깝다. 자신의 생활습관이 통증의 가장 큰 요인이라는 뜻이다. 아무리 한의원에 가서 침을 맞고 부항을 뜨더라도, 병원에 가서 물리 치료를 받고 수술을 받더라도 생활습관을 바꾸지 않으면 언제든 통증이 재발할 수 있다는 뜻이기도 하다.

오랜 시간에 걸쳐 반복적인 작업을 지속하면 우리 몸에는 요통이나 어깨 결림과 같은 질환이 발생한다. 이를 근골격계 질환이라고 하는데 근육과 혈관, 관절, 신경 등에 미세한 손상이 누적되어 목, 어깨, 허리, 손목, 손가락 등에 만성적인 통증이나 몸이 잘 움직이지 않는 근육·관절의 경직과 감각 이상까지도 나타난다. 근골격계 통증은 충분히 완치가 가능한 질환이지만, 그렇기 때문에 완치가 불가능한 '불치병'일 수도 있다. 다시 말해, 잘못된 생활습관을 개선할 경우 통증은 씻은 듯이 사라질 수 있지만 그대로 노력 없이 몸을 방치할 경우 통증은 영영 떠나지 않을 것이다.

뒷목이 뻣뻣하다거나 어깨가 뻐근한 느낌은 누구나 흔하게 겪어보았을 것이다. 당신에게도 늘 따라다니는 증상일 수 있다. 이런 불편한 증상이 나타나는 원인은 간단하다. 근육이 본래의 기능과 역할을 넘어서는 '과도한 일'을 하고 있기 때문이다. 예를 들어 살펴보자. 목과 어깨에 통증이 있는 사람들은 대부분 거북목이다. 머리가 어깨 위에 똑바로 얹혀져 있어야 하는데 거북이처럼 머리가 앞으로 쑥 나온 것이다. 거북목이 되면 머리를 붙잡으려고 목과 어깻죽지의 근육들이 맹렬히 힘을 쓰게 되고, 그 결과 근육에 피로가 쌓여 목과 어깻죽지에 통증이 나타나게 된다.

그럼 왜 거북목이 되는 걸까? 간단하다. '거북목 자세'를 취했기 때문이다. 스마트폰을 볼 때, 컴퓨터 모니터를 들여다볼 때, 소파에 앉아 TV를 볼 때 자신이 어떤 모습인지 떠올려보자. 등은 구부정하게 굽고 머리는 앞으로 나와 있을 것이다. 척추를 꼿꼿하게 세우고 앉는 사람은 많지 않다.

몸에 통증이 나타나는 이유는 뼈와 근육의 정렬이 어긋났기 때문이고, 정렬이 어긋나는 가장 큰 원인은 자세다. 결국 통증을 만든 것은 자기 자신이라는 뜻이다. 그래서 다행이기도 하다. 스스로 목과 어깨의 통증을 해결할 수 있으니까. 통증이 있다면 일단 자신의 자세부터 고치려 노력해보자.

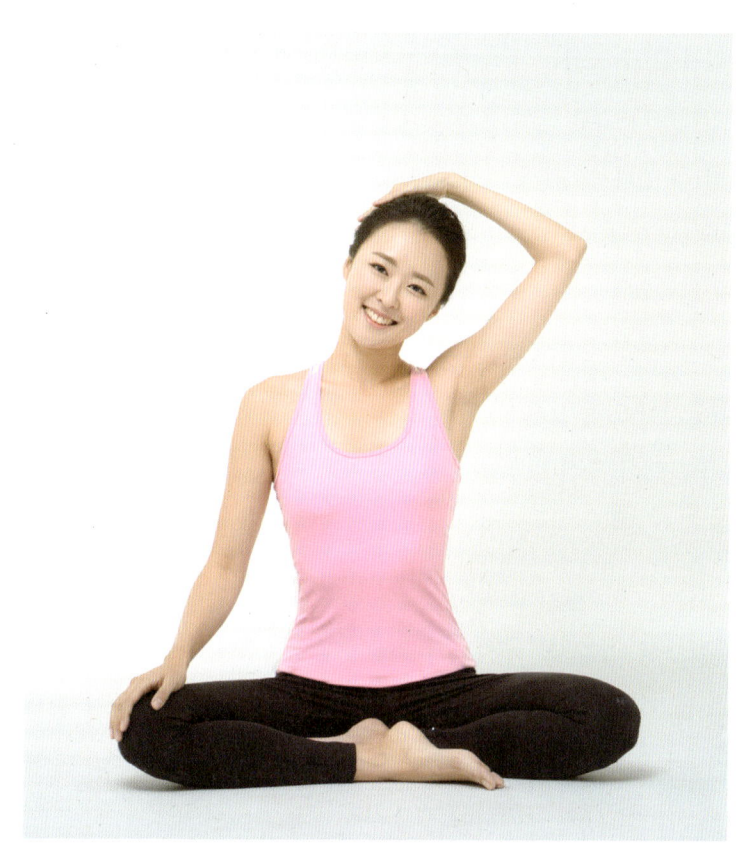

:::: 자세를 들여다보면
　　어디가 아픈지 알 수 있다

나는 사람들이 앉아 있는 모습이나 걷는 모습을 보면 '저 사람은 어디에 통증이 있겠구나' 혹은 '앞으로 어디에 문제가 생겨 고생을 하겠구나' 하고 짐작할 수 있다. 그래서 지인들에게 "이런 저런 통증이 있지 않냐"고 물어본 뒤 "앞으로 이런 점을 주의해야 한다"고 이야기하면 대부분은 어떻게 알았냐며 깜짝 놀란다. 나는 점쟁이가 아니다. 사주나 관상으로 건강 문제를 맞히는 것은 더더욱 아니다. 근골격계 통증 질환 전문의이니, 사람이 앉아 있는 모습이나 서 있는 모습, 혹은 걷는 모습만 봐도 뼈와 근육의 정렬이 틀어진 부분이 보인다. 뿐만 아니라 머릿속에 불균형하게 늘어나고 굳어 통증을 일으키는 근육들이 자연스럽게 떠오른다.

의자 끝에 엉덩이를 걸쳐 앉고 의자에 등을 댄 채 컴퓨터를 하는 사람을 보면 견갑골(날개뼈) 통증과 요통이 보이고, 의자 위에 다리를 양반다리로 올리고 앉는 사람을 보면 골반 불균형으로 인한 통증이 상체와 하체로 번져갈 게 예상된다. 다리를 꼬고 앉아 있는 모습만 봐도 척추가 휘고 다리 길이가 짝짝이인 상태가 머릿속에 그려진다.

올바른 자세가 중요하다는 것은 누구나 알고 있다. 하지만 하루 종일 책상에 앉아 있는 사무직이나 학생들이 계속 허리를 꼿꼿하게 세우고 똑바로 앉는 것은 거의 불가능에 가깝다. 한쪽 다리를 꼬거나 턱을 괴거나 고개를 숙이는 등 몸의 정렬이 어긋나게 되는 자세가 오히려

편하게 느껴진다. 게다가 올바른 자세를 유지한다고 해도 장시간 같은 자세로 있으면 근육이나 인대에 피로가 쌓여 통증이 발생하기는 마찬가지다.

 근골격계에 가장 나쁜 것은 움직이지 않고 오랜 시간 같은 자세를 취하는 것이다. 오래 앉아 있거나 오래 서 있으면 자세가 나빠질 수밖에 없다. 몸을 자주 움직이는 게 좋지만, 장시간 한 자세를 취해야 한다면 시간이 날 때마다 뭉친 근육을 풀어주는 스트레칭을 해야 한다. 그래야 혈액 순환도 잘 되고 관절과 인대도 굳지 않는다. 의자에 앉아서라도 간단하게 허리를 돌리거나 가슴을 펴고 기지개를 켜보자. 스트레칭을 통해 자신이 취하고 있었던 자세와 반대쪽으로 몸을 움직이면 뭉쳐 있던 근육에 혈액이 공급되면서 통증이 사라지고, 온몸이 시원하고 개운해질 것이다. 스트레칭이야말로 통증 질환의 가장 초기 치료법이자, 앞으로 다시는 통증이 내 몸에 찾아오지 않게 만들 수 있는 예방법임을 기억하자.

∷ 지금 당신은
　 어떤 자세를 취하고 있는가?

자신의 자세를 한번 살펴보자. 자세를 직접 눈으로 확인해보면 평소 통증이 나타나던 부위와 구부정하고 삐뚤어져 보이는 부위가 일치한다는 것을 알게 된다. 서 있는 모습, 컴퓨터를 하고 있는 모습, 다리를 꼬고 앉은 모습, 바닥에 양반다리로 앉은 모습, 여성의 경우라면 하이힐을 신은 모습 등 앞모습, 뒷모습, 옆모습을 사진으로 찍어서 살펴보자. 여의치 않다면 옆모습만 찍어 살펴보아도 자신의 구부정하고 삐뚤어진 모습에 '어쩜, 이럴 수가!' 하고 깜짝 놀라게 될 것이다.

　인간은 두 발로 서서 걷기 때문에 네 발로 걷는 다른 생명체보다 중력의 영향을 크게 받는다. 하지만 우리의 자세가 중력의 방향처럼 땅과 수직으로 일직선을 유지한다면 근골격계에 가해지는 부담은 최소화된다. 어떤 자세가 중력의 부담이 최소화된 이상적인 자세일까?

　옆으로 서 있는 모습으로 알아보자. 귓구멍과 어깨의 중심이 일직선상에 위치하고, 무릎뼈의 앞쪽과 복사뼈의 발등 쪽이 일직선상에 위치해야 한다. 하지만 많은 사람들의 옆모습을 보면, 머리가 일직선상보다 앞으로 튀어나와 있다. 또한 등이 구부정하거나 허리가 과도하게 뒤로 젖혀져 있거나 무릎이 뒤로 빠져 있는 경우가 많다.

　일직선상에서 벗어난 부위가 있다는 것은 '중력에 저항하는 자세를 유지하기 위해 몸의 근육이나 인대, 관절이 과도하게 힘을 쓰고 있다'는

바른 자세 vs 나쁜 자세

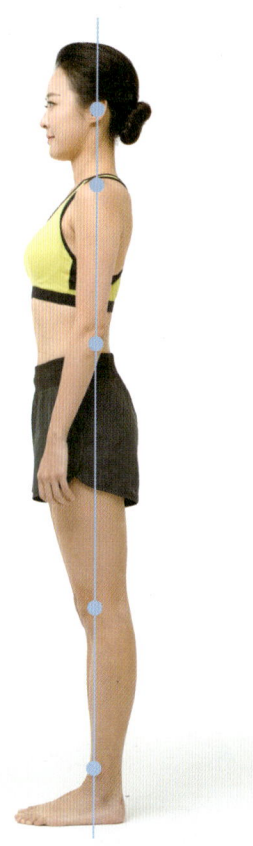 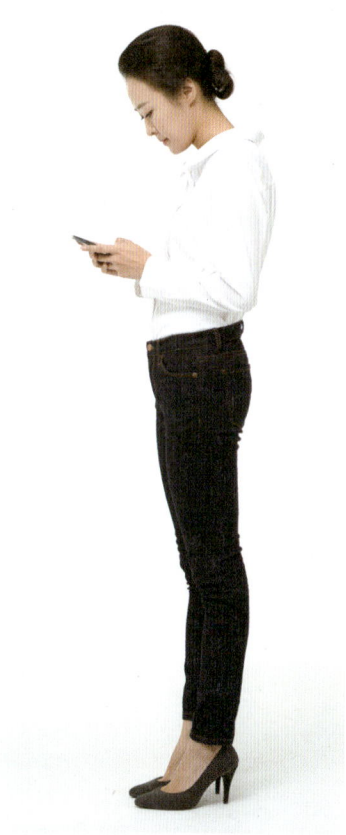

서 있을 때 바른 자세

목을 세우고 턱을 아래로 약간 당긴다. 허리에 힘을 주어 가슴을 살짝 내민다는 느낌으로 선다. 이때 귀와 어깨, 허리, 무릎, 발목의 중심이 일직선상에 위치하도록 한다.

서 있을 때 나쁜 자세

고개를 푹 숙여 스마트폰을 들여다보거나 시선이 지나치게 바닥을 향하면 목이 앞으로 튀어나오고, 어깨가 솟으며 굽는다. 척추의 완만한 곡선이 사라지고 골반과 무릎, 발목의 균형이나 대칭도 무너진다.

뜻이 된다. 이로 인해 근골격계에 가해지는 압력이 더욱 커지고, 미세한 손상이 끊임없이 누적되어 결과적으로 몸 곳곳에 통증이 나타나게 된다.

사람마다 반복되는 생활 패턴이 다르기 때문에 몸의 정렬이 어긋난 부위도 조금씩 다르다. 어떤 사람은 거북목 증후군이 심하고, 어떤 사람은 요추(허리뼈) 각도가 정상 범위에서 벗어나 있다. 어떤 사람은 좌우 골격이 비대칭이고, 어떤 사람은 고관절(골반 좌우에 위치하며 엉덩이와 연결된 공 모양의 관절)의 각도가 비대칭이다. 무릎이 벌어지고 다리가 O자형으로 휜 사람, 어깨가 말린 사람, 등이 굽은 사람 등 한 부위의 부정렬이 눈에 띈다면 이미 전신으로 부정렬이 번져가고 있다고 봐야 한다. 우리 몸은 유기석으로 연결되어 있어 한 부위가 틀어지면 다른 부위로도 영향을 미치기 때문이다.

순식간에 온몸을 삼키는
무서운 통증

::: 척추의 S자 곡선이 무너지면
상체 곳곳에 통증이 나타난다

우리 몸의 중심축은 척추다. 척추는 목뼈인 경추 7개, 등&가슴뼈인 흉추 12개, 허리뼈인 요추 5개, 엉치뼈인 천골, 꼬리뼈인 미추까지 포함해 총 26개의 뼈로 이루어져 있다. 그리고 원기둥 형태의 척추뼈 사이사이에는 섬유연골로 구성된 23개의 디스크가 있다. 척추의 가장 중요한 역할은 몸을 지지하고 균형을 유지하는 것이며, 척추 사이로 빠져 나오는 척추 신경들은 신체 각 부위 근육을 움직이거나 감각을 통제하는 역할을 한다. 그래서 척추에 이상이 생기면 정상적인 자세를 유지할 수 없

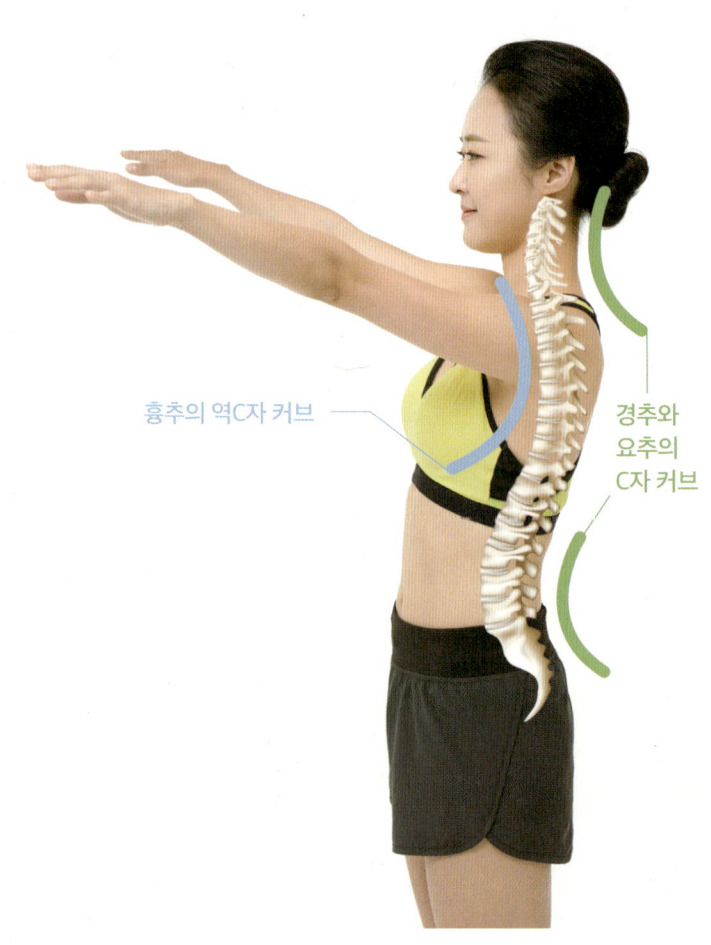

척추의 정상적인 형태는 완만한 S자 곡선을 이룬다

을 뿐 아니라 통증 발현, 면역 이상, 혈액 순환 장애 등 전신 건강에 문제가 발생한다. 거창하게 설명할 필요 없이 목부터 등, 허리로 이어지는 척추가 얼마나 중요한지는 조금이라도 아파본 사람이라면 누구나 공감할 것이다.

목과 등, 허리, 골반의 움직임과 통증은 척추의 영향 아래 있기 때문에 모두 연결되어 있다고 봐야 한다. 쉽게 말해 목과 어깨가 아픈 사람은 요통이 함께 있는 경우가 많다. 요통이 있는 사람은 골반이나 고관절을 움직일 때 뻑뻑함을 느끼거나 아픈 경우가 흔하다. 또 뒷목이 뻣뻣한 사람은 대개 날개뼈 쪽에 불편함을 느낀다. 이는 목부터 등, 허리, 골반까지 모두 척추라는 하나의 구조물로 연결되어 있기 때문이다.

상체에 나타나는 통증은 대부분 척추의 정상적인 커브가 무너진 데에 원인이 있다. 정상적인 척추는 전체적으로 S자 모양의 만곡을 그린다. C자형 커브를 그리는 경추가 역C자형 커브의 흉추와 연결되고, 흉추는 다시 C자형을 그리는 요추로 이어진다. 척추가 완만한 S자 형태인 이유는 척추에 가해지는 힘을 균등하게 배분하고, 움직이거나 걸을 때 지면으로부터 전달되는 충격을 스프링처럼 분산해 흡수하기 위해서다. 만약 척추의 S자 커브가 무너지면 척추의 내구성이 약해져 우리 몸은 작은 충격에도 쉽게 손상된다. 단기적으로는 어깨와 등, 허리에 통증이 발생하며, 장기적으로는 디스크와 관절염 같은 퇴행성 질환이 나타난다.

척추의 커브가 무너지는 가장 큰 원인은 '오래 앉아 있는 시간' 때문이다. 앉는 자세를 오래 취하면 허리의 C자 커브가 사라지며, 등이나 허리 쪽의 근육이 늘어나고 약해진다. '허리를 삔다'라고 표현하는 요추 염좌도 어느 날 갑자기 발생하지 않는다. 평소 허리 근육이 약해진 상태에서 갑자기 허리를 숙이거나 무거운 물건을 드는 등 허리에 과도한 부담이 불시에 가해지면 '뜨끔' 하면서 염좌가 발생하는 것이다.

따라서 척추의 자연스러운 커브를 유지하려고 부단히 노력해야 한다. 오래 앉아 있거나 서 있는 등 장시간 같은 자세를 유지하는 것을 피하며 자주 자세를 바꿔주고, 간단한 스트레칭으로 근육의 긴장을 풀어주어야 한다. 무엇보다 잊지 말아야 할 것은 통증 치료의 시작과 끝은 모두 '올바른 자세'라는 사실이다. 바른 자세로 앉기만 해도 척추와 관절에 가해지는 압력을 30% 이상 줄일 수 있다는 점을 기억하자.

::: 척추를 붙잡는 속근육이 약해지면 전신의 통증이 시작된다

바른 자세를 취하지 않으면 척추의 주변 근육들이 늘어나고 약해지면서 정상적인 척추의 S자 곡선이 무너진다. 한번 무너진 척추는 쉽게 제자리로 돌아오지 않는다. 그리고 점차 몸 곳곳으로 통증이 퍼지기 시작한다. 그렇다면 척추의 S자 곡선을 제자리로 되돌리고 통증으로부터 해방되려면 무엇을 해야 할까?

답은 의외로 간단하다. 지금껏 중력에 맞서 척추를 잡아주던 속근육의 힘을 키워주면 통증은 해결된다. 척추에 가장 가깝게 붙어 있는 속근육을 강화하면 바른 자세가 유지되고, 전신을 구성하고 있는 근육들의 균형이 맞춰진다. 즉 속근육의 힘이 클수록 목, 어깨, 등, 허리, 골반, 무릎, 발목 등 온몸의 근육이 안정적으로 본래의 기능을 하는 것이다.

일상생활을 할 때 움직이는 근육은 대개 겉근육이다. 피부 표면에 가까이 위치해 있어 쉽게 만질 수 있으며, 일반적인 운동으로 울끈불끈하게 부피를 키울 수 있다. 이에 반해 속근육은 몸속 깊숙한 곳에 있다. 척추, 복부, 골반을 둘러싸고 탄탄하게 받쳐준다. 쉽게 말해, 속근육은 몸의 중심부에서 척추가 S자 곡선을 유지하며 제자리에 있도록 도와주는 '자세 유지 근육'이다. 따라서 눈으로 보이는 겉근육이 탄탄해도 속근육이 부실하면 몸의 여기저기에 통증을 달고 살 수밖에 없다.

척추가 그리는 유연한 만곡이 사라지면 목과 어깨, 등, 허리, 골반의 근육들이 뼈와 관절을 잡는 데 과도한 힘을 쓰게 된다. 정상 범위를 벗어난 척추를 붙잡아두기 위해 근육들이 팽팽해지는 것이다. 이때 통증이 나타난다. 팽팽해진 근육이 긴장한 채 장기간 유지되면서 몸이 저절로 통증 신호를 보낸다.

문제는 척추 주변의 부위만 아픈 것이 아니다. 속근육은 주로 몸 중심부에 있지만 우리 몸의 근육은 유기적으로 연결되어 있다. 속근육이 약해졌다고 해서 경계선을 긋듯 딱 그 부위만 아픈 일은 없다. 예를 들어 목과 어깨가 아프면 팔은 물론 손끝까지 저리고 시큰한 증상을 느끼게 된다. 허리와 골반이 아프면 허벅지나 무릎, 발목을 자주 삐끗할 가능성도 크다. 딱히 병원에 갈 정도로 아프지 않다고 해도, 일상생활을 하는 데 불편한 감각 이상을 느끼기도 쉽다.

　속근육을 강화시킨다는 말은 무너진 척추를 바로 세운다는 말과 같다. 이는 곧 '통증 없이 산다'는 말과도 같은 의미라고 볼 수 있다. 속근육은 마사지를 하듯 좁은 면적을 꾹꾹 누르면 일시적으로 더욱 긴장한다. 따라서 틈틈이 스트레칭으로 속근육의 긴장을 완화시켜 통증을 가라앉히고, 근력 운동을 꾸준히 시행해 속근육의 힘을 키워주어야 앞으로 찾아올 통증을 예방할 수 있다.

∷∷ 팔다리 통증, 무심코 방치하면 퇴행성 질환이 찾아온다

팔다리를 자유자재로 움직일 수 있는 것은 모두 관절 덕분이다. 뼈와 뼈가 만나는 곳에 관절이 있고, 관절을 둘러싸고 있는 관절막 내부에 관절액으로 불리는 액체가 채워져 있어 몸을 자유롭게 굽히고 펼 수 있다. 목, 어깨, 등, 허리까지 척추를 따라 나타나는 통증은 앉아서 생활하는 시간이 늘어나면서 움직임이 줄어든 데 가장 큰 원인이 있는 반면, 상대적으로 움직임이 많은 팔다리는 관절을 너무 많이 사용해서 통증이 나타난다.

　예를 들어, 마우스를 움직이며 컴퓨터 작업을 오래 하는 직장인이나 근골격이 약해진 채 집안일을 반복적으로 하는 주부에게는 손목 통증이 나타나기 쉽다. 또한 팔꿈치 통증은 '테니스 엘보'나 '골프 엘보'라고도 불리는데, 테니스나 골프를 자주 치는 사람이나 물건을 포장하고 옮기는 일을 하는 사람, 농사일을 하는 사람 등 손과 팔을 많이 사용하는 사람에게 흔히 나타난다.

팔에서 나타나는 통증은 목이나 어깨에서 시작되기도 하지만 대부분의 경우 해당 부위의 문제로 인해 발생한다. 특히 팔꿈치나 손목, 손가락 통증은 서로 연관지어 살펴보아야 한다. 팔꿈치에서 시작된 근육은 손목을 거쳐 손가락까지 이어진다. 따라서 팔꿈치 근육에 이상이 생기면 팔을 움직일 때 손목이나 손가락에 통증이 나타날 수 있다. 이 경우 반복적인 동작이 주요 원인이기 때문에 통증이 나타나면 우선 충분히 휴식을 취해야 한다. 평소에도 팔이나 손을 사용하기 전에 손목이나 손가락 운동을 해서 근육의 긴장을 풀어주고 관절 부위의 순환이 원활하게 이루어지도록 신경 써야 한다.

한편 특정 근육과 관절을 과도하게 사용하면 통증뿐 아니라 퇴행성 관절염 즉 만성 질환으로 진행되기도 한다. 대표적인 부위가 무릎이다. 외상으로 통증이 나타나는 경우를 제외하면 무릎의 통증을 일으키는 가장 큰 원인은 '과도한 사용으로 인한 슬관절(무릎관절) 퇴행'이다.

무릎 통증과 연골의 상태는 매우 밀접한 연관이 있지만 그렇지 않기도 하다. 무릎 연골이 닳아 없어진 상태라고 해서 모두 통증이 나타나는 것은 아니기 때문이다. 무릎에 붙어 있는 인대와 근육이 튼튼하면 관절 사이에 적절한 간격이 유지되어 통증 없이 생활할 수 있다. 스트레칭과 근력 운동을 통해 무릎 주변 근육을 튼튼하게 만들고, 무릎뼈가 제 위치에 있도록 한다면 평소 근육과 관절을 무리하게 많이 사용하더라도 무릎관절의 퇴행을 늦출 수 있다.

:::: 한 곳이 무너지면 통증은 도미노처럼 번져간다

외상 환자가 아닌 이상, 근골격계 통증이 있는 사람은 어디 한 군데 딱 꼬집어 아프다고 말하기 어렵다. 목이 아프고 어깨가 쑤시고, 허리도 끊어질 것 같고 골반도 시큰거린다. 고관절이 뻑뻑하고 무릎이 삐걱거리며, 발목도 불안정하다. 이처럼 통증은 대부분 함께 온다. 이유는 간단하다. 특정 부위에서 시작된 근육의 불균형이 다른 부위에도 영향을 주기 때문이다. 그래서 목 주위의 근육이 경직되면 어깨뼈의 움직임에도 영향을 미치고, 어깨뼈의 움직임에 제한이 생기면 팔을 움직일 때 어깨나 등, 목에 통증이 나타난다. 어깨뼈의 불편한 움직임을 보완하기 위해 목이나 팔이 과도하게 움직이면서 또 다른 부위의 통증으로 이어지는 식이다.

특히 골반과 발바닥은 우리 몸을 지탱하는 대표적인 부위라서 골반과 발바닥에 이상이 생기면 몸 전체 구조가 흔들려 통증이 위아래로 번져나간다. 골반과 고관절에 붙어 있는 근육과 인대는 서 있거나 보행을 하는 움직임과 밀접한 연관이 있다. 골반이나 고관절이 아프면 짝다리를 짚고 서거나 다리를 꼬고 앉는 등의 자세를 취하게 되는데, 이로 인해 다리를 구성하고 있는 근육들이 더욱 불균형해지면서 무릎이나 발목 등 하체 관절에도 악영향을 미친다. 또한 골반과 고관절은 요추와 연결되어 있어 허리 통증의 원인이 되기도 하고, 반대로 허리 통증으로 인해 골반과 고관절 통증이 나타나기도 한다.

때로는 발에서부터 위로 올라오는 통증도 있다. 발은 체중을 지지하고 일차적으로 몸에 가해지는 충격을 흡수하는 역할을 한다. 발바닥 가운데 움푹 들어간 아치는 스프링처럼 작용해 체중을 고루 분산시킨다. 그런데 하체의 특정 근육이 과도하게 약해지거나 너무 뻣뻣하게 굳으면 발의 형태를 제대로 유지할 수 없고, 이로 인해 발바닥의 아치가 무너져내리면서 발목과 무릎, 골반 등에 충격이 고스란히 전달된다. 그렇게 되면 발뿐만 아니라 무릎, 골반, 허리에 통증이 나타날 수도 있다. 발의 안정성 역시 떨어져 습관적으로 발목을 삐끗하거나 종아리에 쥐가 나고, 만성 요통에 시달리는 등 다양한 증상들이 나타난다.

스트레칭이
통증 해소의 답이다

**∷∷ 스트레칭으로 통증을 즉각 완화시키고
　　근력 운동으로 통증 재발을 막는다**

통증을 예방하기 위한 최선의 방법은 올바른 자세를 취하는 것이고, 즉각적으로 통증을 완화하는 가장 효과적인 방법은 스트레칭이다. 몇 시간씩 같은 자세로 있다 보면 처음에는 불편한 느낌이 드는 정도지만, 그대로 잘못된 자세를 계속 유지하면 우리 몸의 근육들이 담당하는 기능이 약해져 가끔 한 번씩 나타나던 통증이 만성 통증으로 발전한다.

　통증을 없애려면 무엇을 해야 할까? 우선 뭉친 근육을 풀어주어야 한다. 근육이 짧아져 뭉치게 되면 그 부위에 혈액 순환이 원활해지지 않아, 산소와 영양 공급 또한 잘 되지 않는다. 그러면 근력과 기능이 떨어져 근육이 쉽게 피로를 느끼게 된다. 단순히 해당 근육의 질이 떨어지는 데 그치지 않는 것이다. 게다가 근육이 뭉쳤다는 것은 골격이 틀어졌다는 말과 같다. 척추가 제 위치에 있으면 좌우 근육이 균형 있게 힘을 쓰지만 몸의 중심이 한쪽으로 기울어지거나 삐뚤어지면 중심을 잡기 위해 근육이 제 위치를 벗어난 뼈를 힘껏 잡아당겨야 한다. 그래서 근육이 뭉치고 굳는다. 통증은 당연히 따라온다.

근육이 손상되어 본래의 기능을 잃기 전에 뻐근한 느낌이 들 때마다 그때그때 스트레칭을 하자. 스트레칭만으로도 굳었던 근육이 부드러워지며, 잃었던 유연성을 회복할 수 있다. 뻐근하고 찌릿한 증상과 통증이 가라앉으면서 묵직했던 몸에 시원하고 개운한 느낌이 들 것이다.

한편 짧아진 근육을 스트레칭으로 풀어 즉각적으로 통증을 완화시켰다면 짧아진 근육 반대쪽에 있는 늘어난 근육은 어떻게 해야 할까? 우리 몸의 움직임은 하나의 근육만으로 만들어지지 않는다. 관절이 움직이기 위해서는 한쪽 근육은 수축되고, 다른 쪽 근육은 늘어나야 한다. 그래야 구부러진다. 골격이 중심선에서 벗어났다는 말은 '한쪽 근육은 수축되고 반대쪽 근육은 이완된 상태'라는 것을 의미한다. 예를 들어, 등이 구부정하게 굽었다면 상체 앞면은 수축된 상태이고, 상체 뒷면은 이완된 상태다. 허리를 뒤로 젖힌 자세라면 요추 쪽 근육들은 짧아진 것이고, 복부 쪽은 늘어난 것이다.

따라서 몸의 균형을 맞추기 위해 늘어난 근육의 힘을 키워야 한다.

근육을 강화시켜 본래의 길이와 힘을 되찾지 않으면 몸의 균형은 돌아오지 않는다. 무엇보다 통증을 해소하기 위해서는 스트레칭뿐 아니라 근력 운동을 병행해 약해지고 늘어진 근육을 강화시켜 밸런스를 회복시켜야 한다. 그러면 몸의 좌우대칭이 맞으면서 근육들이 제 위치에서 자신의 역할을 원활히 수행하게 된다. 즉 통증 걱정 없이 살 수 있다는 뜻이다.

::: 각각의 자세와 통증 양상에 맞는 스트레칭과 운동은 따로 있다

통증의 원인은 결국 근육에서 찾아야 한다. 스트레스를 받은 부위의 근육이 딱딱하게 굳어 잘 늘어나지 않으면 혈류가 나빠지고, 정상적인 힘과 기능을 잃어버린다. 근육이 잘 늘어나지 않으니까 뼈에 붙어 있는 조직이 당겨지면서 관절 부위에서도 통증이 나타난다. 근육 밑으로 지나가는 신경이 눌려 팔다리가 저리는 증상을 유발하기도 한다. 따라서 통증의 원인이 되는 근육을 찾아 그 근육을 정확히 스트레칭하는 것, 그게 이제부터 우리가 할 일이다.

여러분은 지금 어떤 자세를 취하고 있는가? 혹은 어떤 부위에 통증이 있는가? 자세에 따라 그리고 통증 부위와 양상에 따라 스트레칭과 근력 강화 운동을 해야 하는 근육이 다르다. 상체를 앞으로 구부린 자세, 허리를 뒤로 젖힌 자세, 허리가 편편해진 자세, 양반다리를 하고 앉은 자세 등 자세별로 과도하게 사용되어 굳은 근육과 늘어나서 약해진 근육들이 조금씩 다르기 때문이다. 무턱대고 남들이 좋다는 스트레칭과 운동을 하기보다는 자신의 자세와 증상에 따라 동작을 달리해야 통증 해소 효과를 얻을 수 있다. 자세와 증상에 맞지 않는 동작을 실시하면 오히려 통증을 악화시킬 수 있다는 사실을 기억하자.

예를 들어, 평소 하이힐을 자주 신거나 배가 나와서 습관적으로 허리를 뒤로 젖히는 사람이 윗몸 일으키기를 하면 복근도 만들 수 있고, 자세로 인해 나타날 수 있는 요통도 개선할 수 있다. 반면, 허리 디스크가 있는 사람이 윗몸 일으키기를 하면 디스크가 뒤로 더 탈출해 요통을 악화시킬 수 있다. 몸 상태에 따라 누구에게는 좋은 운동이 다른 사람에게는 나쁜 운동이 되는 것이다.

우리가 일상생활 속에서 겪는 통증은 대부분 근육통이다. 특정 근육이 뭉치고 딱딱하게 굳어 잘 늘어나지 않아서 생기는 증상이다. 그런데 특정 동작이 잘 되지 않거나 어느 부위에 불편한 통증이 있을 때 어떤 스트레칭을 해야 해당 근육이 풀리는지 잘 모른다. 쉽게 말해, 고개가 옆으로 돌아가지 않을 때와 뒤로 넘어가지 않을 때는 문제가 되는 원인 근육이 다르다. 그렇기 때문에 통증 전문가가 알려주는 스트레칭과 운동법을 숙지하는 것이 중요하다. 이 책을 통해 내가 여러분에게 알려주고자 하는 내용이기도 하다. 이제부터 통증 부위를 정확히 겨냥한 동작을 따라 해 효과적으로 통증을 없애보자.

치료 사례 1

메이저리거 추신수 선수의
허벅지 통증을 치료하다

2012년 5월의 일이다. 미국 LA의 자생한방병원 대표원장으로 근무하고 있을 때다. 클리블랜드에서 전화가 한 통 걸려왔다. 일주일 전 캔자스시티와의 경기에서 무사 만루 찬스를 앞두고, 아쉽게도 왼쪽 허벅지 통증으로 경기를 포기할 수밖에 없었던 추신수 선수가 와줄 수 있냐는 부탁을 했다. 소속된 클리블랜드 인디언스의 팀 닥터들에게 치료를 받았지만 부상이 쉽게 회복되지 않아, SOS를 요청한 것이었다. 부랴부랴 출장 가방을 챙겨 비행기를 타고 오하이오의 클리블랜드로 날아갔다.

추신수 선수는 시카고 화이트삭스와의 원정 경기에 선발로 출전하기 위해 그라운드에서 몸을 풀며 컨디션 조절까지 마쳤지만, 결국 결장을 해야 할 만큼 허벅지 뒤쪽의 햄스트링(대퇴이두근, 반건양근, 반막양근으로 구성된 근육과 힘줄)에서 심각한 통증을 느끼던 상황이었다. 운동 선수이기 때문에 누구보다도 더욱 열심히 몸 관리와 부상 치료를 해왔지만 빡빡한 일정으로 경기를 치러야 하는 메이저리거의 특성상 허벅지의 통증 재발을 막을 순 없었다.

진단을 해본 결과, 계속되는 경기로 인해 컨디션이 저하된 상태에서 쉴 틈 없이 스윙을 해 피로가 축적되고 신체 밸런스가 무너져 있었다. 골반이 심하게 뒤틀려 척추와 다리 주변의 근육에 문제가 생겼고, 이로 인해 허벅지 뒤쪽 근육까지 긴장이 심해져 달리거나 움직일 수 없었다. 허리와 골반의 균형을 잡아주는 요방형근과 장요근이 뭉치면 엉덩이의 중둔근과 다리로 이어지는 근육과 힘줄인 햄스트링에까지 악영향을 미친다. 그렇게 되면 과도하게 긴장한 근육이 신경을 압박하여 저린 증상이 나타나고 심하게는 극심한 통증을 유발하거나 다리를 움직일 수 없다.

당장 출장해야 하는 경기가 코앞이라 우선 추나 교정으로 뒤틀린 골반을 바로잡고 침 치료로 긴장된 햄스트링 근육을 풀어주어 허벅지의 통증을 가라앉혔다. 왼쪽 다리를 정상적으로 들지 못했었는데 집중 치료를 진행하며, 허벅지 스트레칭을 시행하게 했더니 무릎과 고관절의 움직임이 정상으로 돌아왔다. 그 결과 치료 3일 후부터는 다시 구단에 복귀해 통증과 부상을 입었던 때보다 더욱 훌륭한 성적을 낼 수 있었다. 2012년 이후 기록한 홈런은 메이저리그 단독 1위를 차지할 만큼 좋았다. "허벅지 통증 때문에 남은 경기 일정을 어떻게 치러야 하나 앞이 깜깜했는데, 놀랍게도 허벅지 통증이 사라지고 컨디션도 많이 좋아졌어요"라고 만족감을 표할 정도로 빠른 회복을 보였다. 긴장으로 뭉친 근육을 풀었을 뿐인데 말이다. 이후에도 골반과 허리, 햄스트링 관리를 위해 비시즌에는 꾸준히 치료를 받았다.

햄스트링 부상은 사실 모든 운동선수가 겪는 고질병이라고 할 수 있다. 종목을 가리지 않고, 대부분의 운동선수들에게서 햄스트링 부상이 발생한다. 햄스트링은 엉덩이에서 허벅지 뒤쪽에 걸쳐 있어, 순발력을 요구하는 운동 동작을 수행할 수 있게 한다. 따라서 순간적으로 방향을 바꾸거나 폭발적인 힘을 내 달릴 때 종종 손상을 입기도 하고, 손상이 심해지면 다리 전체에 통증을 일으킨다. 완치되어도 다시 재발하는 경우가 많다.

야구선수는 하루에도 수백 번씩 스윙을 하고, 폭발적인 힘을 내 달린다. 야구하는 사람을 흔히 '종합 병동'이라고 부를 정도로, 야구는 각종 통증 질환에 노출되는 격렬한 스포츠다. 그중 가장 자주 문제가 발생하는 부위는 허리와 골반이다. 배트를 쥐고 스윙하는 모습을 보면 허리와 골반을 중심으로 상체와 하체가 서로 반대 방향으로 꼬이면서 움직인다. 또한 계속 한쪽 방향으로만 스윙을 하는 편측 운동이기 때문에 허리와 골반에 문제가 생기기 쉽고, 문제가 생기면 유기적으로 연결된 허벅지와 다리에까지 영향을 끼친다. 추신수 선수처럼 운동이 직업이라 몸 관리를 열심히 하는 선수들도 부상을 달고 사는데 일반인이야 오죽하겠는가.

일상생활에 필요한 최소한의 움직임으로 인해 발생하는 통증을 예방하거나 스포츠를 부상 없이 즐기고 싶다면 평소 '코어'라고 불리는 몸

통의 근육을 강화하는 운동을 해야 한다. 운동 전에는 몸통을 유연하게 스트레칭하고, 운동 후에는 상체와 하체 근육의 긴장을 풀어주는 스트레칭을 빠뜨리지 않는 것도 중요하다. 그래야 부상을 입기 쉬운 허리나 햄스트링의 통증을 예방할 수 있다.

치료 사례 2

이형택 선수의 어깨 통증이
극상근 스트레칭으로 풀어지다

"오늘 우승했어요. 윤 원장님 덕분입니다."

우리나라 테니스 간판 스타였던 이형택 선수. 2009년 은퇴했다가 복귀한 르꼬끄 스포르티브 서울오픈 국제남자퓨처스대회에서 우승컵을 차지했다는 전화였다. 5년 5개월 만의 우승이었다.

이형택 신수와의 인연은 2011년으로 거슬러 올라간다. 미국 자생한방병원 분원에서 근무하고 있을 때 LA에서 미주 한인 테니스대회가 열렸다. 그때 이형택 선수의 어깨 통증을 처음 치료하게 되었다. 이형택 선수는 2009년에 선수 생활에서 은퇴한 뒤 테니스 교실을 운영하고 있었다. 평소에도 서브를 넣으려고 팔을 들어 올릴 때 어깨 옆쪽에 통증이 있어 불편한 상태였다고 한다. 팔을 움직이기 어려울 만큼 심각하지는 않았지만 테니스 팬들 앞에서 좋은 경기를 보여주기 위해 통증을 잡아 가뿐한 몸을 만들고 싶어 치료를 요청한 것이었다.

골프선수나 테니스선수들은 반동을 이용해 공을 친다. 그러기 위해서 클럽이나 라켓을 몸 뒤로 들어 올리는 백스윙을 많이 한다. 일반적으로 움직이는 범위보다 과하게 뒤로 젖혀지는 동작 자체도 어깨에 손상을 주기 쉬운데, 운동선수들은 공을 치기 위해 힘을 준 상태로 손목과 팔, 어깨를 뒤로 회전시켜 동작하는 것이다.

운동선수에게 어깨 통증이 나타나면 대부분 회전근개에서 원인을 찾을 수 있다. 회전근개는 어깨를 좌우, 앞뒤로 움직이는 기능을 하는 4개의 근육으로, 운동선수뿐 아니라 일반인에게도 어깨 통증을 유발하는 가장 흔한 근육이다.

다행히 이형택 선수는 통증이 심하지 않았고, 팔을 앞과 옆으로 들어올릴 때만 불편한 느낌이 든다고 했다. 따라서 회전근개가 파열된 것으로는 보이지 않았고, 회전근개에 가벼운 염증이 발생한 것으로 의심되었다. 어깨에 통증이 있으면 날개뼈의 움직임도 제한되므로, 침 치료로 염증을 가라앉히고 추나 치료와 어깨 스트레칭을 통해 날개뼈의 움직임을 원활하게 만들었다.

회전근개는 얇고 부드러운 근육이라 팔의 움직임에 따라 자유자재로 수축과 이완을 하며 동작을 만들어낸다. 그만큼 움직임이 많은 근육이라 반복적으로 팔을 드는 동작을 하면 회전근개에 무리가 가서 통증이 나타난다. 통증이 있는 상태에서 계속 회전근개를 움직이면 결국 힘줄이 찢어져 만성 통증으로 이어지게 된다. 이런 증상은 골프의 백스윙이나 테니스의 서브 동작을 반복적으로 할 때 나타나기 쉽다. 평소 회전근개 스트레칭을 실시하는 습관을 들여야 한다. 이형택 선수에게도 스트레칭의 중요성을 설명한 후 반드시 실시하라고 당부하였다.

이형택 선수는 치료를 받고 난 뒤 서브 동작이 한결 수월해져 LA에서 열린 친선 경기를 편하게 마칠 수 있었다. 그런 인연을 시작으로 지금까지 자주 만나며 어깨 통증을 관리해주고 있다.

치료 사례 3

일자목 교정 후
두통과 현기증이 사라지다

(김현주 씨, 40세)

"두통과 현기증이 너무 심해 병원에서 뇌 MRI를 찍었는데 아무런 이상이 없대요. 그런데 왜 이렇게 머리가 아프고 어지러울까요?"

진료실에 앉아 있는 자세를 보니 짐작되는 바가 있어 물어봤다.

"평소 목이나 어깨가 아프지는 않으세요?"

"네. 원래 목과 어깨가 불편했는데, 6개월 전부터는 일하기 힘들 정도로 아프더라고요. 아침에 일어나면 목과 어깨가 연결되는 곳이 뻐근하고 개운하지 못한 느낌이 들 때가 많았어요. 담에 걸려서 목을 못 움직일 때도 많고, 날개뼈 부분이 결려 일주일에 한 번은 지압 마사지나 물리 치료를 받아요."

"두통과 현기증은 언제부터 나타났습니까?"

"일주일 전부터요. 원래 두통이 있긴 했는데, 최근에 심해졌어요. 어지럽기도 하고 귀에서 소리도 나요. 오른팔이 저렸다 말다 하고요."

40세 여성이었다. 10년 넘게 은행에서 일을 하고 있는데, 종일 책상 앞에 앉아서 일을 한다고 했다. 진료실 의자에 앉아 있는 자세를 보니,

목이 앞으로 나오고 등이 구부정했다. 얼굴도 오른쪽으로 기울어졌고, 오른쪽 어깨가 솟아서 양쪽 어깨 높이도 확연히 차이가 났다. 전형적인 일자목 증후군이었다. 엑스레이를 찍고 살펴보니, 목뼈의 C자 커브가 역C자로 변형되어 있었다. 일자목보다 더 심각한 상태였다. 척추도 몸의 가운데에 있지 않고, 오른쪽으로 기울어진 상태였다. 자세한 이야기를 더 들어보니 오른손잡이여서 컴퓨터 마우스를 움직일 때, 전화를 받을 때, 서류를 작성할 때 등 모든 활동을 오른팔로 한다고 했다. 특정 방향의 근육만 쓰는 버릇 때문에 몸 전체가 그에 맞춰 기울고 틀어진 것이다.

책상 앞에 앉아 서류를 내려다보거나 컴퓨터 모니터를 장시간 들여다보면 점점 등이 굽고 목이 앞으로 돌출된다. 스스로 의식하지 못하는 사이, 목이 제 위치를 벗어나 앞으로 빠져나와 목뼈 주변의 근육이 긴장된다. 오랜 시간 긴장이 지속되면 피로가 쌓여 근육이 뭉치면서 통증으로 이어진다. 또한 목 주변 근육이 뭉치면 근긴장성 두통이 나타날 수 있고, 뇌로 가는 혈액이 잘 순환되지 않으면 혈관성 두통이 나타나기도 한다. 대부분 바르지 못한 자세가 원인이라 책상 앞에 장시간 앉아 있는 사람들에게 일자목 증후군이 흔하게 나타나며, 전체적으로 상체가 구부정해져서 목뿐 아니라 어깨와 등, 허리에도 통증이 발생한다.

우선 경직된 목 근육부터 급히 풀어야 했다. 김현주 씨의 경우 일을 하는 데 지장이 있을 정도로 통증이 심했기 때문에 침 치료를 먼저 시행했고, 관절이 움직이는 범위를 넓히기 위해 물리 치료실에서 도수 치료를 병행했다. 목 주변 근육을 스트레칭하는 방법도 알려주었다. 하루에 몇 번이라도 좋으니 업무 중에 시간이 날 때마다 자주 스트레칭을 실시하라고 조언했다. 이후 몇 번 더 병원을 찾아왔는데 알려준 대로 열심히 목 스트레칭을 따라 해서 그런지 두통이 많이 가라앉고, 어지러움 같은 불편한 증상도 나아지고 있다며 만족스러워했다.

장시간 앉아서 일을 하는 사람은 자신도 모르게 서서히 거북목이나 일자목이 될 수 있다. 따라서 잘못된 자세를 바로잡으려면 의식적으로 바르게 앉으려는 노력이 필요하다. 고개를 너무 푹 숙이지 않도록 모니터 높이를 눈높이로 조절하고, 의자 뒤까지 엉덩이를 깊숙이 밀어 넣고 앉은 상태에서 허리 뒤에 쿠션을 받쳐 척추 커브를 유지해주는 것이 중요하다. 50분간 일을 했으면 5분 정도는 목 주변 근육을 스트레칭해주어야 한다. 이렇게 몇 개월만 생활습관을 고치려 노력하면 앉는 자세가 바르게 변하고, 굽어 있던 목과 상체가 펴지면서 통증과 작별할 수 있다.

치료 사례 4

임신과 출산으로
망가진 몸을 회복하다

(양지현 씨, 32세)

출산한 지 얼마 안 되어 보이는 여성이 남편의 부축을 받아 절뚝거리며 진료실로 들어왔다. 아니나 다를까, 아기를 낳은 지 불과 한 달밖에 되지 않은 아기 엄마였다. 허리와 엉치(엉덩이 뒤 뼈가 만져지는 부위)의 통증이 심해 육아와 일상생활이 거의 불가능하다고 했다. 또 어느 위치에서 통증이 나타나는지 정확히 알 수 없을 정도로 허리와 골반, 엉치에서 통증이 옮겨 다니는 것 같다고 이야기했다. 심할 때는 엉덩이까지 묵직한 느낌으로 통증이 퍼져나간다고 말했다.

"임신 전에 허리 디스크 초기 진단을 받고 물리 치료를 받았는데 임신 이후 치료를 중단하게 됐어요. 임신 중에는 걷거나 스트레칭을 간단히 하는 정도로 운동을 했고요. 출산을 한 달 앞두고부터 허리 통증이 너무 심해지고 다리가 저리더라고요. 그래서 출산하고 나서 검사를 받았더니 디스크가 터져서 신경을 심하게 누르고 있다고 하더군요. 바로 주사 치료를 받았더니 다리 저리는 증상은 덜해졌는데 그것도 잠시더라고요. 2주 정도 지나니까 밤에 잠을 못 잘 만큼 허리 통증이 심해지고, 얼마 전부터는 엉치가 아파서 바닥에는 앉지도 못해요. 왼쪽 발목이 욱신거려서 걷는 것도 어기적거리며 천천히 걸어야 되고요."

검사를 해보니 복합적인 문제가 만성적으로 나타난 몸 상태였다. 요추를 붙들고 있는 속근육이 너무나 약했다. 젊은 나이인 데도 불구하고 C자 곡선이 없는 일자형 허리에 퇴행성 디스크가 발생했고, 이로 인한 만성적인 요통에 시달리던 중 임신을 하게 된 경우였다. 임신으로 체중이 급격히 불어나고 활동량이 줄어들면서 속근육이 요추를 안정적으로 지지해주지 못해 결국 디스크가 터져 나와 신경을 누르게 된 것이다. 골반과 고관절을 붙잡아주는 속근육도 문제였다. 골반 주변의 속근육에 힘이 없으니, 출산 과정에서 골반이 일반적인 범위보다 과하게 벌어져 천장관절(골반에서 엉치뼈와 엉덩이뼈가 만나는 부위) 주변의 인대가 손상을 입었다. 출산 후에는 약해진 인대가 회복되기도 전에 바닥에서 아기와 생활하면서 고관절에 염증도 발생한 상태였다.

상태가 복잡하고 심각해 입원해서 집중 치료를 받기로 했다. 신경과 고관절의 염증 치료를 하며 과도하게 긴장된 척추 주변 속근육들을 스트레칭으로 풀었고, 통증이 발생하지 않는 범위 내에서 척추 기립근의 힘을 강화시키는 운동을 실시하였다. 임신과 출산 과정에서 틀어진 골반과 일자 허리를 교정하기 위해 치료와 스트레칭, 운동을 병행했더니 일주일 뒤부터 다리 저림 증상이 사라졌고 2주 후부터는 바닥에 앉아서 생활하는 일도 편해졌다. 꾸준히 치료를 받고 집에서 틈틈이 스트레칭과 운동을 한 결과 3개월 후에는 통증이 거의 사라졌다.

출산 후 발생한 통증과 산후 우울증이 겹쳐 힘들어했던 환자였는데, 6개월이 지나자 통증과 함께 우울감도 사라져 얼굴이 밝아지고 체중도 많이 줄었다. 양방병원에서 수술을 권할 만큼 디스크가 많이 탈출한 케이스였지만 수술 없이 기적적으로 디스크도 회복하였다.

이후에도 양지현 씨는 살림과 육아를 위해 수시로 바닥에 앉았다 일어나는 활동을 해야 하는 상황이지만 '최대한 바닥에 오래 앉아 있지 말고, 아기를 안을 때는 허리 대신 무릎과 몸 전체를 굽혀서 안으라'는 조언을 잘 지켰다. 지금도 한 달에 한 번 정도 교정된 디스크가 다시 튀어나오지지 않도록 치료를 받으러 병원에 방문한다. 살림을 하느라 바쁜 와중에도 꾸준히 처방해준 스트레칭과 운동을 병행하여 통증 없이 건강하게 생활하고 있다.

치료 사례 5

유연하고 탄탄한 근육이
무릎관절을 보호하다

(박병훈 씨, 44세)

"선생님이 해준 말씀을 못 지키고 무릎이 아픈데도 계단을 오르내리다 이렇게 됐어요."

일주일 전에 오른쪽 무릎 안쪽이 아프다며 찾아왔던 환자가 다리를 절뚝거리며 진료실로 들어왔다. 처음 내원했을 때 박병훈 씨는 택배 업무가 많았던 날, 급한 마음에 무거운 짐을 들고 계단을 뛰다시피 올라간 이후부터 무릎이 아프다고 했다. 연골 손상이 의심되어서 일단 2주간 치료를 해보고 무릎 통증과 붓기가 지속되면 정밀 검사를 해보자고 했다. 그런데 쉬지 못하는 업무 환경 때문에 일주일도 채 안 되어 짐을 들고 또다시 계단을 오르내린 것이었다. 짐을 나를 때는 괜찮았다고 한다. 일을 마치고 집에서 쉬면서 바닥에 편히 앉겠다며 양반다리로 앉아 TV를 보고 있었는데, 씻으려고 일어난 직후부터 무릎 통증이 심해져 제대로 걸을 수가 없다고 했다. MRI를 찍었더니 무릎 안쪽의 반월판이 수평으로 찢어진 상태였고, 염증이 생겨 무릎이 부어 있었다.

반월판은 무릎 위아래 관절 사이에 있는 반달 모양의 연골로, 무릎의 안쪽과 바깥쪽에 하나씩 자리하고 있다. 무릎관절을 보호하고 무릎이 받는 체중이나 중력, 기타 충격을 완화해주며 무릎을 구부렸다 펴는 기능을 할 수 있도록 돕는다. 젊은 연령에서 발생하는 반월판 손상은 대부분 외상에 의한 것으로 스포츠를 하다가 손상되는 일이 많다. 하지만 중년 이상의 나이에서는 외상 없이 반월판이 손상되기도 한다. 바로 퇴행성 무릎 관절염 때문이다. 반월판 손상을 조기에 잘 치료하지 않으면 파열이 심해져 수술하는 경우가 많다.

박병훈 씨는 무릎 건강에 위험이 되는 요소들을 다양하게 갖추고 있었다. 일단 176cm에 85kg으로 적정 체중을 넘은 상태였다. 체중이 많이 나가면 무릎에 가해지는 부담이 커지기 때문에 무릎관절이 안 좋은 사람은 우선 체중 관리부터 해야 한다. 또한 40대가 되면 기본적으로 젊었을 때보다 활동량이 줄어들고 노화가 본격적으로 진행되는데, 44세였던 이 환자는 활동량이 많은 택배 업무로 자연스럽게 운동을 하고 있다고 생각해 따로 뭉친 근육을 풀어주거나 약한 근육을 강화해주는 운동을 전혀 하지 않고 있었다. 게다가 급할 때는 무거운 생수통이나 쌀 포대 같은 물건을 들고 계단을 이용해 배달한다고 했다. 쉴 틈 없이 바쁜 업무 환경 때문에 배달 전에는 근육을 유연하게 풀어주는 준비 운동이나 마무리 운동은 꿈도 꾸지 못할 때가 많다고 했다.

젊었을 때는 몸의 전반적인 상태가 평균이었다고 하더라도, 40대에 들어서면 사소한 충격에도 몸이 손상을 입을 수 있는 나이라는 사실을 기억해야 한다. 가뜩이나 몸무게가 많이 나가는 사람이 하루 종일 뛰어다니거나 계단으로 오르락내리락 하다 보니 무릎에 충격이 가해졌을 것이다. 그 상태로 무거운 짐까지 들고 많은 층수를 뛰다시피 해서 연달아 오르니, 무릎에 회전력까지 작용해 안쪽의 반월판이 찢어진 것이다.

일단 통증과 부기를 가라앉히는 치료를 시행했다. 붓기가 완전히 가라앉고 통증도 많이 줄어든 2주 뒤부터는 틈틈이 할 수 있는 허벅지와 종아리 스트레칭을 위한 처방전을 주었다. 처음에는 무릎을 굽히지도 못할 정도로 통증이 심했는데, 한 달이 지나자 통증이 거의 사라지고 계단을 오르내리는 것도 가능해졌다. 그 후 2개월 정도 꾸준히 치료를 받으면서 스트레칭과 근력 운동을 병행한 결과, 택배 업무를 무리 없이 해낼 수 있을 정도로 무릎의 상태가 호전되었다.

나이가 들수록 무릎의 충격 흡수력이 떨어지므로 평소에 활동량이 적은 사람은 과격한 달리기나 점프 동작은 피하는 것이 좋다. 어쩔 수 없이 해야 한다면 몸을 움직이기 전후에 스트레칭으로 근육을 부드럽고 유연하게 풀어주어야 한다. 활동량이 얼마나 되는지에 상관없이 꾸준히 근력 운동을 해서 근육의 힘을 키울 필요도 있다. 그래야 일상생활을 할 때도 부상과 통증을 최대한 막을 수 있다.

"같은 자세를 오래 유지하는 것이
통증의 시작!"

앉아서 일하는 사람이든 서서 일하는 사람이든 습관적으로 자신에게 익숙하고 편한 자세를 찾는다. 자세는 의식하지 못하는 사이에 무너지기 쉬우며, 특정 자세를 취하느라 사용된 근육에는 긴장이 쌓인다. 그렇게 되면 근육이 쉽게 피로를 느끼게 되고, 약화된 채 굳어버려 통증이 나타나게 된다. 한번 무너진 자세를 되돌리기는 어렵다. 따라서 긴장된 근육을 유연하게 풀어주고 강화해주는 의식적인 노력이 필요하다. 나쁜 자세로 인한 근육의 피로를 풀어주고 바른 자세를 만드는 스트레칭을 하는 것, 통증 없이 생활하기 위한 첫 번째 중요한 단계이다.

PART

2

나쁜 자세별
통증 잡는

**바른 자세
회복 스트레칭**

생활 속 통증 예방 비책,
근육의 움직임에 숨어 있다

::: 나쁜 자세를 바로잡아야
    통증이 해소된다

움직이는 자전거에는 녹이 슬지 않지만 오래 세워둔 자전거에는 녹이 슨다. 자전거의 뼈대 자체는 손상을 입지 않으나, 녹이 슬면 제 역할을 하지 못한다. 우리 몸도 마찬가지다. 움직이지 않고 오랜 시간 한 자세로 있으면 그 자세를 유지하기 위해 근육들이 이완·수축된 부자연스러운 상태로 있어야 한다. 그렇게 되면 근육들에 피로가 쌓이면서 뻣뻣해지고 경직된다. 결국 통증으로 이어진다.

원인 모를 통증으로 병원을 찾을 때마다 "운동 부족으로 근육이 약해졌네요", "바른 자세로 앉아서 일하세요", "근육에 무리가 가니까 일하는 중간중간 휴식을 취하세요"라고 한다. 그러나 '바른 자세'가 중요한 것을 모르는 사람이 있을까? 바른 자세를 습관화해야 하는 것은 알면서도 지키기 힘든 것이다.

앉아서 일하는 사람을 생각해보자. 업무에 열중하다 보면 허리가 굽어 상체가 책상에 거의 닿을 만큼, 얼굴이 컴퓨터 모니터에 빨려 들어갈 만큼 자세가 흐트러진다. 그렇다고 서서 일하는 사람이 앉아서 일하는 사람보다 바른 자세를 유지할 수 있는 것은 아니다. 서서 일하다 보면 체중을 허리와 골반, 양쪽 다리에 골고루 분산시키는 자세를 유지하기 힘들다. 그래서 짝다리를 짚거나 허리에 힘을 뺀 채 배를 잔뜩 내밀고 선 자세를 취하기도 한다.

바른 자세를 취하는 데 특히 중요한 허리, 즉 척추를 잡아주는 주변 근육에 힘을 빼고, 늘 사용하던 근육만 사용하는 자세를 우리는 '편하다'고 생각한다. 평소의 습관과 달리 덜 쓰던 근육을 사용하면 몸이 적응하는 데 꽤 오랜 시간이 걸리기 때문이다. 오른손잡이가 갑자기 왼손으로 글씨를 쓸 때처럼 말이다. 한편, 몸의 입장은 다르다. 본인은 힘을 빼고 편안히 앉거나 선 것처럼 느끼지만 사실 몸은 그 자세를 유지하기 위해 애쓰고 있다. 나쁜 자세로 인해 몸에 나타나는 부작용을 최대한 늦추기 위해 목과 어깨, 등, 허리에 비정상적으로 힘을 주고 있다는 말이다. 그러니 근육이 제 역할을 해야 할 때 제대로 기능하지 못하고, 이곳저곳에서 통증 신호를 보낼 수밖에 없다.

바른 자세

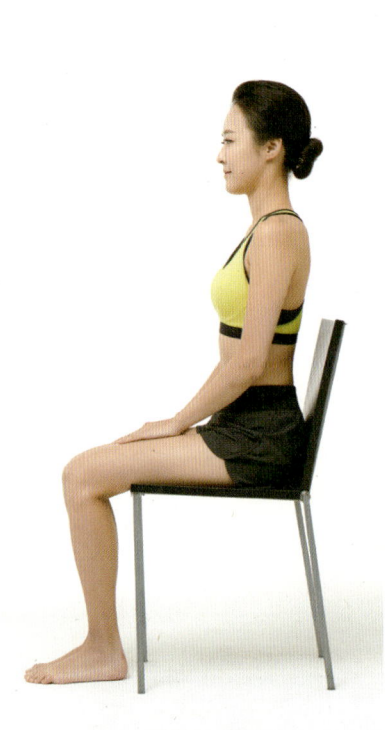

앉았을 때 바른 자세

엉덩이를 의자에 깊이 넣고, 허리에 힘을 살짝 주어 등받이에 허리가 완전히 닿지 않아야 척추가 S자 곡선을 이룬다. 양쪽 발바닥이 땅에 닿게 앉아야 체중이 하체에 고루 분산되어, 오래 앉아도 허리가 아프지 않다.

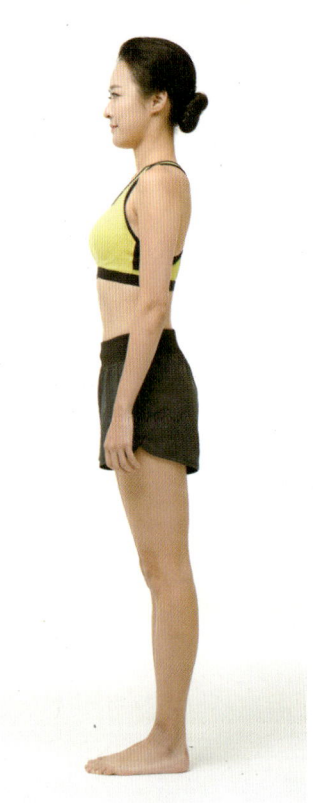

서 있을 때 바른 자세

측면에서 보았을 때 척추는 S자, 목은 C자 형태이다. 귀와 어깨가 일직선상에 위치하고, 목과 허리, 무릎의 중심선을 이으면 일자로 곧다.

딱 하루 나쁜 자세를 취했다고 우리 몸에 통증이 찾아오지는 않는다. 오랜 시간 나쁜 자세를 취하면서 근육의 피로와 긴장이 누적되어 어느 순간 극심한 통증으로 터져 나오는 것이다. 이미 습관화되어 나쁜 자세를 바르게 교정하기 힘들다면, 병원에 가도 딱히 특별한 진단명 없이 몸 여기저기가 아프다면, 의식적으로 시간과 노력을 투자해 통증 신호를 보내는 몸을 돌봐야 한다. 그래도 아직 '통증을 느낀다'는 것은 개선의 여지가 있다고 몸이 말해주고 있는 것이다. 더 손쓸 수 없을 상태가 되면 통증조차 느끼지 못하기 때문이다.

시간이 날 때마다 스트레칭과 근력 운동을 해보자. 우리 몸은 자전거와 같이 관리만 잘하면 오래 쓸 수 있다. 딱딱하게 경직된 근육은 스트레칭으로 부드럽게 늘려주고, 힘없이 약해진 근육은 근력 운동으로 필요할 때 제 힘을 발휘할 수 있도록 강화해주자.

단, 자세마다 늘어나고 짧아지는 근육이 다르므로 자신의 자세에 맞는 '맞춤 운동'을 해야 통증 없는 바른 몸을 만들 수 있다. 앞으로 제시할 4가지 유형의 '나쁜 자세'와 이로 인해 발생하는 부위별 통증 양상을 파악하고, 각각의 자세를 개선해 통증 없는 몸으로 되돌리는 방법을 살펴보자. 이른바 '바른 자세 회복 스트레칭'을 말이다.

나쁜 자세 1
등이 구부정한 자세

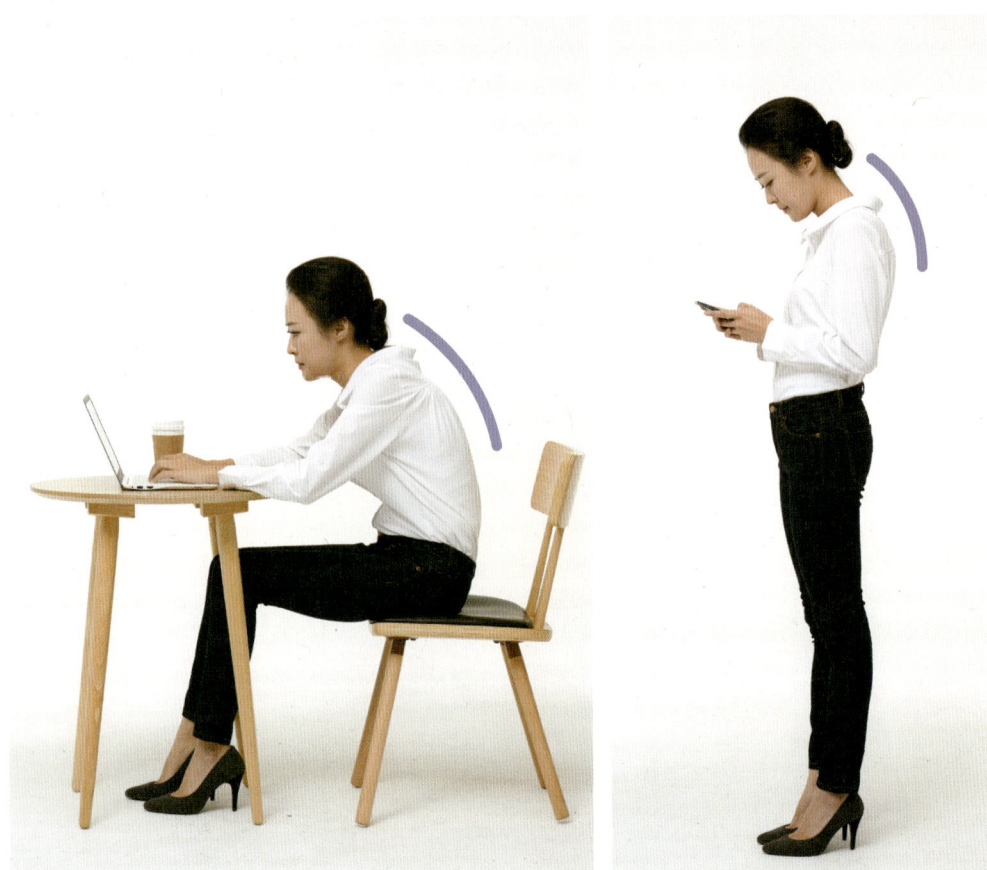

:::: 목과 어깨, 등 통증의 원인은 상체가 앞으로 굽은 자세

많은 사람들이 잠자는 시간을 제외하면 대부분 상체를 앞으로 구부정하게 말고 있다. 의자에 앉아서 공부를 하든, 컴퓨터를 하든, 지하철이나 버스에서 스마트폰을 보든, 상체만 놓고 보면 대부분 자세가 비슷하다. 목은 몸보다 앞으로 돌출된 거북목이고, 어깨는 앞으로 둥글게 말려 있다. 당연히 등도 구부정하다. 이런 자세는 당장 목과 상체에 느껴지는 통증도 문제지만 나중에 목 디스크로 진행될 가능성이 높다.

구부정한 자세를 오래 취하면 상체에 통증이 나타나기 시작한다. 상체 뒷면의 근육은 과도하게 늘어나 약해지고, 상체 앞면은 웅크리게 되어 근육이 짧아지고 뭉치게 된다. 그러면 우선적으로 등 부위에 통증이 나타나고, 가슴이나 복부 위쪽으로도 통증이 나타날 수 있다. 날개뼈를 지탱하는 어깻죽지 근육도 등이 굽으면서 본래 길이보다 길게 늘어나 긴장한 상태가 되고, 과도하게 피로가 쌓인다. 이는 결국 뒷목이나 어깨에 뻐근한 느낌과 함께 쿡쿡 쑤시는 듯한 통증이 나타나는 원인이 된다.

:::: 굽은 등을 펴자!
   통증이 사라진다

가장 중요한 것은 자세다. 목을 뒤로 당겨 귀와 어깨가 일직선상에 놓이게 해야 한다. '구부정한 등을 편다'는 설명을 듣는 순간에도, 어떻게 등을 펴야 하는지 몸으로 따라 하기 쉽지 않다. 그럴 때는 목의 위치를 원래대로 되돌리는 데에 집중해보자. 거북처럼 앞으로 쭉 뺀 목만 원위치에 돌려놓아도 굽은 등과 말린 어깨가 자연스럽게 펴진다.

그러나 뭔가를 들여다보는 일을 하면 다시 목이 앞으로 빠져나오기 때문에 실질적으로 자세보다 더 신경 써야 하는 것은 스트레칭과 근력 운동이다. 평소 의식적으로 자세를 올바르게 만들더라도, 스트레칭과 근력 운동으로 뭉친 근육을 풀어주지 않고 약해진 근육을 다시 탄탄하게 만들지 않으면 불균형한 근육이 뼈와 관절을 잡아당겨 구부정한 자세가 바르게 변하지 않는다. 또한 등이 구부정한 자세가 그대로 유지되면 날개뼈 주변은 물론이고 목과 어깨, 가슴, 복부의 통증도 계속될 수밖에 없다.

따라서 약해진 근육은 강화시키고, 짧아지고 긴장한 근육은 스트레칭을 해서 근육의 불균형을 해소시키는 것이 시급한 통증 해결 과제다. 일을 하든 쉬든, 서 있든 앉아 있든, 상체는 언제나 굽어지기 쉬우므로 시간이 날 때마다 틈틈이 스트레칭과 근력 운동을 하자.

조심하자! 이럴 때 등이 굽은 자세가 된다!

· 의자에 앉아서 공부할 때

· 컴퓨터 작업을 할 때

· 스마트폰을 들여다볼 때

· 바닥을 보며 걸을 때

이런 통증이 나타난다면 등이 굽은 자세

· 두통이 자주 생기며 어지러움을 느낀다.

· 눈이 뻑뻑하고 항상 피곤하다.

· 목이 삐끗한 것처럼 아프다.

· 뒷목이 뻐근하다.

· 어깨에 돌덩이가 얹어진 듯 묵직하고 딱딱하다.

· 날개뼈 주변이 쿡쿡 쑤시듯 아프고 자주 결린다.

· 숨을 쉴 때마다 가슴에 찌르르한 통증이 있다.

· 배 윗부분이 체한 것처럼 얹힌 느낌이 든다.

해결 방법 1

모서리에 기대 양팔로 W자 만들기

20회

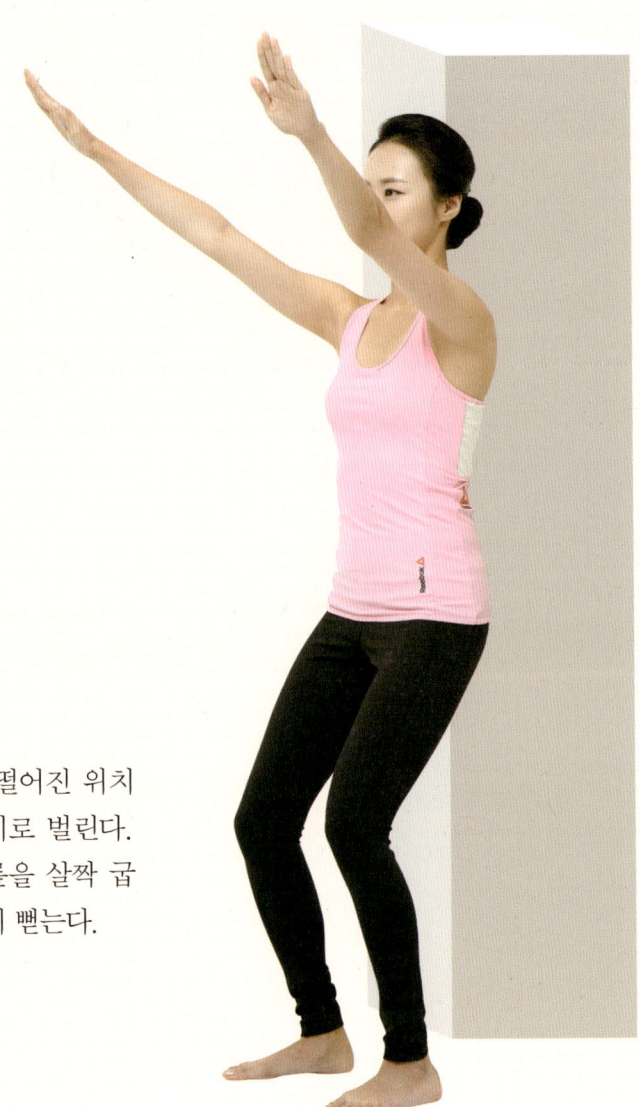

1

벽 모서리에서 한 걸음 떨어진 위치에 서서 다리를 어깨너비로 벌린다. 모서리에 등을 대고 무릎을 살짝 굽힌다. 양팔은 45도로 곧게 뻗는다.

효과

거북목과 말린 어깨, 굽은 등을 교정하고 통증을 예방하는 데 효과적인 동작이다. 약해진 등 근육을 전반적으로 단련시키고, 날개뼈의 주변 근육을 부드럽게 이완시킨다.

등
굽은 자세

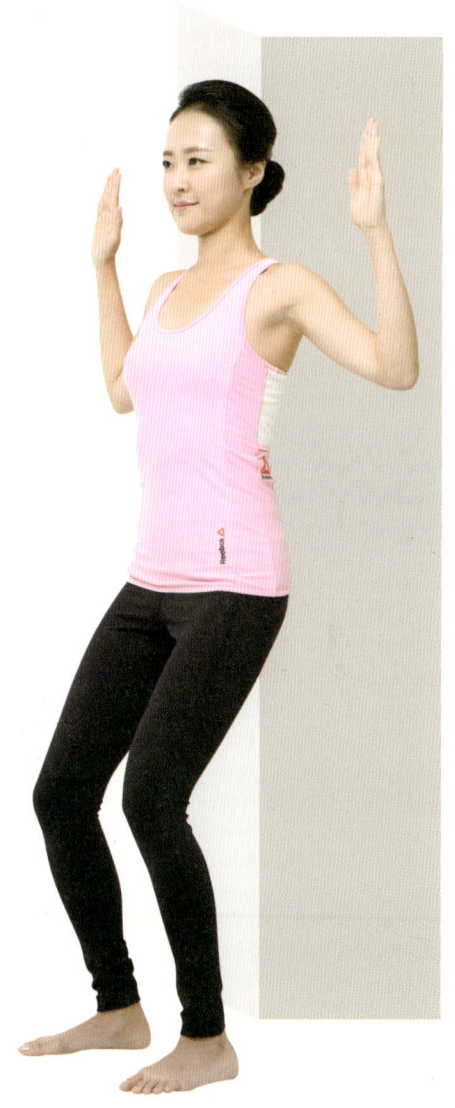

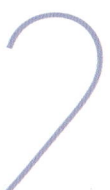

날개뼈를 모아준다는 느낌으로 양쪽 팔꿈치를 구부리며 팔을 뒤로 젖힌다. 5초간 자세를 유지한다. 이때 양 손바닥이 어깨선보다 뒤쪽에 위치할수록 좋다.

해결 방법 2

등받이 의자에 앉아 가슴 젖히기

3회

1

등받이 의자에 앉아 허리를 세운다.
양손을 깍지 끼어 뒤통수에 댄다.

효과

어깨, 가슴, 복부 등 굳은 상체의 앞·뒷면을 늘여주고 굳어 있는 흉추를 풀어주는 스트레칭이다. 특히 등 가운데의 흉추 주변 근육과 어깨 뒤쪽의 근육을 풀어주어 날개뼈의 결림이 해소되고, 굽은 등을 곧게 펴는 힘이 생긴다.

등
굽은 자세

Point

팔꿈치를 가능한 넓게 벌려야 날개뼈 주변 근육이 제대로 스트레칭된다. 이때 허리가 너무 뒤로 젖혀지면 목에 지나치게 힘이 가해지므로 가슴과 등에 집중해 동작한다.

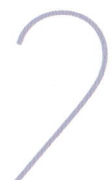

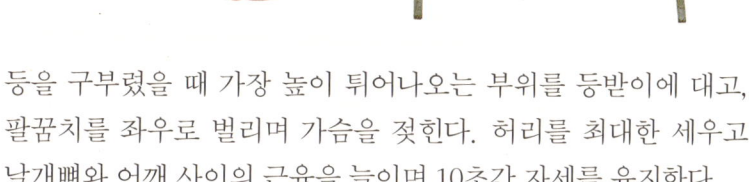

등을 구부렸을 때 가장 높이 튀어나오는 부위를 등받이에 대고, 팔꿈치를 좌우로 벌리며 가슴을 젖힌다. 허리를 최대한 세우고 날개뼈와 어깨 사이의 근육을 늘이며 10초간 자세를 유지한다.

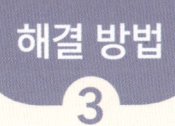

등 뒤에서 깍지 끼고 가슴 열기

3회

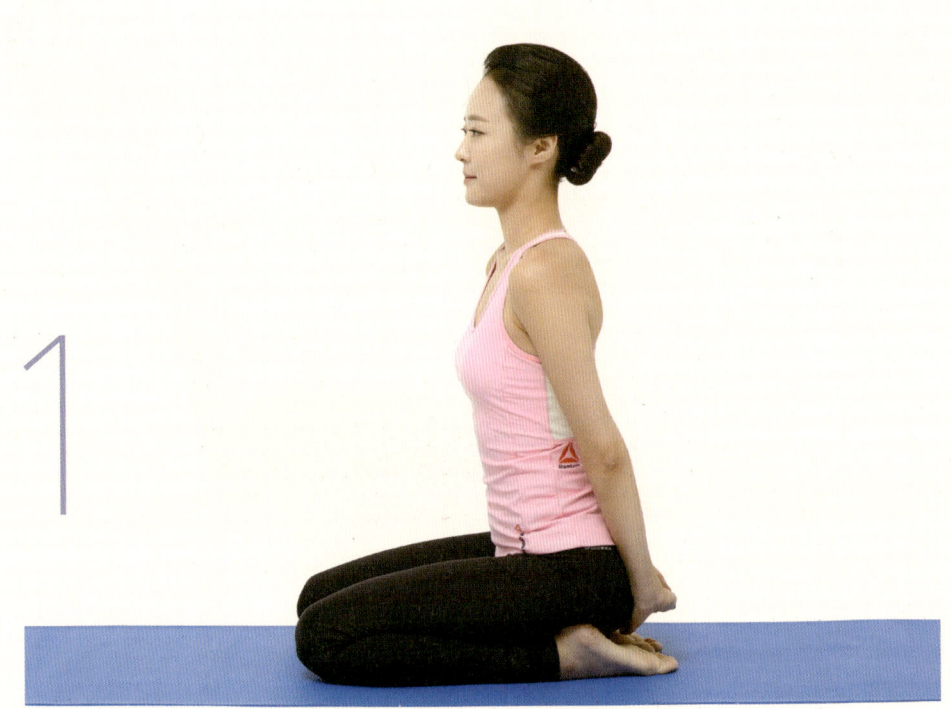

1

바닥에 무릎을 꿇고 앉는다. 양손은 손바닥이 바닥을 향하도록 등 뒤에서 깍지를 낀 다음 허리를 곧게 세운다.

효과

구부정한 자세 때문에 단축된 상체의 앞면 근육을 길게 늘이는 동작이다. 둥글게 말린 어깨가 곧게 펴지고, 원래 길이보다 늘어난 등 근육이 수축된다. 상체를 바르게 펴는 데 도움이 되며, 가슴과 등에서 느껴지는 찌뿌드드함과 결림을 없앤다.

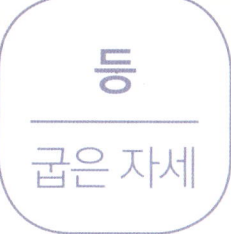

등
굽은 자세

Point

허리와 골반은 고정한 상태로 턱을 살짝 든다. 그래야 단축된 가슴 근육이 늘어나고, 늘어진 어깨와 등 근육이 짧게 수축된다.

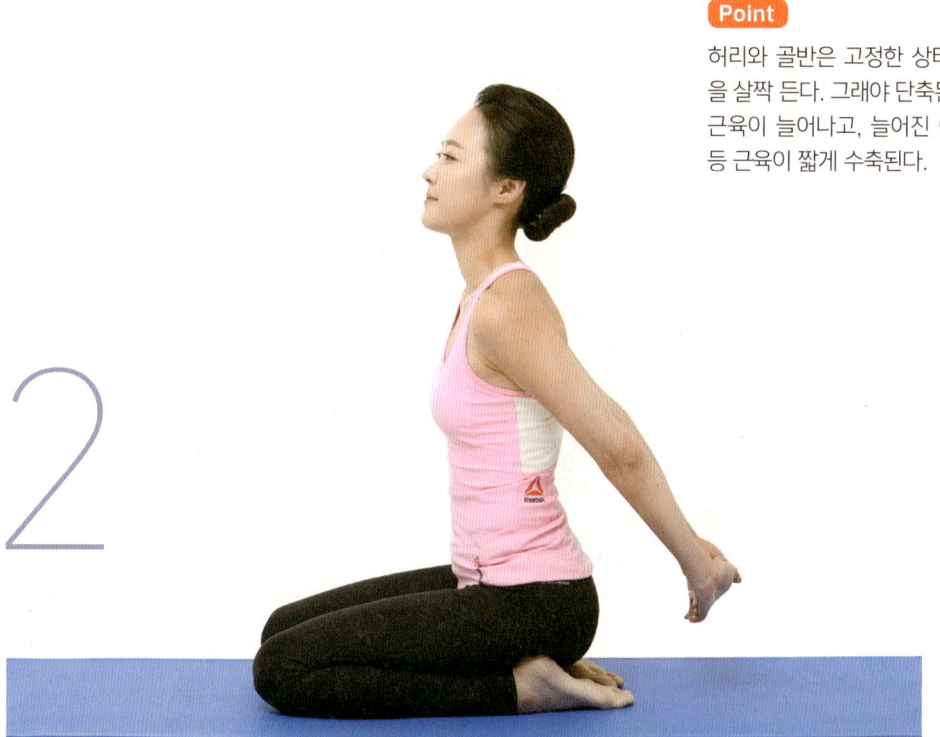

2

손바닥을 뒤로 밀며 팔을 가능한 만큼 들어 올린다. 어깨와 가슴을 활짝 열어준다는 느낌으로 15초간 자세를 유지한다.

> 해결 방법
> 4

등 대고 누워 엉덩이 들기

[20회]

1

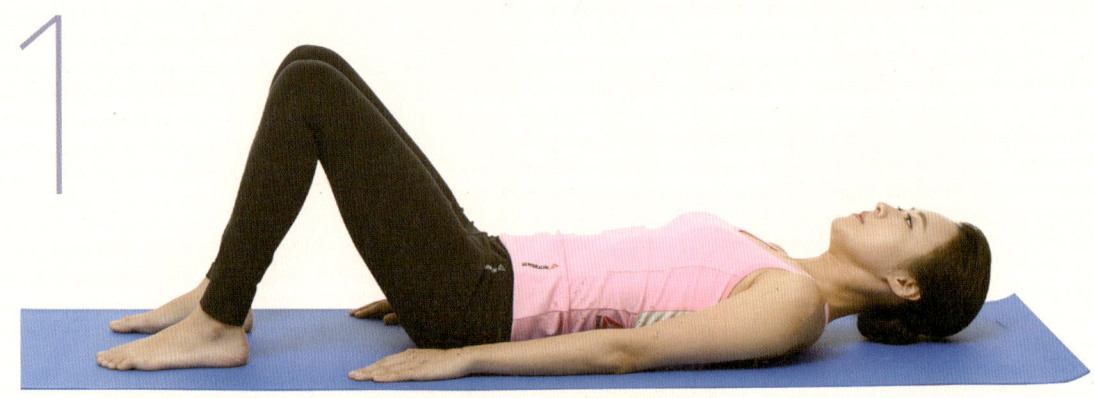

바닥에 등을 대고 누운 다음 다리를 어깨너비로 벌린다. 무릎을 굽히고, 양손을 엉덩이 옆 바닥에 자연스럽게 내려놓는다.

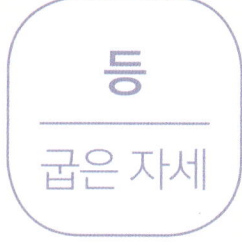

효과

골반과 엉덩이가 튼튼해야 몸 앞으로 구부러진 척추가 바로 선다. 척추 기립근과 골반, 엉덩이 근육을 단련하고 약해진 상체 뒷면을 강화시키는 동작이다. 척추를 따라 등 위아래로 옮겨 다니며 나타나는 통증을 해소한다.

Point
어깨부터 무릎까지 몸이 일직선이 되어야 굽었던 척추가 곧게 펴진다.

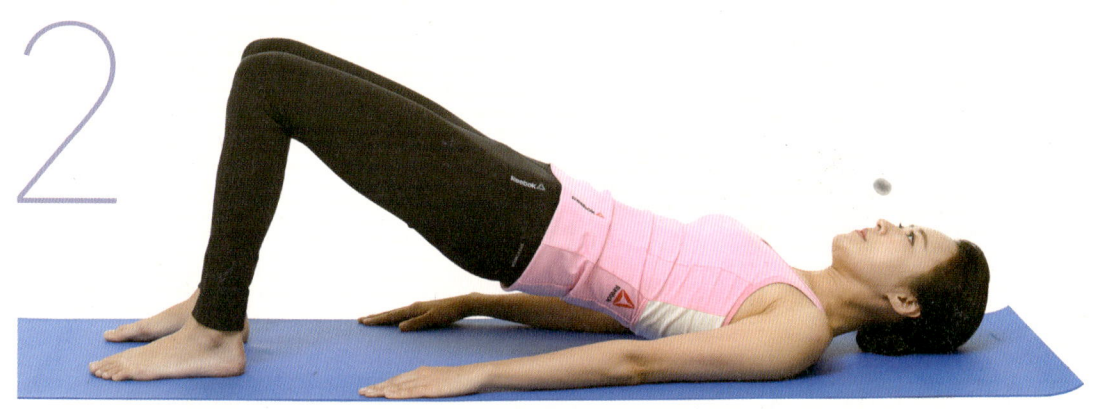

팔과 어깨에 힘을 주고 바닥을 누르며 엉덩이를 들어 올린다. 어깨가 바닥에서 떨어지지 않도록 주의하며 10초간 자세를 유지한다.

나쁜 자세 2
허리가 젖혀진 자세

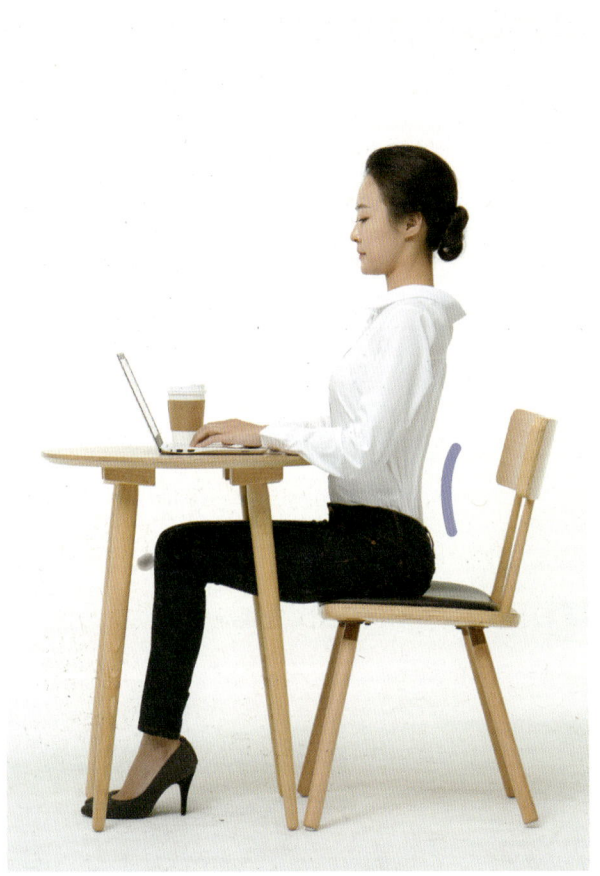
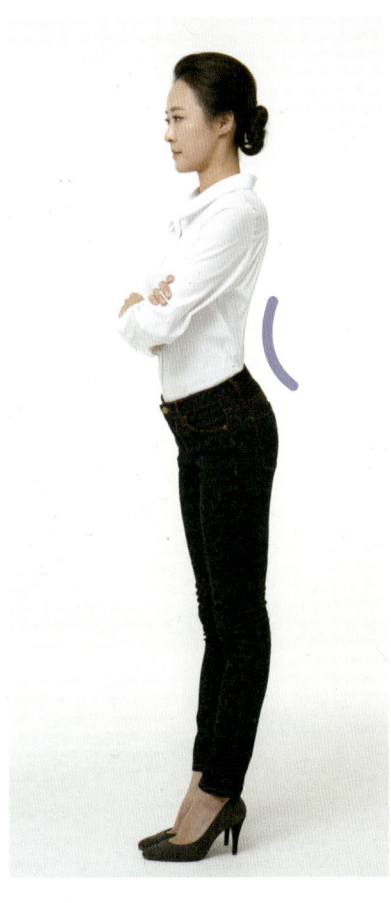

:::: 허리와 골반 앞쪽 통증의 주범! 허리가 뒤로 젖혀진 자세

흔히 '좋은 몸매'를 가리키는 S 라인은 옆에서 봤을 때 허리에서 엉덩이로 이어지는 부위가 오목하게 들어간 모습이다. 배가 납작한 몸매에서 이런 라인이 나온다면 엉덩이 근육이 발달한 것이기 때문에 보기에 좋을 뿐 아니라 건강에도 좋다. 그런데 아이러니하게도 살이 쪄서 배가 나온 사람들도 'S 라인'이 보인다. 배가 본래 위치보다 나오면서 허리가 뒤로 과도하게 젖혀진다. 그래서 허리가 뒤로 젖혀진 자세를 '심한 S자 허리 자세'라고도 부른다. 적절한 허리 곡선을 가진 것이 아니라 배가 앞으로 기울고 허리뼈는 뒤로 젖혀진 S자 형태가 되기 때문이다.

복부 비만이든, 임신을 했든, 배가 나오면 서 있을 때 골반 앞면이 쏟아지듯 기울고 동시에 허리가 뒤로 젖혀진 자세가 된다. 특히 여성의 경우, 임신으로 배가 부르면 무게중심이 몸 앞쪽으로 쏠린다. 문제는 이 자세가 관절에 무리를 일으킨다는 것. 배를 지탱하기 위해 허리 젖힌 자세를 1년 가까이 유지하므로, 허리의 근육이 뭉쳐지면서 통증이 생긴다. 평소 허리에 디스크 증세가 있거나 요통을 느꼈다면 임신으로 인해 디스크 증세와 요통이 더욱 심해진다. 다리에도 혈액 순환 장애와 통증이 유발될 수 있다.

하이힐을 신어도 무게중심을 잡기 위해 엉덩이가 뒤로 나오고 배와 골반이 앞과 아래로 기울면서 허리가 젖혀진다. 또한 타고난 '오리 엉덩이' 몸매도 그렇다. 힙업이 되어 보기 좋은 몸매라고 생각하지만 엉덩이가 힙업되었는데 배가 앞으로 나오고 골반이 아래로 기울었다면 허리가 과도하게 뒤로 젖혀진 결과라고 봐야 한다.

:::: 허리 커브를 정상 범위로 되돌려야 골반과 허리가 편안해진다

습관적으로 허리가 젖혀진 자세를 장시간 유지하는 것은 요추 건강에 치명적이다. 실제로 허리가 젖혀진 사람들은 요통에 시달리는 경우가 많다. 허리가 뒤로 젖혀졌기 때문에 몸 뒤쪽 즉 골반에서 허리, 등으로 이어지는 부분에 필요 이상의 힘이 들어간다. 그러면 근육이 끊임없이 긴장된 상태가 되기 때문에 허리가 끊어질 듯이 아픈 통증을 얻게 되는 것이다.

또한 배와 골반이 몸 앞쪽으로 기울어지며 본래 위치보다 아래로 밀려 내려오면 골반에서 허벅지를 잇는 부위 즉 좌우 고관절(골반뼈)을 지탱하는 근육 중 하나인 장요근이 긴장하게 된다. 장요근이 긴장으로 인해 딱딱하게 뭉치면 찌릿한 통증이 발생한다. 심한 경우, 똑바로 누워서 다리를 쭉 펴면 허리가 아파 무릎을 세우고 눕거나 옆으로 누워야 한다는 사람도 있다. 허리 통증을 방치하고, 긴장을 견뎌야 하는 근육을 풀어주지 않으면 디스크나 척추관 협착증 등의 심각한 통증 질환으로 진행될 수 있으므로 주의가 필요하다.

다시 정리해보자. 허리가 젖혀진 자세에서는 기본적으로 고관절을 구부리는 근육과 허리 근육이 단축되고, 복부와 엉덩이 근육은 약화된다. 시간이 날 때마다 단축된 근육은 풀어주고, 약화된 근육은 강화시키는 운동을 해야 허리의 C자 커브를 정상 각도로 회복할 수 있다. 뱃살을 줄이고 하이힐을 자주 신지 않는 것도 중요하다.

조심하자! 이럴 때 허리가 젖혀진 자세가 된다!

· 복부 비만으로 배가 나왔을 때

· 임신했을 때

· 오리 엉덩이일 때

· 하이힐을 자주 신을 때

이런 통증이 나타난다면 허리가 젖혀진 자세

· 걸을 때 골반에 따끔거리는 듯한 통증을 느낀다.

· 허리가 끊어질 것 같이 아프다.

· 허리와 옆구리에 찌릿찌릿한 통증이 나타났다 사라지기를 반복한다.

· 다리를 쭉 펼 때 허벅지 뒤쪽부터 종아리가 당기고 저리다.

해결 방법 1

다리 구부리며 골반 앞쪽 늘이기

3회

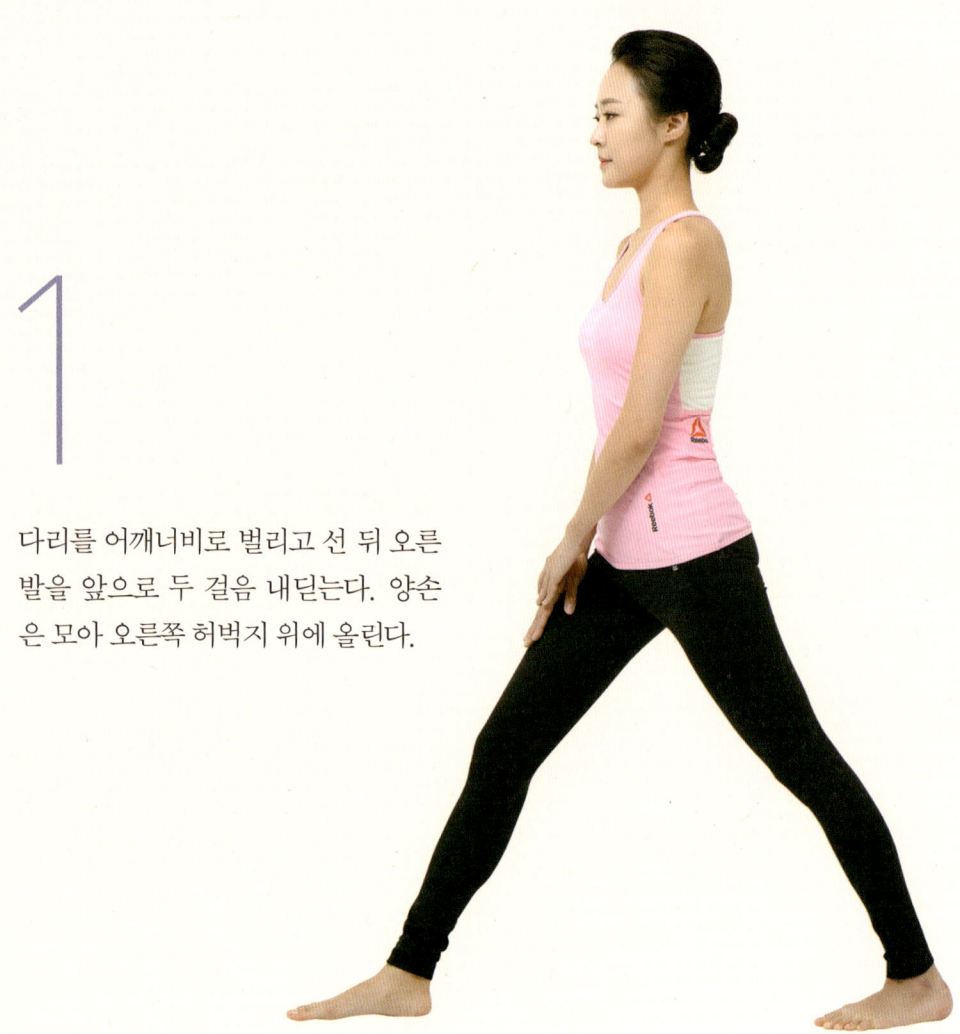

1

다리를 어깨너비로 벌리고 선 뒤 오른 발을 앞으로 두 걸음 내딛는다. 양손 은 모아 오른쪽 허벅지 위에 올린다.

효과

배꼽 옆에서 골반, 허벅지를 잇는 장요근이 딱딱하게 굳거나 단축되면 허리뼈를 몸 앞쪽으로 잡아당겨 요통을 일으킨다. 굳은 장요근을 부드럽게 이완시켜 허리와 골반을 제자리로 돌려놓고, 요통을 해소시키는 동작이다.

허리
젖힌 자세

Point

종아리를 펼 때 발뒤꿈치가 바닥에서 떨어지지 않도록 주의하고, 양손과 배에 힘을 주어 골반을 앞쪽으로 밀어준다는 느낌으로 동작한다.

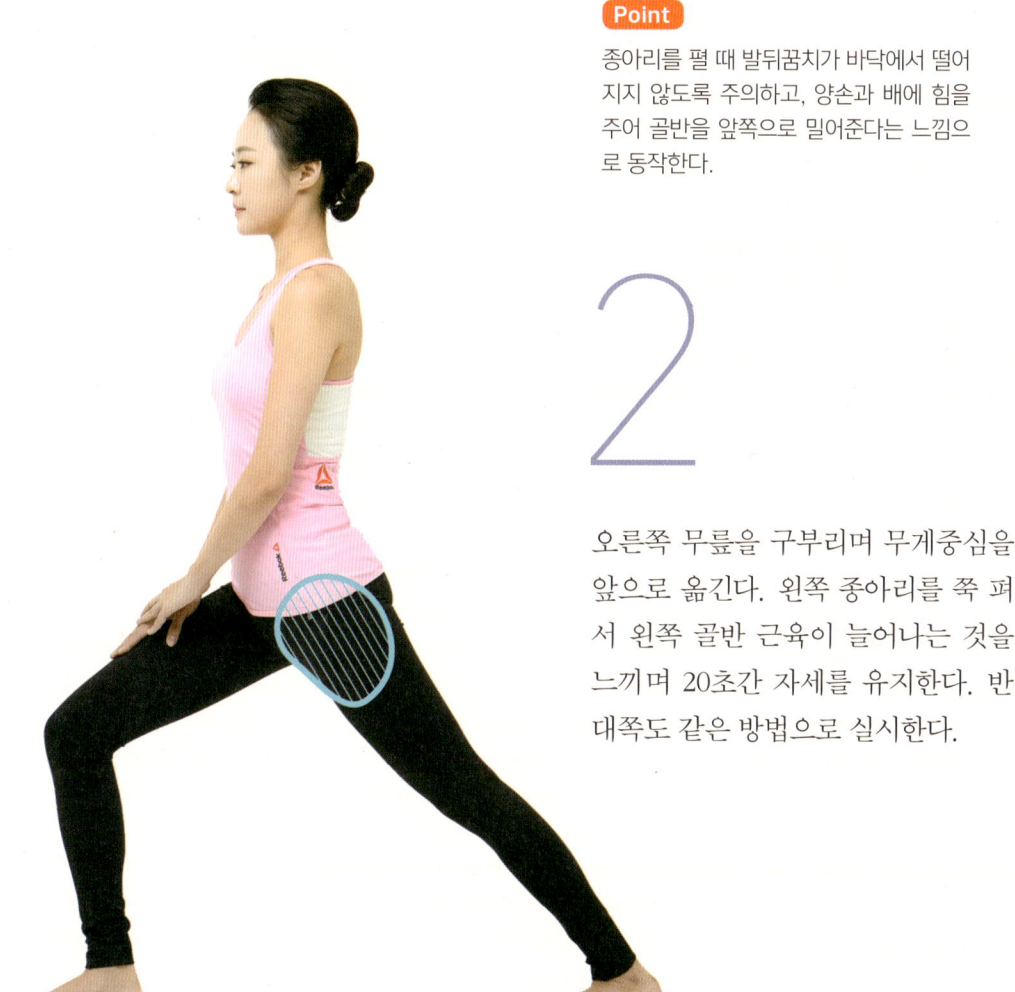

2

오른쪽 무릎을 구부리며 무게중심을 앞으로 옮긴다. 왼쪽 종아리를 쭉 펴서 왼쪽 골반 근육이 늘어나는 것을 느끼며 20초간 자세를 유지한다. 반대쪽도 같은 방법으로 실시한다.

해결 방법 2

엎드려서 골반 말아 올리기

20회

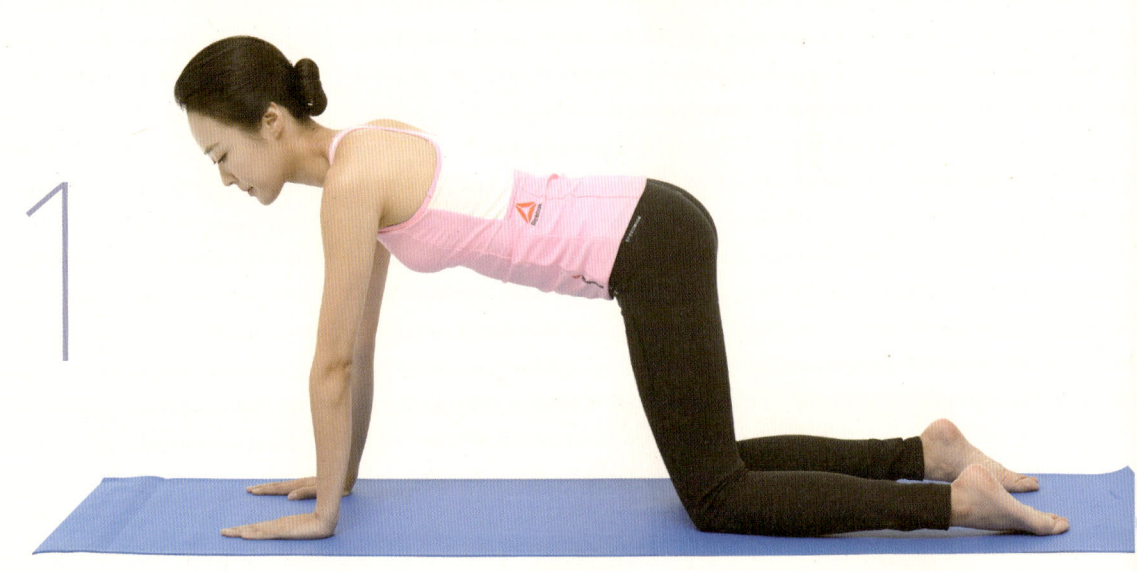

1

손바닥과 무릎을 바닥에 대고 엎드린 다음 양손과 양무릎을 어깨 너비로 벌린다.

효과

엉덩이가 뒤로 빠지고 허리가 앞으로 나오면 허리 뒤쪽의 근육이 긴장되어 딱딱하게 뭉친다. 허리의 경직된 근육을 이완시키는 동작으로, 과도하게 앞으로 나온 요추와 뒤로 돌출된 골반의 정상 각도를 회복시킨다.

허리
젖힌 자세

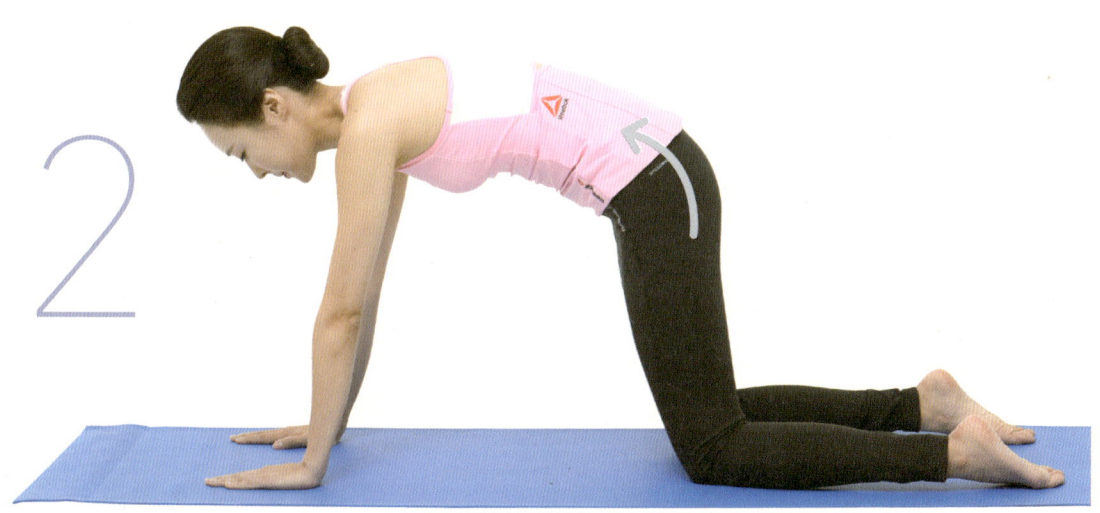

골반을 앞으로 밀며 등을 둥글게 말아 올린다. 가슴의 힘을 빼고, 허리와 골반 사이의 근육이 늘어나는 느낌에 집중하며 최대 높이에서 10초간 자세를 유지한다.

해결 방법 3

등 대고 누워 다리 접어 당기기

3회

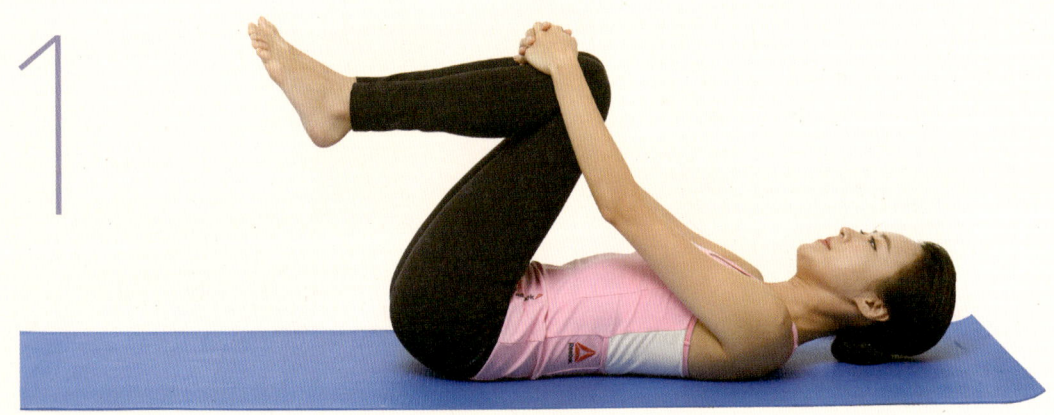

1

바닥에 등을 대고 누워 무릎을 굽힌 뒤 바닥과 평행이 되도록 다리를 든다. 깍지 낀 양손으로 무릎을 잡는다.

허리 — 젖힌 자세

효과

허리를 뒤로 젖힌 자세는 요추와 골반을 받쳐주는 기립근을 짧게 만든다. 허리 아래쪽과 골반 주변의 근육을 늘려주는 동작으로, 짧아진 근육의 긴장과 피로를 풀어준다.

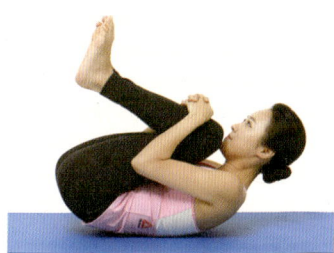

다리를 잡아당길 때 고개를 들면 어깨가 바닥에서 떨어지며, 허리 근육에 힘이 들어가지 않아 스트레칭 효과가 없다. 고개를 바닥에서 떼지 않도록 주의한다.

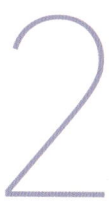
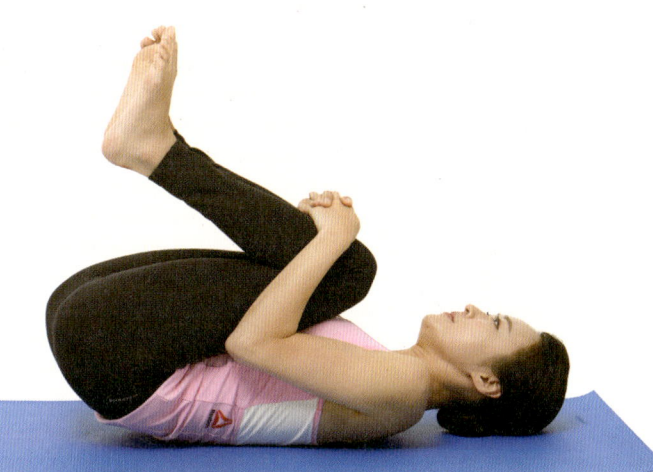

코로 천천히 숨을 내쉬며 무릎이 가슴에 닿도록 다리를 잡아당긴다. 허리 아래쪽을 늘이며 10초간 자세를 유지한다.

허리가 젖혀진 자세를 취하는 사람은 주의해야 할 동작

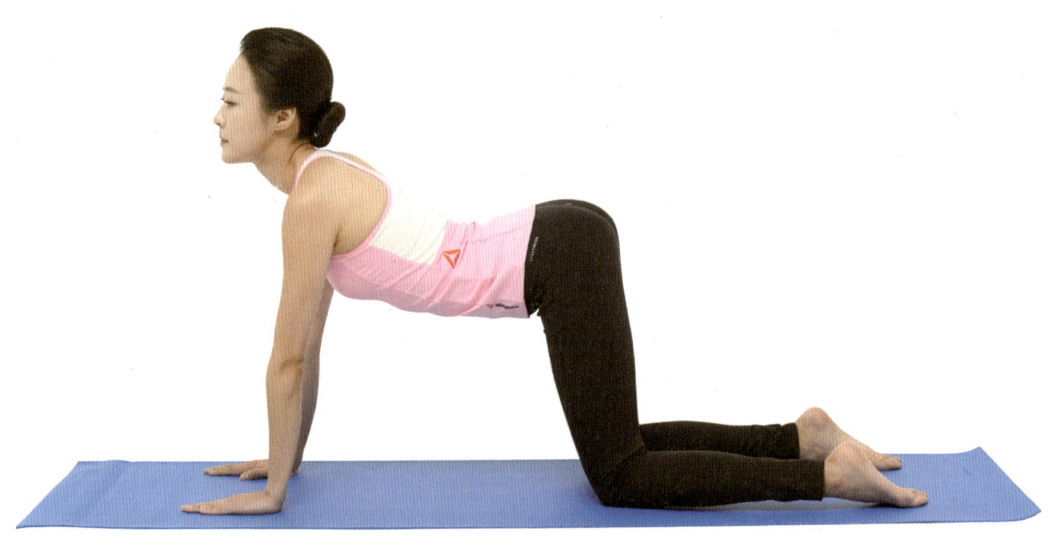

엎드려서 고양이 등 만들기

요통이 있을 때 많이 추천하는 '고양이 등 만들기' 동작. 그러나 허리가 젖혀진 자세를 자주 취하는 사람은 이 동작을 실시하지 않는 게 좋다. 고양이 등을 만드는 동작은 허리를 더욱 과도하게 뒤로 젖혀지게 만들어, 통증이 심해질 뿐 아니라 심한 경우 허리 디스크나 척추관 협착증을 악화시킨다. 이외에도 상체를 뒤로 젖히는 종류의 스트레칭이나 운동은 피하는 것이 좋다.

나쁜 자세 3
허리가 편편해진 자세

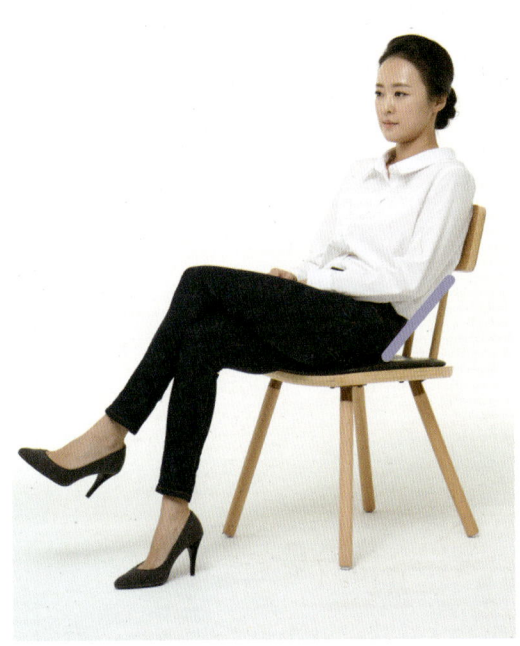
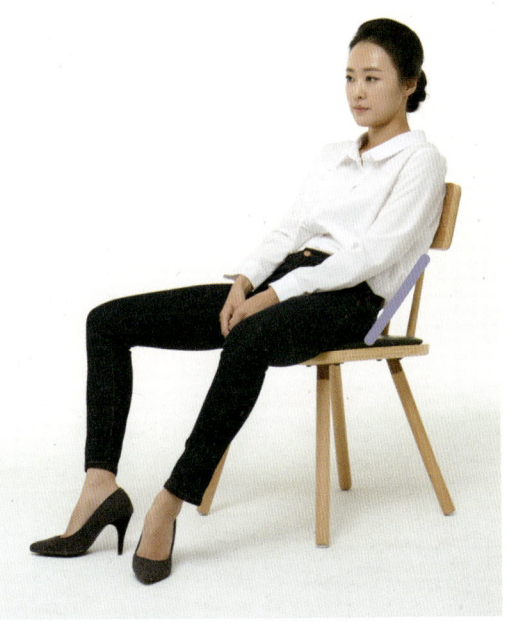

:::: 뻐근하고 묵직한 통증을 불러오는 편편한 허리 자세

허리가 과도하게 젖혀진 자세도 문제지만, 허리가 일자가 되어 젖혀지지 않는 자세도 문제다. 허리에 힘을 빼고 의자에 푹 앉거나, 등받이에 엉덩이를 깊숙이 넣지 않고 의자 끝에 걸터앉거나, 다리를 꼬고 앉으면 허리가 일자로 편편해진다. 전반적으로 허리와 하체가 전혀 긴장하지 않고, 힘없이 앉은 상태를 오래 지속하는 것이 원인이다.

요추는 적당한 각도로 C자 커브를 그리고 있어야 하는데, 이 커브가 없어진 상태가 바로 '편편한 허리 자세'다. 아주 심한 경우지만 허리가 굽은 꼬부랑 할머니를 떠올려보자. 허리의 커브가 편편해지다 못해 오히려 역C자 커브가 나타난다. 대부분 정상적인 요추 커브 각도를 가지고 있다고 해도 앉은 상태에서는 허리의 커브가 없어지고 편편해진다. 등이 굽는 것과 마찬가지로 허리도 앞으로 굽는 것이다.

일명 '일자 허리'라고도 부르는 이 자세는 얼핏 허리와 등이 쭉 뻗어진 상태로 보이기 때문에 바른 자세로 생각하기 쉽다. 그러나 상체를 곧게 펴는 척추 기립근에 적절한 수축과 이완을 주지 못해, 근육의 힘이 약해진 상태다. 문제는 요추가 C자를 그리며 자연스럽게 휘지 못해 점점 요추 주변 근육에 가해지는 압력이 커진다는 점이다. 요추 주변 근육이 요추의 C자 커브를 유지하기 어려울 정도의 압력을 받으면 요추가 틀어지고 변형된다. 걸을 때 지면에서 전해지는 충격을 고스란히 요추가 받게 되어 허리에서 묵직한 통증을 느끼게 되고, 심하면 이른 나이에도 퇴행성 질환이 발생한다. 또한 요추 주변을 지나는 신경이 눌려 골반부터 허벅지, 발끝까지 저릿저릿한 통증이 나타나기도 한다.

::: C자 커브를 만들자!
   허리와 하체의 불균형이 해소된다

의자에 앉든 바닥에 앉든, 일단 앉는 자세를 오래 취하면 요추의 커브가 편편하게 펴진다. 따라서 오래 앉지 않는 것이 중요하다. 학생이나 사무직처럼 오래 앉아 있어야 한다면 요추 커브를 최대한 살릴 수 있는 자세를 유지한다. 의자에 앉을 때는 엉덩이까지 의자 뒤로 바짝 붙여 앉고, 허리 뒤에 작은 쿠션을 받쳐 커브를 유지해준다. 고개를 아래로 숙이면 상체가 앞으로 굽으면서 요추 커브가 사라지므로, 컴퓨터 모니터의 높이도 시선 높이에 맞춰 조절한다. 바닥에 앉을 때도 벽에 등을 대고 다리를 앞으로 뻗어 앉는다. 잠깐 앉는 정도라면 방석을 깐 뒤 무릎을 꿇고 앉는 게 좋다. 다리를 꼬거나 골반너비보다 넓게 벌리고 앉는 자세는 골반을 앞으로 밀려나오게 만들고 허리를 편편하게 만들므로 피해야 한다. 이런 자세는 허리에 부담을 주어 요통을 유발하고, 더 진행되면 허리가 뒤로 젖혀진 자세와 마찬가지로 요추를 어긋나게 만든다. 이는 역시 디스크나 척추관 협착증 등으로 이어질 수 있다.

머리를 감거나 세수를 하려고 몸을 숙이면 허리가 아프다거나, 푹신한 곳에 누울 때 딱딱한 바닥에 누웠을 때보다 허리가 아프다면 이미 요추에 문제가 생겼다고 봐야 한다. 이제부터라도 적극적인 관리가 필요하다. 무엇보다 중요한 것은 앉아 있는 중간중간 스트레칭을 하는 것이다. 한번 근육이 편한 자세에 맞춰 굳으면 아무리 자세를 똑바로 유지하려고 해도 금방 자세가 무너질 수밖에 없다. 약해진 척추 기립근을 강화하는 운동과 긴장한 복근, 고관절 굴곡근을 이완시키는 스트레칭이 필수다.

조심하자! 이럴 때 허리가 편편한 자세가 된다!

· 의자 끝에 걸터앉을 때

· 다리를 꼬고 앉거나 지나치게 벌리고 앉을 때

· 등을 기대지 않고 바닥에 앉을 때

이런 통증이 나타난다면 허리가 편편해진 자세

· 계단이나 언덕을 오를 때 허리, 허벅지 뒷면, 종아리가 심하게 당긴다.

· 걸을 때 골반에 뻐근함이 느껴진다.

· 잠깐만 앉아 있어도 허리에 뻣뻣하고 묵직한 통증이 나타난다.

· 상체를 숙이면 허리 근육이 찢어질 듯 아프다.

해결 방법 1

엎드려서 상체 젖히기

3회

1

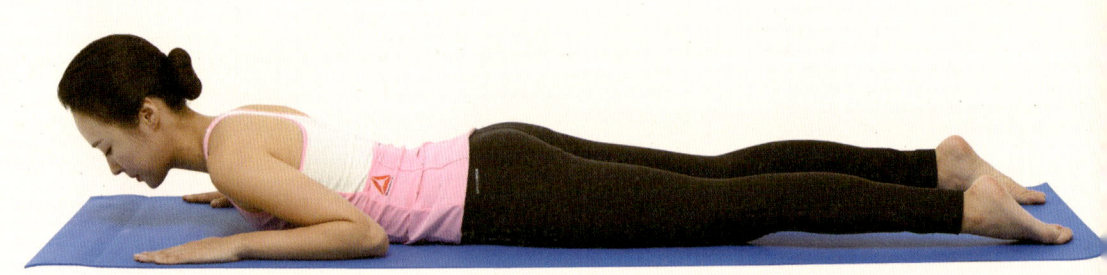

바닥에 엎드려 다리를 어깨너비로 벌린다. 양팔은 접어 몸에 붙이고, 손바닥은 바닥에 댄 뒤 상체를 살짝 든다.

효과

요추의 커브가 사라지면 허리 앞쪽에 위치한 복부 근육도 짧아진다. 복부 근육을 늘리고 허리의 커브를 강화시키는 동작으로, 복부 안쪽의 속 근육과 날개뼈 주변 근육도 단련시킨다. 동시에 척추 기립근을 부드럽게 풀어주어 허리 통증을 완화시킨다.

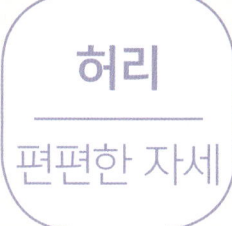

허리

편편한 자세

Point

허리에 힘을 주면 약해진 요추에 자극이 강하게 전달돼 허리 통증이 심해질 수 있다. 팔 힘으로만 상체를 세워야 한다.

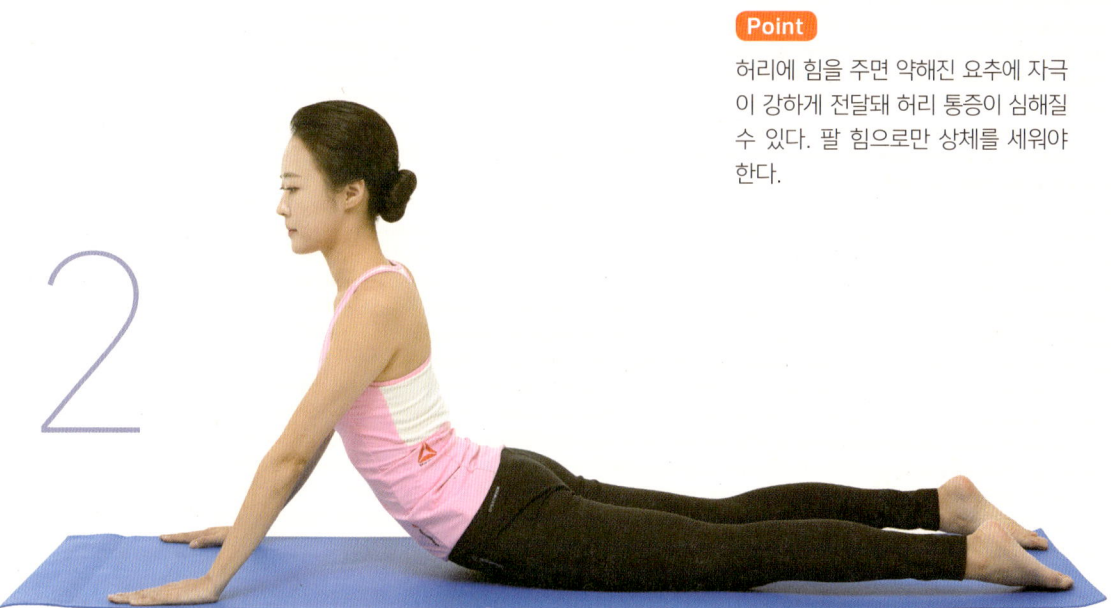

손바닥으로 바닥을 밀면서 상체를 세운다. 20초 동안 자세를 유지하며 복부를 늘인다.

해결 방법 2

한쪽 다리 뻗고 상체 숙이기

3회

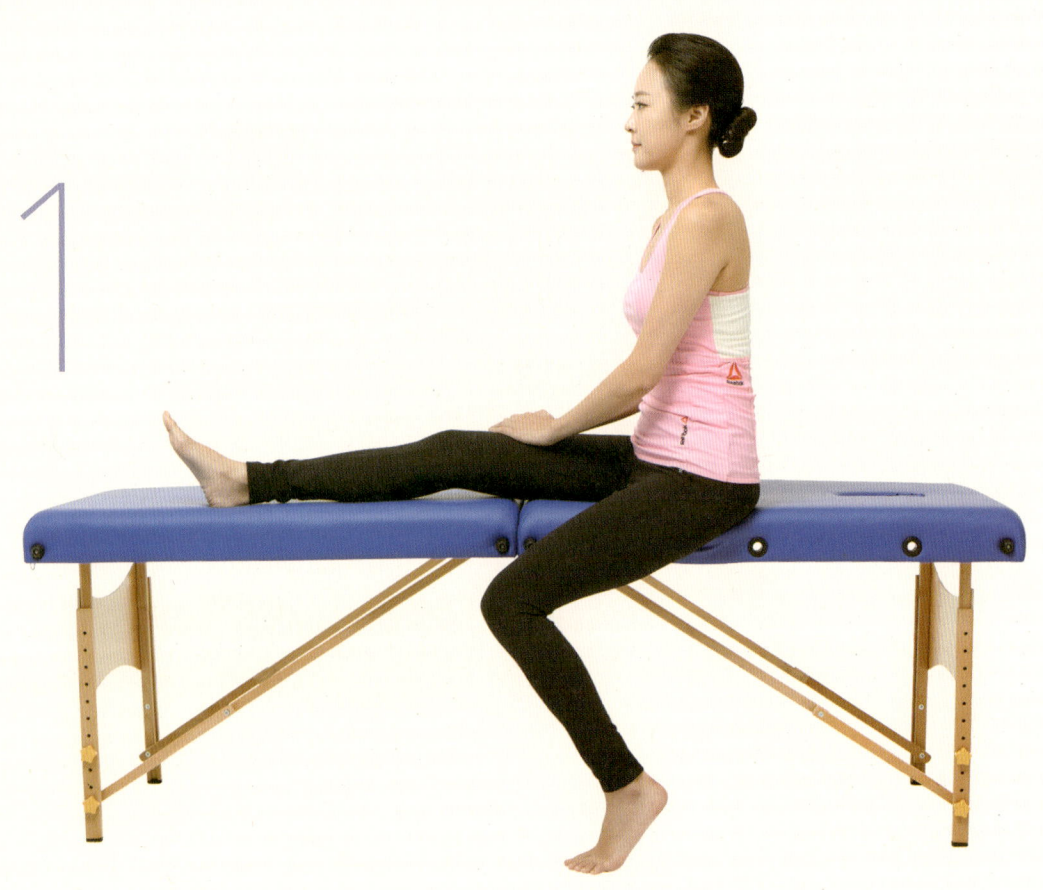

1

침대 옆면의 끝에 걸터 앉은 다음 왼쪽 다리를 침대 아래로 늘어뜨린다. 오른쪽 다리는 앞으로 뻗고, 허리를 세운다.

효과

허벅지 뒷면 근육이 짧아지면 요추를 뒤로 당겨서 허리를 편평하게 만들고, 만성적인 요통을 일으킨다. 허벅지 뒷면을 늘여 요추의 정상 각도를 회복시켜주고, 허리 통증을 해소하는 동작이다.

허리
편편한 자세

Point

가능한 만큼 상체를 깊게 숙여 허벅지 뒷면 근육을 충분히 늘인다.

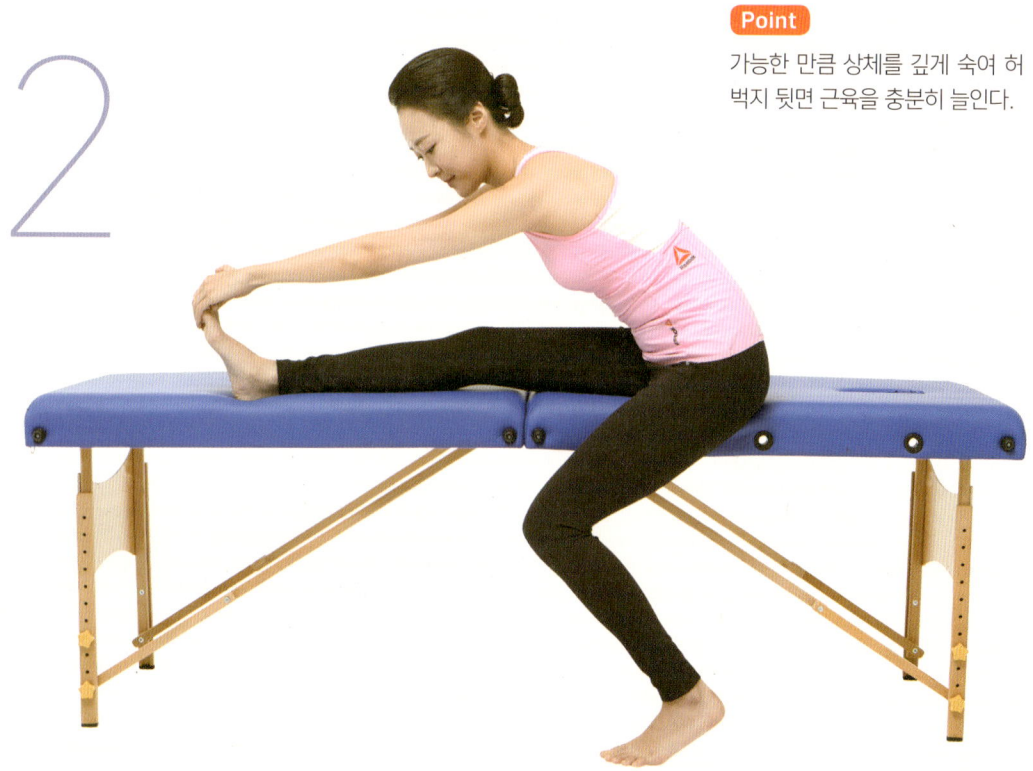

2

코로 숨을 천천히 내쉬며 상체를 숙여, 양손으로 발끝을 잡는다. 20초간 자세를 유지한 후 반대쪽도 같은 방법으로 실시한다.

해결 방법 3

엎드려 팔다리 반대로 들어 올리기

20회

1

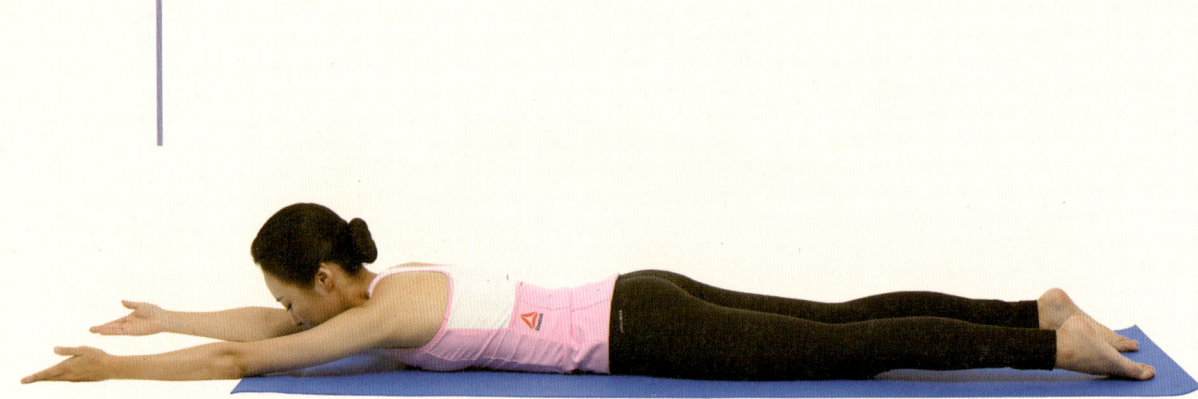

바닥에 엎드려 손바닥이 천장을 향하도록 팔을 머리 위로 뻗는다. 팔과 다리를 어깨너비로 벌린다.

효과

요추의 C자 커브를 유지하려면 계속해서 허리 근육의 힘을 강화시켜야 한다. 이 동작은 허리를 뒤로 젖히는 역할을 하는 척추 기립근을 단단하게 만드는 효과가 있다.

허리
편편한 자세

Point

팔과 다리를 들 때 고개가 뒤로 젖혀지지 않도록 할 것. 목에 힘을 주고, 고개를 숙인다. 경추를 일자로 유지해야 척추 기립근에 자극이 전달된다.

2

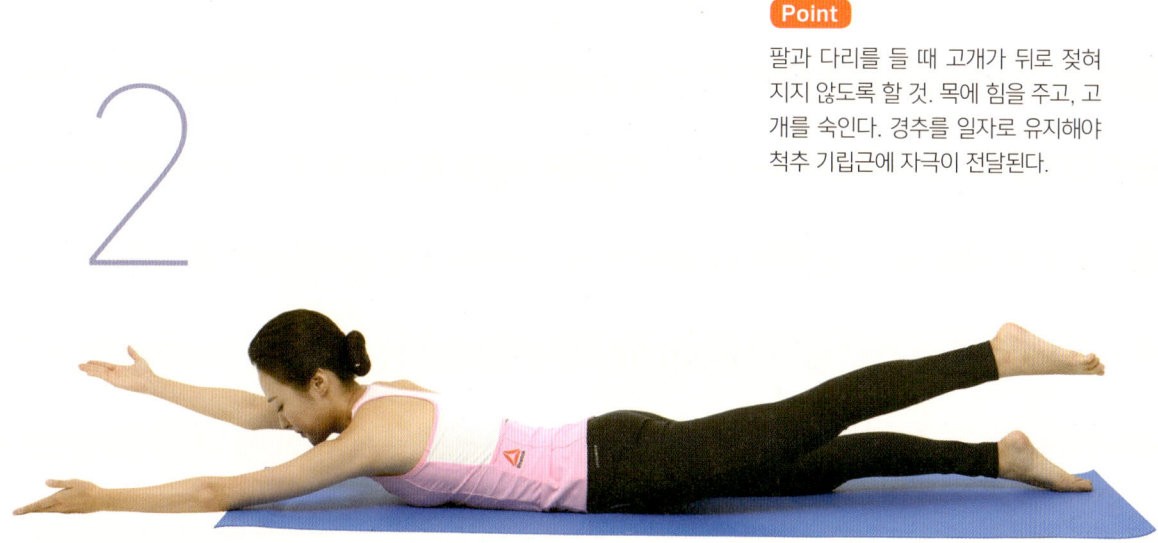

오른팔과 왼쪽 다리를 동시에 최대한 높이 든 다음 5초간 자세를 유지한다. 반대쪽도 같은 방법으로 실시한다.

허리가 편편해진 자세를 취하는 사람은 주의해야 할 동작

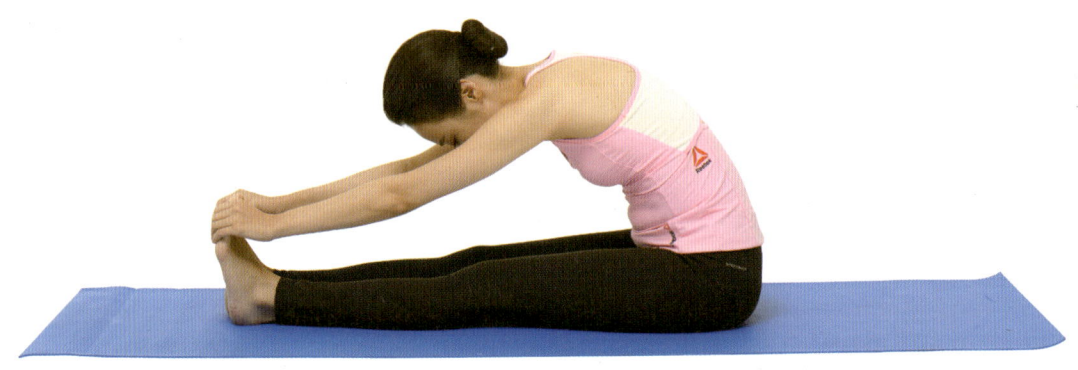

두 다리 앞으로 뻗고 상체 숙이기

허리의 유연성을 테스트할 때 흔히 시행하는 동작이지만 허리가 편편한 자세를 자주 취하는 사람은 주의해야 할 동작이다. 두 다리를 모두 앞으로 뻗은 채 상체를 숙이면 요추와 주변 근육에 전해지는 압박이 커져, 요추 염좌나 디스크 질환을 유발할 수 있다. 허리가 뻐근하거나 묵직한 느낌이 들 때 스트레칭을 목적으로 해서는 안 되는 동작이다.

나쁜 자세 4
양반다리 자세

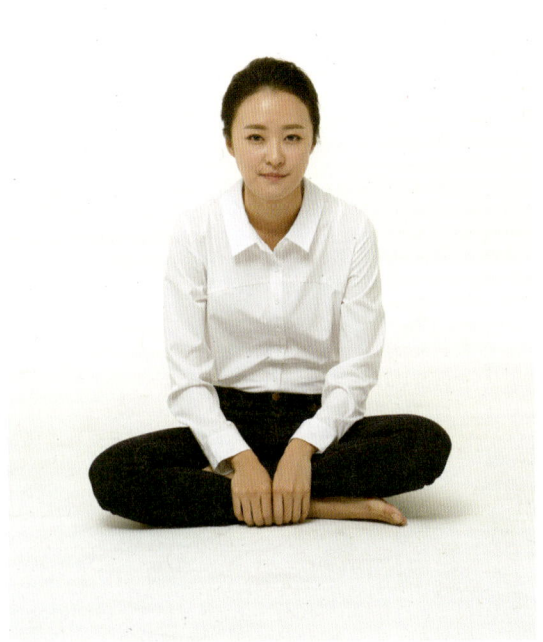
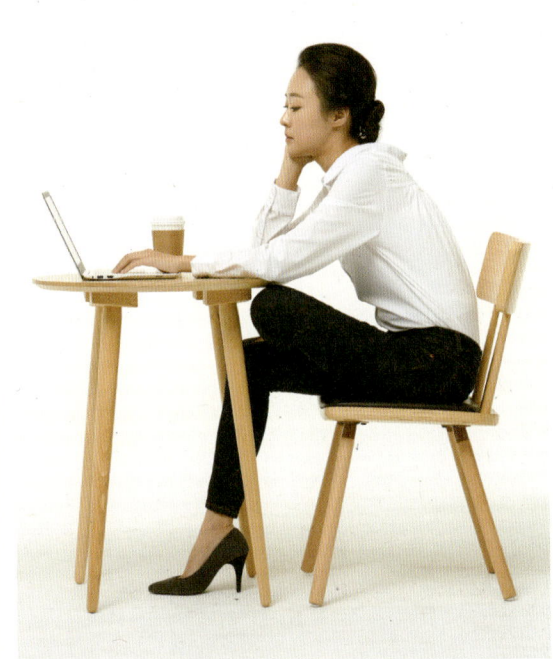

∷ 엉덩이, 무릎, 발목을 망가뜨리는 양반다리 자세

요즘에는 의자에 앉는 서구식 좌식 생활이 보편적이긴 하지만 우리나라 사람들은 여전히 바닥에 앉는 한국식 좌식 생활에 익숙하다. 식당에만 가도 바닥에 앉는 곳이 많은데, 그런 자리에서 몇 시간씩 양반다리로 앉아 있다가 일어서면 무릎이 아프고 엉덩이가 뻐근하다. 다리를 교차한 채 체중을 모두 하체에 싣기 때문에 하체 관절에 부담이 가는 것이다. 바닥에 앉을 때 양쪽 다리를 포개 앉는 사람이 많다. 심지어 의자에 앉을 때도 한쪽 다리를 접어 올려 양반다리와 유사한 자세를 취하기도 한다. 그런데 이런 양반다리 자세는 하체 불균형을 일으키는 원인이 될 수 있으므로 가급적 하지 말아야 한다.

다리를 포개는 자세는 고관절을 비롯해 무릎관절, 발목관절 등이 내회전하고 구부러지는 등 다양한 움직임이 섞여 있는 매우 복잡하고 나쁜 자세다. 쉽게 말해 모든 하체 관절에 큰 부담을 준다. 한쪽 다리를 아래로, 반대쪽 다리를 위로 포개 놓는 비대칭적인 자세라서 골반부터 고관절, 무릎, 발목 등 관절에 불균형한 힘이 가해져 다양한 통증 질환을 불러올 수 있다. 특히 사타구니 부분에 극심한 통증을 일으키기도 한다. 서 있을 때보다 무릎에 체중이 크게 실리면서 연골이 손상되고, 퇴행성 관절염을 유발할 수도 있다.

:::: 다리를 쭉 펴고 앉자!
　　하체의 통증이 사라진다

양반다리 자세를 오래 하고 있으면 고관절을 밖으로 돌리는 엉덩이 근육이 단축되고, 반대로 내전·내회전하는 근육들은 힘없이 늘어난다. 고관절은 골반과 대퇴골(넓적다리뼈)을 잇는 공 모양의 관절로, '엉덩관절'이라고도 부른다. 걷거나 움직일 때 체중을 지탱하고 몸 전체로 고루 하중을 분산시키는 역할을 한다. 문제는 본래 가해지는 힘에 양반다리 자세로 인한 회전력이 더해져 고관절의 불균형이 유발되는 것이다. 고관절의 불균형은 몸을 움직일 때 골반뼈와의 마찰을 심화시켜 사타구니와 엉덩이, 허벅지에 '뜨끔'하는 통증을 유발시킬 수 있다. 다리뼈가 O자형으로 휘기도 하는데, 이는 퇴행성 관절염이 발생할 가능성을 높인다.

또한 무릎을 구부린 상태에서 발목이 몸 안쪽으로 접히기 때문에 종아리 근육은 경직되고 정강이 근육은 늘어난다. 골반도 앞으로 밀려나와 요추의 완곡한 C자 커브가 사라지고 자연스럽게 편편한 허리 자세까지 취하게 된다. 허리부터 골반, 고관절, 무릎, 발목까지 고루고루 문제가 생길 수 있다는 뜻이다.

양반다리로 앉아야 한다면 교차하는 다리를 바꿔가며 앉고, 다리를 자주 스트레칭해 하체 근육들의 긴장을 풀어주어야 한다. 무엇보다 중요한 것은 양반다리로 앉지 않는 것이다. 바닥에 앉아야 한다면 등을 벽에 기대고 다리를 앞으로 뻗어 앉는 버릇을 들이자.

조심하자! 이럴 때 양반다리 자세가 된다!

· 양쪽 다리를 접어 포개고 앉았을 때

· 한쪽 다리는 접고 다른 쪽 다리를 세워 앉을 때

· 의자에 한쪽 다리를 접어 올려 앉을 때

이런 통증이 나타난다면 양반다리 자세

· 골반에서 갑작스럽게 시큰거리는 통증이 느껴진다.

· 걸을 때 엉덩이와 엉치뼈가 뻐근한 듯 아프다.

· 허벅지 안쪽에 압통이 나타난다.

· 무릎이 삐걱거리는 느낌을 종종 받는다.

· 이유 없이 다리가 저리는 일이 많다.

· 발가락, 종아리에 쥐가 자주 난다.

침대에 한쪽 다리 접어 올리고 상체 숙이기

3회

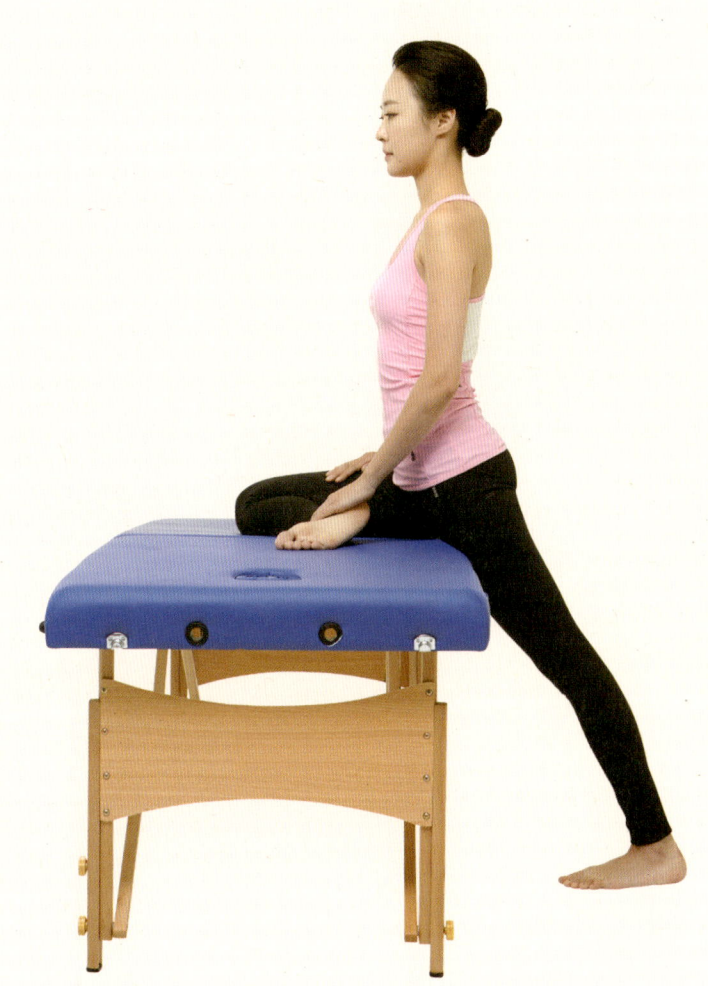

1

침대에서 한 걸음 떨어진 위치에 선다. 오른쪽 다리를 침대에 올리고 무릎을 90도로 접는다. 이때 왼쪽 허벅지를 침대에 붙여 몸을 지지한다.

효과

고관절 안쪽에서 회전을 담당하는 내회전근이 뭉치면 골반에서 시큰거리는 통증을 느끼게 된다. 내회전근을 풀어주어 골반 통증을 해소하고, 걸을 때 하체의 움직임을 원활히 만들어주는 동작이다.

하체
양반다리 자세

Point
허리를 곧게 편 채 상체를 숙여야 내회전근 스트레칭 효과가 크다.

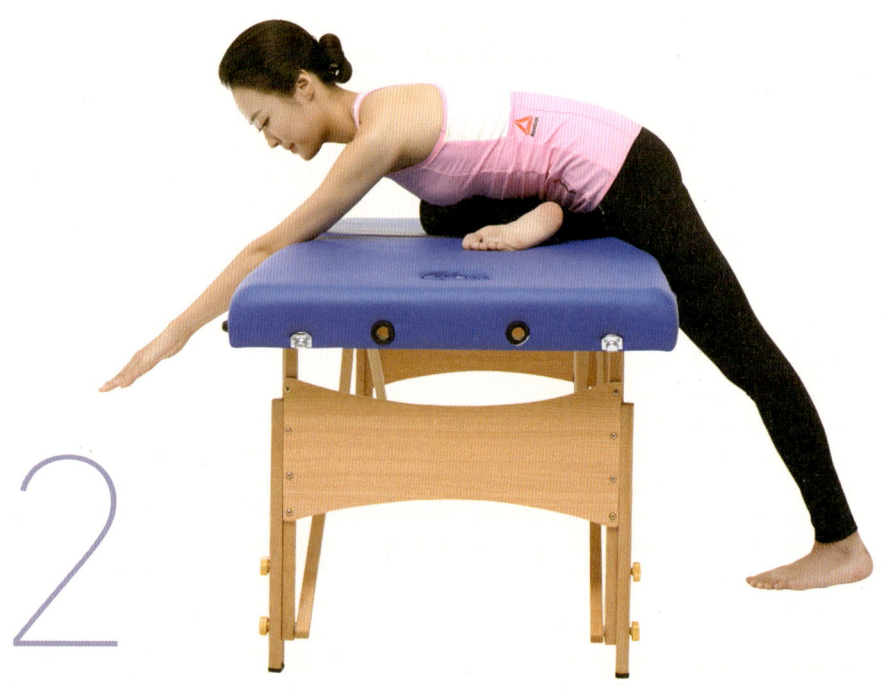

양팔을 앞으로 뻗으며 상체를 숙인다. 오른쪽 허벅지 안쪽을 늘이며 20초간 자세를 유지한다. 반대쪽도 같은 방법으로 실시한다.

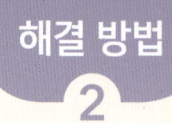

누워서 다리 들어 안쪽으로 모으기

3회

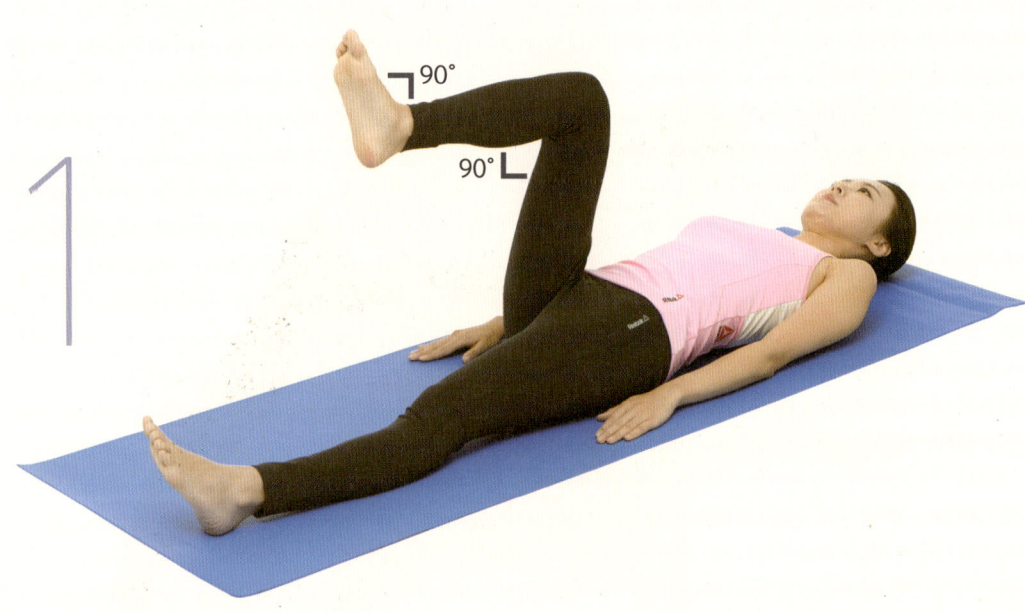

1

등을 대고 누운 뒤 오른쪽 다리를 90도로 접어 올려 고관절을 고정시킨다. 발목도 최대한 90도가 되도록 몸 안쪽으로 당긴다.

효과

양반다리로 앉으면 엉덩이부터 허벅지 뒤로 이어지는 근육과 힘줄인 햄스트링이 경직된다. 딱딱하게 굳은 햄스트링을 풀어주어 다리를 펴고 모으는 움직임을 편하게 만든다.

하체

양반다리 자세

Point

다리를 기울일 때 온몸이 바닥에서 떨어지지 않아야 햄스트링이 제대로 스트레칭된다.

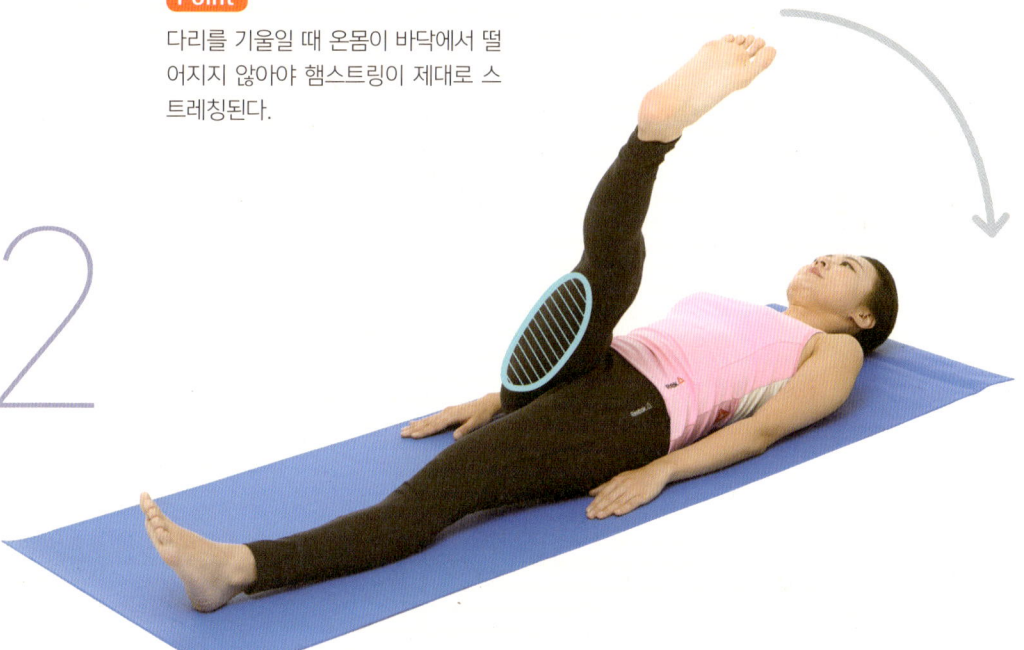

2

무릎을 곧게 편 뒤 다리를 왼쪽으로 최대한 기울인다. 이때 골반이 몸 안쪽으로 모이도록 힘을 주고, 허벅지 뒷면과 측면이 늘어나는 것을 느끼며 20초간 자세를 유지한다. 반대쪽도 같은 방법으로 실시한다.

> 해결 방법
> 3

옆으로 누워 바닥쪽 다리 들어 올리기

`20회`

1

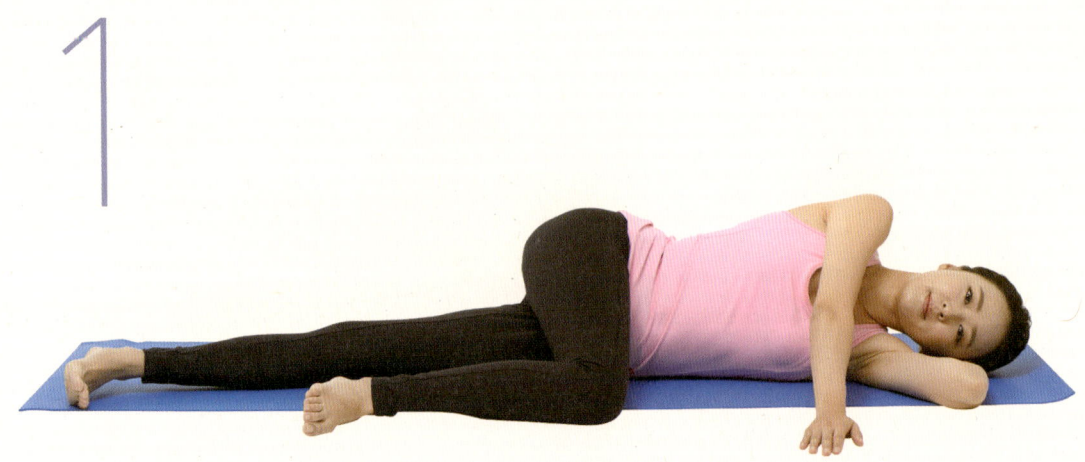

옆으로 누운 다음 오른쪽 무릎이 90도가 되도록 다리를 접고, 왼쪽 발목도 90도가 되도록 몸 안쪽으로 당긴다. 왼팔은 접어 머리를 받치고, 오른팔은 앞으로 곧게 뻗어 손바닥을 바닥에 댄다.

효과

양반다리로 앉으면 다리를 안으로 모으는 고관절 내전근이 늘어나는데, 이 근육은 일상생활에서 거의 사용하지 않아 약해지기 쉽다. 누워서 다리를 들어 올리는 동작을 통해 내전근을 튼튼하게 강화시킨다.

하체

양반다리 자세

Point

들어 올리는 다리 외의 다른 부위는 바닥에 고정되어야 내전근에 힘이 전달된다.

2

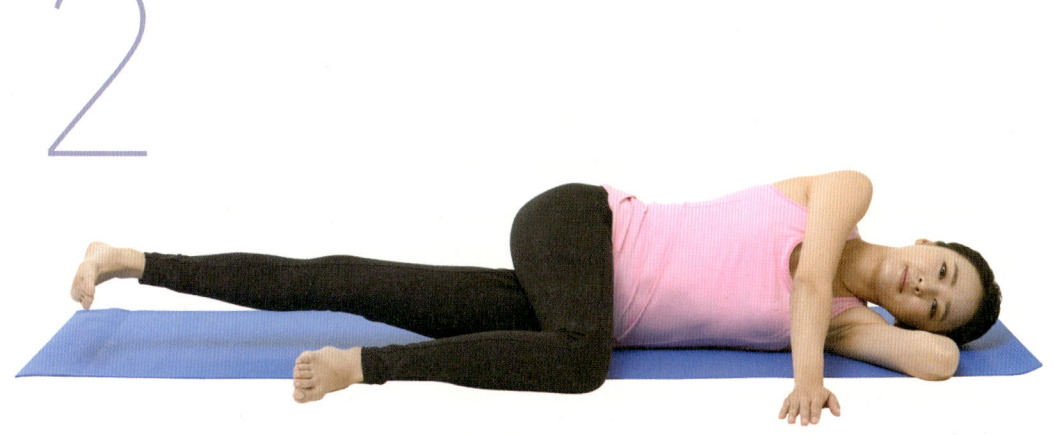

왼쪽 다리에 힘을 준 채 위로 들어 올린다. 허벅지 안쪽이 늘어나는 것을 느끼며 5초간 자세를 유지한다. 반대쪽도 같은 방법으로 실시한다.

> 해결 방법
> 4

무릎에 쿠션 끼우고 양발 벌리기

20회

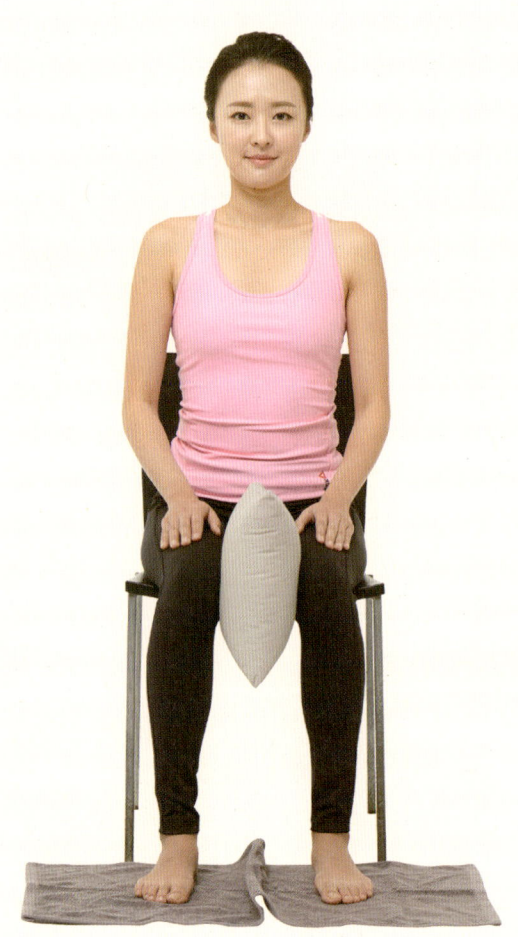

1

수건 한가운데를 10cm 정도 접어 바닥에 깐다. 의자에 앉은 뒤 양발을 수건 위에 올리고 어깨너비로 벌린다. 무릎 사이에 쿠션을 끼우고, 양손은 허벅지에 올린다. 허리를 세운다.

효과

발목이 몸 안쪽으로 돌아간 양반다리 자세를 자주 취하면 체중 때문에 발목을 좌우로 돌리는 근육인 외전근이 약해진다. 외전근을 단련시키고, 발목 염좌와 통증을 예방해주는 동작이다.

하체
양반다리 자세

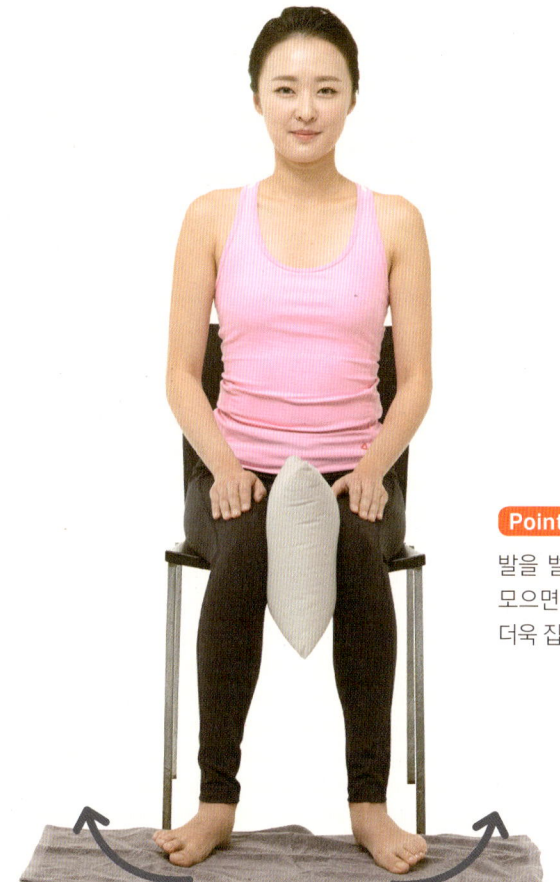

Point
발을 벌릴 때 무릎을 안쪽으로 모으면 발목 외전근에 자극이 더욱 집중된다.

2

발뒤꿈치는 고정한 채 새끼발가락에 힘을 주어 발을 바깥 방향으로 벌린다. 5초간 자세를 유지한다.

"우리 몸 통증의 70% 이상은
근육이 문제다"

통증의 주원인은 근육에서 찾아야 한다. 근육의 긴장도나 유연성이 떨어지면 쉽게 통증이 발생하기 때문이다. 바꿔 말해, 뭉치고 뻣뻣해진 근육을 원래 상태로 되돌리면 통증이 사라진다. 이때 근육의 문제를 가장 즉각적이고 안전하게 해소할 수 있는 방법이 스트레칭이다. 뭉친 근육을 풀고 늘여주면 통증이 가라앉고 몸이 시원해진다. 지금부터 소개하는 스트레칭은 누구나 혼자서도 부상 걱정 없이 할 수 있는 동작이다. 자신의 몸에 나타나는 증상에 맞춰 스트레칭을 실시해보자. 통증이 바로 사라질 것이다.

PART

3

아픔이 사라지는 비책!
증상별·부위별

**통증 해소
스트레칭**

"목이 뻣뻣하게 굳어서 잘 움직여지지 않아요"

"유독 뒷목이 묵직하고 뻐근해요"

"목 디스크가 있어 팔과 손가락이 저려요"

"팔을 뒤로 뻗을 때 어깨가 아파요"

"물건을 집으려고 팔을 위로 뻗으면 어깨가 아파요"

"오십견이 있어서 팔을 움직이기 힘들어요"

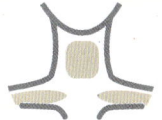

목&어깨 통증

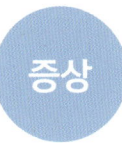

증상

"목이 뻣뻣하게 굳어서 잘 움직여지지 않아요"

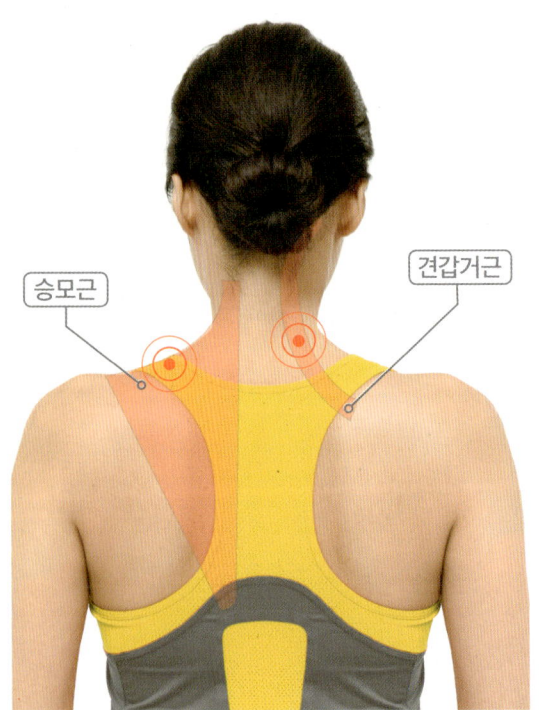

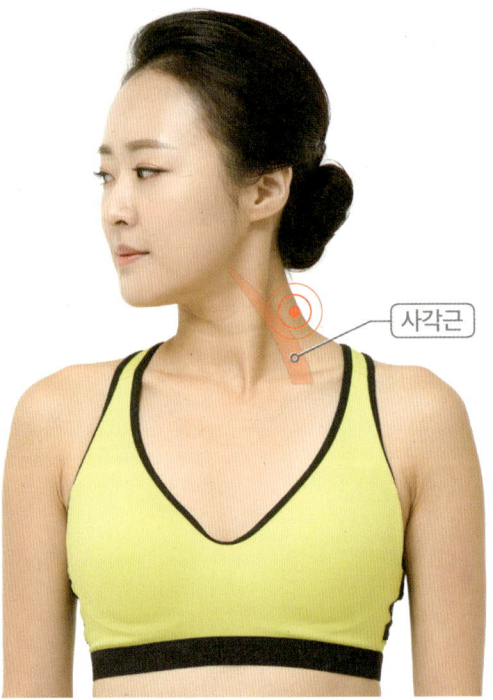

목 주변 근육이 뭉치면 목이 뻣뻣해져서 잘 움직여지지 않고, 심한 경우 두통이 나타나기도 한다. 대부분 바르지 못한 자세가 원인으로, 책상 앞에 오랫동안 앉아 컴퓨터나 책을 들여다보는 사람에게 흔히 나타나는 증상이다. 특히 스트레스에 노출된 사람은 목 주변 근육이 뭉치기 쉽다.

목의 옆선에서 어깨와 늑골(갈비뼈) 쪽으로 연결되는 견갑거근이나 사각근, 뒤통수에서 어깨 뒤쪽으로 이어지는 승모근처럼 목 주변의 근육이 뭉치면 고개를 숙이거나 젖힐 때, 돌리거나 옆으로 굽힐 때 불편함이 느껴진다. 또한 머리로 올라가는 혈류가 방해를 받아 머리가 띵하거나 두통이 나타날 수 있다. 심한 경우, 딱딱하게 굳은 근육이 신경을 눌러 손이 저리기도 한다.

따라서 목이 뻣뻣하거나 피로감이 느껴질 때는 목 주변 근육을 풀어주면 목의 통증이 해소되고 머리가 맑아질 것이다.

이런 증상이 나타나면 스트레칭을 하자!

- 갑자기 목이 굳어서 좌우로 돌리기 힘들다.
- 뒷목이 뻣뻣하고 머리가 띵하다.
- 오래 앉아 있으면 두통이 점차 심해진다.
- 숨 쉬는 것이 불편하고, 때때로 어지럽거나 구역감이 느껴진다.

해결 방법 1

고개 옆으로 누르기

3회

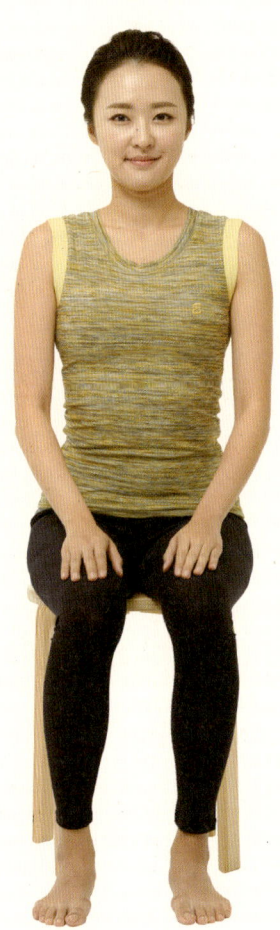

1

의자에 앉아 양발은 어깨너비로 벌리고, 양손은 자연스럽게 허벅지에 올려둔다. 허리를 세우고, 시선은 정면을 향한다.

효과

목을 앞으로 숙이거나 옆으로 굽히는 기능을 하는 사각근을 이완시킨다. 경직되고 뻣뻣해져 잘 움직여지지 않는 목과 어깨를 풀어주고, 고개를 움직일 때 나타나는 통증을 완화해준다.

목·어깨
사각근

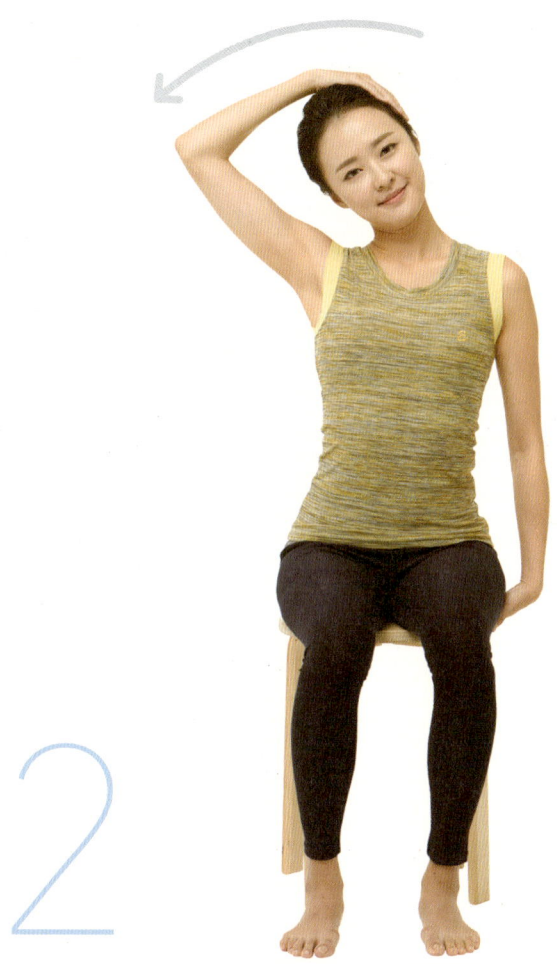

Point

손바닥을 아래로 향하게 한 뒤 엉덩이 아래에 깔고 앉아야 고개를 누를 때 어깨가 들리지 않고, 사각근이 잘 늘어난다.

2

왼쪽 손바닥을 의자와 엉덩이 사이에 넣어 고정시킨다. 오른손을 머리 위로 넘겨 왼쪽 귀 위에 댄 다음 오른쪽으로 지그시 눌러 15초간 자세를 유지한다. 반대쪽도 같은 방법으로 실시한다.

해결 방법 2

고개 사선 위쪽으로 당기기

3회

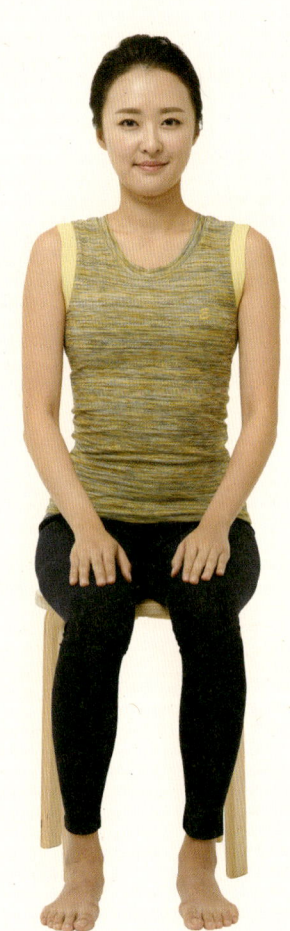

1

의자에 앉아 양발은 어깨너비로 벌리고, 양손은 자연스럽게 허벅지에 올려둔다. 허리를 세우고, 시선은 정면을 향한다.

효과

스트레스를 받을 때 가장 먼저 경직되는 근육은 뒷목과 어깨 뒤쪽에 넓게 위치한 승모근이다. 딱딱하게 굳은 승모근을 풀어주면 목과 어깨의 통증은 물론 긴장성 두통까지 해소할 수 있다.

목·어깨
승모근

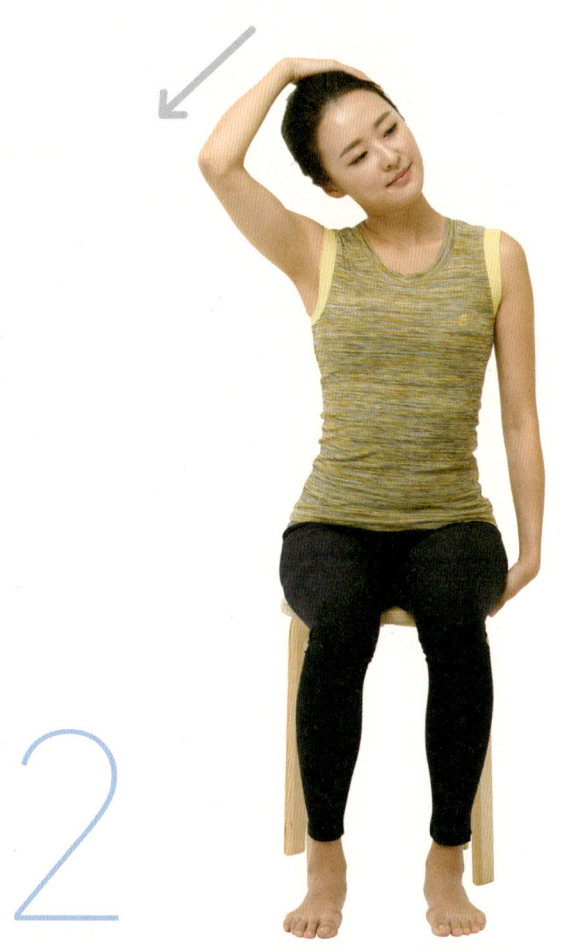

2

왼쪽 손바닥을 의자와 엉덩이 사이에 넣어 고정시킨다. 고개를 왼쪽으로 돌린 다음 오른손을 머리 위로 넘겨 왼쪽 귀 위에 댄다. 머리를 오른쪽으로 지그시 눌러 15초간 자세를 유지한다. 반대쪽도 같은 방법으로 실시한다.

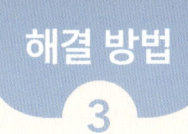

고개 사선 아래쪽으로 누르기

3회

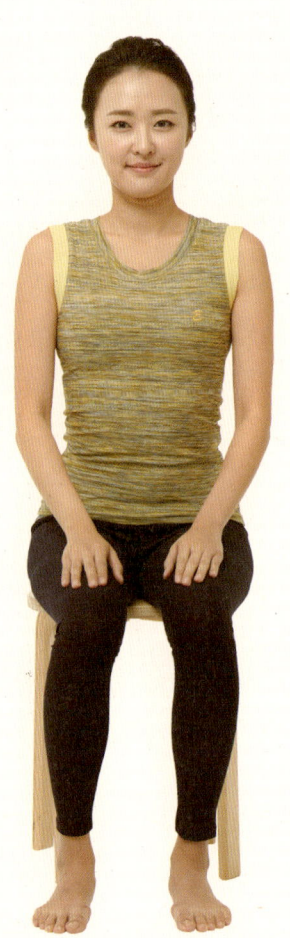

1

의자에 앉아 양발은 어깨너비로 벌리고, 양손은 자연스럽게 허벅지에 올려둔다. 허리를 세우고, 시선은 정면을 향한다.

효과

장시간 상체를 웅크리고 있을 경우 목과 날개뼈가 이어지는 부위에 통증이 나타난다. 견갑거근을 스트레칭해, 목뼈 옆쪽을 따라 날개뼈까지 나타나는 통증을 없애고 목의 움직임을 부드럽게 만드는 동작이다.

목·어깨

견갑거근

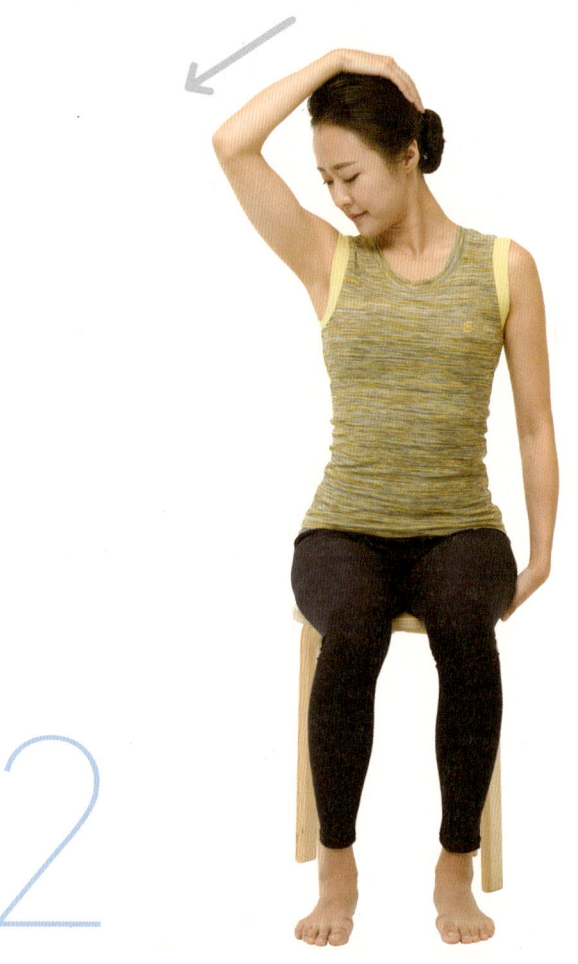

2

왼쪽 손바닥을 의자와 엉덩이 사이에 넣어 고정시킨다. 고개를 오른쪽으로 돌린 다음 오른손을 머리 위로 넘겨 왼쪽 귀 위에 댄다. 머리를 아래로 지그시 눌러 15초간 자세를 유지한다. 반대쪽도 같은 방법으로 실시한다.

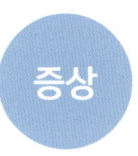

증상

" 유독 뒷목이 묵직하고 뻐근해요 "

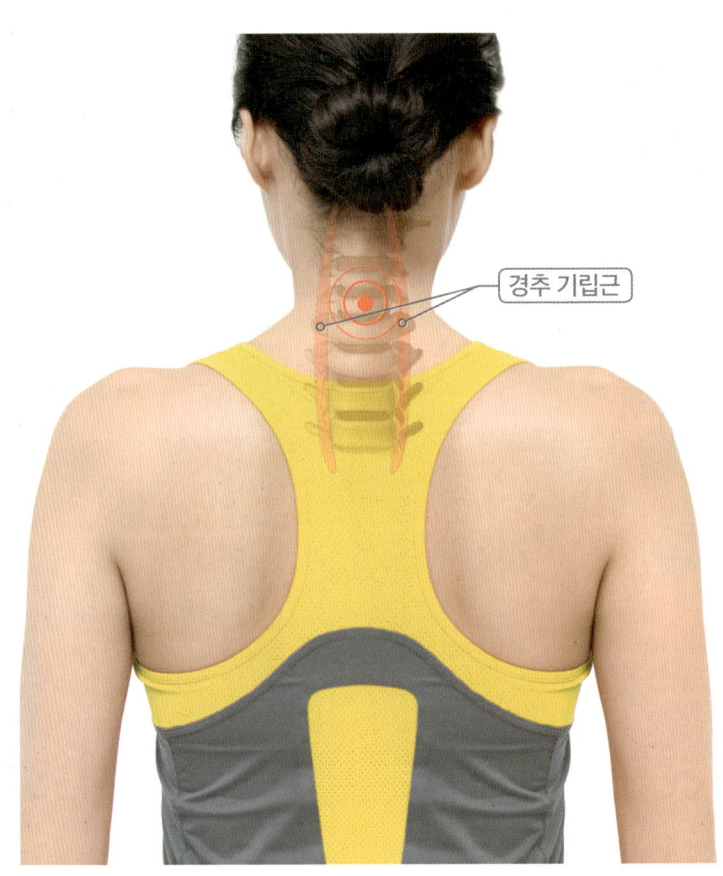

경추 기립근

뒷목에 통증이 나타나면 경추(목뼈)의 후관절에 문제가 생긴 게 원인일 수 있다. 후관절은 두 개의 척추뼈가 만나 연결되는 관절이다. 경추 후관절에 이상이 생기면 평소 목이나 어깨에 무거운 물체를 짊어진 듯 무겁고 뻣뻣한 느낌이 든다. 또한 목을 뒤로 젖히거나 뒤를 돌아볼 때 날카로운 통증이 나타난다. 경추 윗부분 후관절에 이상이 생기면 경추성 두통이 생길 수 있고, 경추 아랫부분 후관절에 이상이 생기면 어깨와 날개뼈로 통증이 퍼져 내려간다. 후관절 주위를 지나는 신경이 눌리면 목 디스크가 없더라도 팔에 저린 증상이 나타나기도 한다. 이를 경추 후관절 증후군이라고 부른다.

교통사고처럼 외부의 큰 충격이 원인이 되기도 하고, 노화로 인한 퇴행성 변화가 원인이 되기도 하지만 가장 큰 원인은 경추의 커브 변형이다. 경추는 C자를 그려야 정상인데 스마트폰이나 컴퓨터를 들여다보는 시간이 많아 오랫동안 고개를 앞으로 숙이면 경추가 일자로 변하고, 더 심해지면 역C자가 되기도 한다. 이런 경우, 경추가 제 위치를 벗어나 경추 후관절 증후군이 나타난다. 초기일 때는 충분한 휴식을 취하거나 스트레칭을 하는 것만으로도 경추 변형을 바로잡고, 통증을 완화시킬 수 있다.

이런 증상이 나타나면 스트레칭을 하자!

- 목을 뒤로 젖힐 때 날카로운 통증을 느낀다.
- 뒷목에 무거운 돌을 얹은 듯 묵직한 느낌이 있다.
- 날개뼈 사이에 찌릿한 통증이 있다.
- 어깨나 팔에 저린 증상이 나타난다.

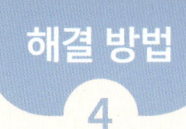

손가락으로 목 받치고 머리 젖히기

3회

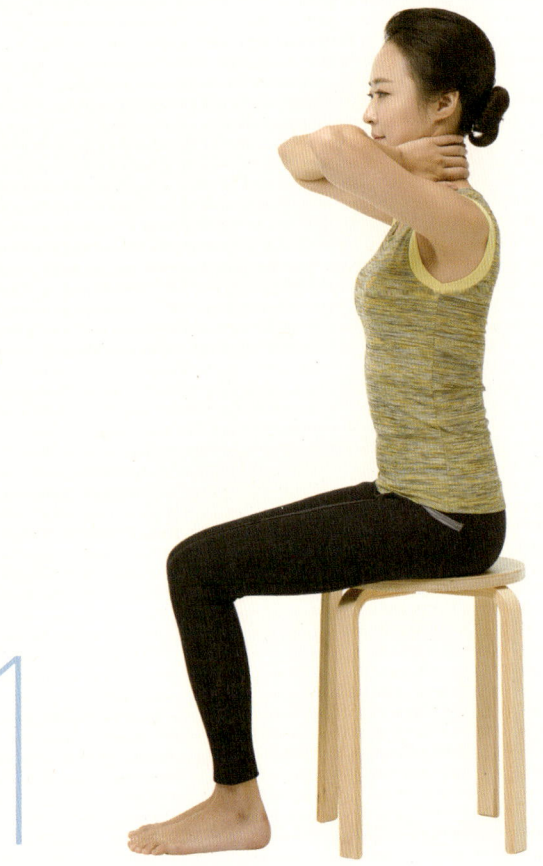
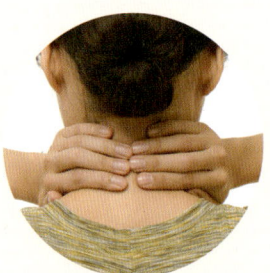

CLOSE UP

1

의자에 앉아 다리를 모으고, 허리를 세운다. 양손의 엄지손가락을 제외한 네 손가락이 목 중앙의 움푹 들어간 곳에 맞닿도록 목을 감싼다.

효과

경추의 곡선을 완만한 C자 형태로 만들어주는 스트레칭. 딱딱하게 굳은 경추 기립근을 이완시켜 경추 사이사이에 위치한 디스크에 가해지는 과도한 압력을 분산시켜주고, 뒷목의 긴장감을 완화시킨다.

> 목·어깨
> 경추 기립근

Point

허리까지 뒤로 젖히면 목이 아니라 등으로 힘이 분산되므로 허리에 힘을 주고 목만 젖힌다.

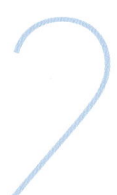

목을 최대한 뒤로 젖혀 10초간 자세를 유지한다.

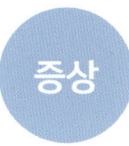

증상

" 목 디스크가 있어 팔과 손가락이 저려요 "

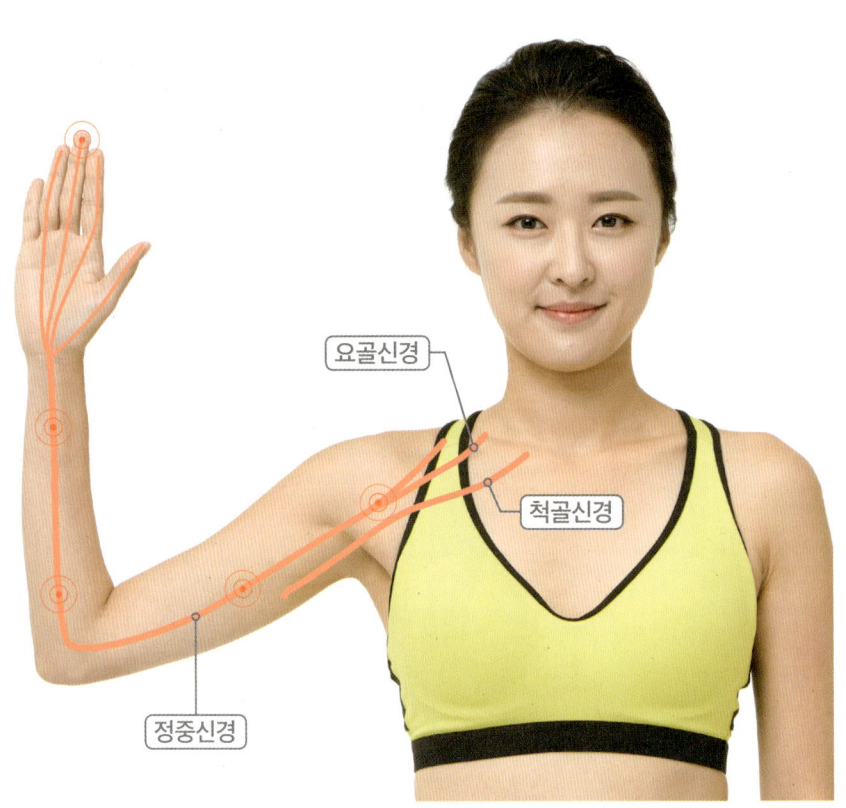

목이나 어깨 주변에 통증이 나타날 경우, 단순 근육통과 목 디스크를 구별하기란 쉽지 않다. 둘을 판단하는 기준은 팔에 저린 증상이 나타나는지 여부다. 경추에서 디스크가 밀려나와 신경 다발을 누르면 염증이 생겨 팔이 저리다. 이때 저린 부위와 연관이 있는 신경을 스트레칭해주면 압박되었던 신경이 늘어나면서 좁아진 공간이 넓어져 증상이 완화된다. 초기 목 디스크일 때 저림 증상을 일시적으로 완화시키거나 향후 증상을 예방하는 데 적합한 방법은 스트레칭이다. 그러나 팔 저림이 심해진다면 즉시 중단한다. 과도하게 스트레칭을 할 경우, 신경 자체에 손상이 오거나 해당 신경이 지배하는 근육에 문제가 발생할 수도 있기 때문이다. 디스크가 심한 경우에도 민감해진 신경을 자극할 수 있으므로 과도하게 스트레칭하지 않는다.

목 디스크는 하루아침에 발생하지 않는다. 거북목이나 일자목으로 인한 경추 변형 때문에 목·어깨 통증을 오래 겪다가 갑자기 통증이 심해지거나 저림 증상이 있어 병원을 찾을 때 디스크 진단을 받는 경우가 많다. 따라서 목 주변의 근육과 관절이 굳어 신경을 누르지 않도록 자주 스트레칭을 해주자.

이런 증상이 나타나면 스트레칭을 하자!

- 목에서 어깨, 팔, 손가락으로 저린 증상이 점차 퍼진다.
- 급성 목 디스크가 와서 평소처럼 움직일 수 없다.
- 목 움직임에 문제가 없지만 종종 목 뒤가 저리다.
- 통증은 없지만 어깨를 들어 올리기 힘들 때가 있다.
- 가끔씩 손가락의 감각이 둔해진다.

해결 방법 5

요골신경 늘이기

· 오른팔이 아픈 경우 ·

3회

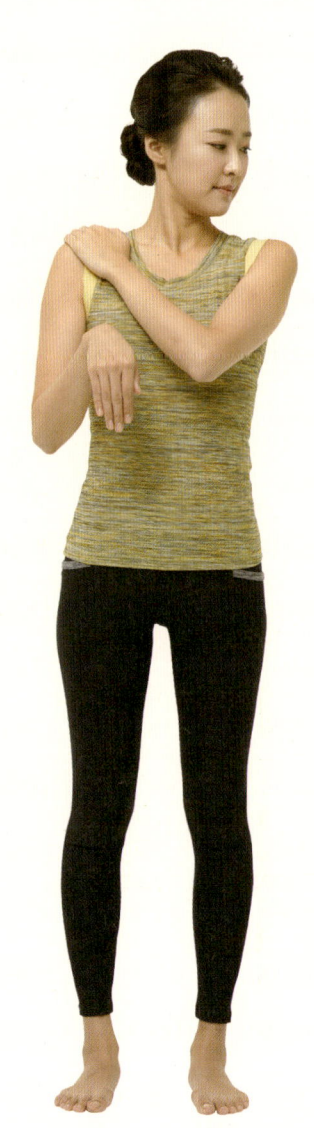

1

다리를 어깨너비로 벌리고 선 다음 왼손으로 오른쪽 어깨를 잡는다. 오른쪽 팔꿈치를 접은 뒤 손끝이 바닥을 향하도록 손목을 꺾는다. 이때 고개는 왼쪽으로 돌린다.

효과

경추에서 터져나온 디스크가 요골신경을 압박하면 손등부터 엄지, 검지, 중지 쪽으로 저림 증상이 퍼진다. 요골신경을 스트레칭해서 눌렸던 신경의 압력을 덜어주고 저림 증상을 없애는 스트레칭이다.

목·어깨
요골신경

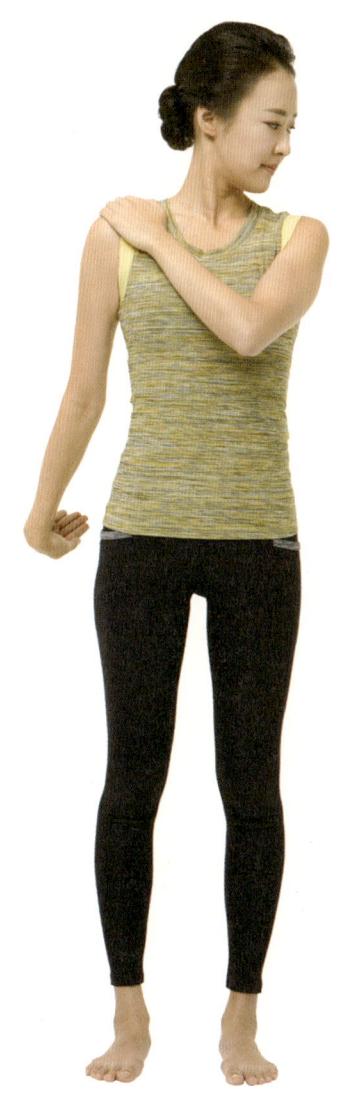

TIP

저린 부위에 개인차가 있으므로 손바닥이나 팔의 방향, 위치를 조금씩 움직여가며 저린 증상이 완화되는 자세를 찾는다.

2

손목은 꺾은 채 팔꿈치를 펴며 오른팔을 뒤로 최대한 뻗는다. 15초간 목과 어깨를 늘인다.

해결 방법 6

정중신경 늘이기

· 오른팔이 아픈 경우 ·

3회

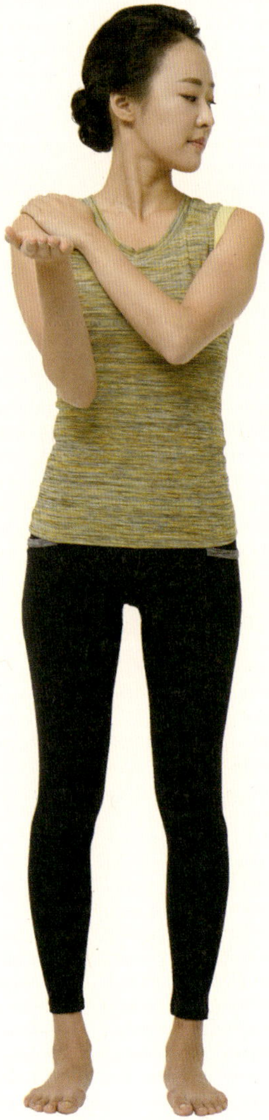

1

다리를 어깨너비로 벌리고 선 다음 왼손으로 오른쪽 어깨를 잡는다. 오른쪽 팔꿈치를 접은 뒤 손바닥이 위를 향하도록 손목을 젖힌다. 이때 고개는 왼쪽으로 돌린다.

효과

목 디스크로 인해 팔 안쪽 면이 아프거나 저리는 증상이 나타났다면 정중신경이 눌렸다는 뜻이다. 정중신경을 스트레칭해 눌린 신경 주변의 공간을 넓히면 통증이 가라앉고 저림 증상이 완화된다.

> 목·어깨
> 정중신경

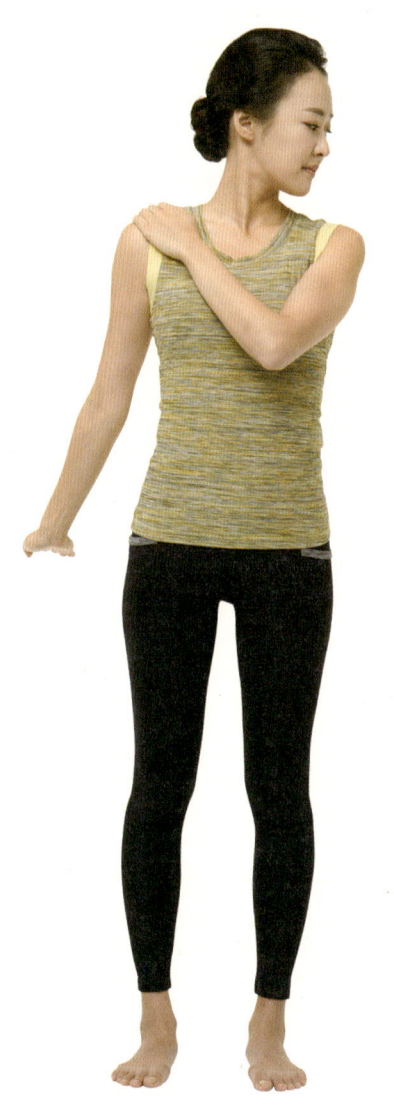

2

손목은 젖힌 채 팔꿈치를 펴며 오른팔을 뒤로 최대한 뻗는다. 목과 어깨에 찌릿하거나 당기는 느낌이 들 때 멈춰서 15초간 자세를 유지한다.

해결 방법 7

척골신경 늘이기

· 오른팔이 아픈 경우 ·

3회

1

다리를 어깨너비로 벌리고 선 다음 왼손으로 오른쪽 어깨를 잡는다. 오른팔을 아래로 뻗고, 손끝을 몸 안쪽으로 회전시킨다. 이때 고개는 왼쪽으로 돌린다.

효과

척골신경이 눌리면 통증이나 저림 증상이 목에서 팔꿈치 안쪽으로 타고 내려와 약지와 새끼손가락까지 이어진다. 눌린 척골신경을 스트레칭해서 늘이면 팔 안쪽과 손가락의 통증, 저림 증상이 해소된다.

목·어깨
척골신경

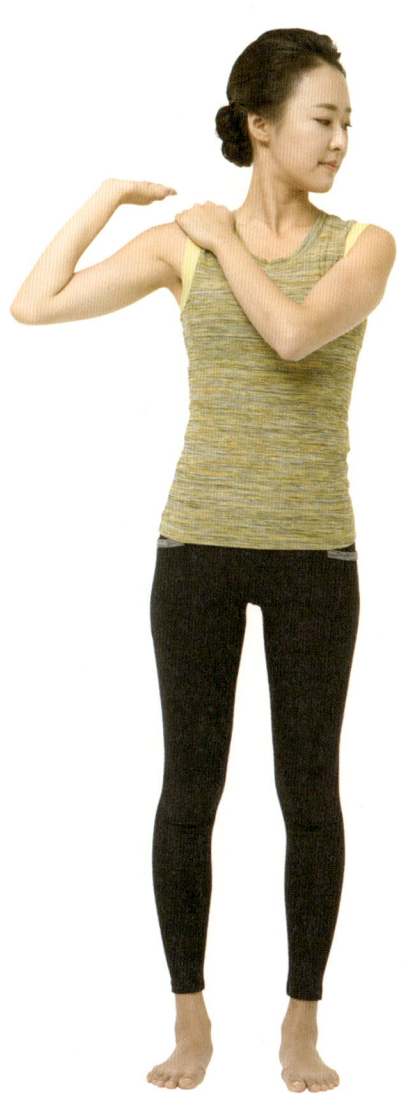

Point

쟁반을 손바닥에 얹고 서빙하는 자세 또는 '배트맨 자세'를 만들 때처럼 손목을 젖혀야 팔 안쪽과 손가락에 자극이 정확히 전달된다.

2

오른팔을 그대로 몸 바깥쪽으로 돌리며 팔꿈치를 접어 든다. 손끝이 얼굴을 향하도록 손목을 돌린 채 15초간 자세를 유지한다.

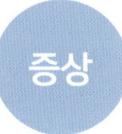

증상

"팔을 뒤로 뻗을 때 어깨가 아파요"

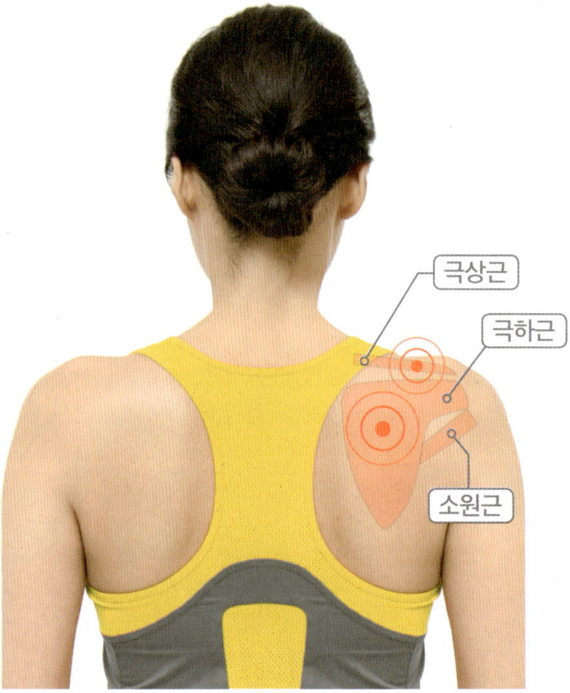

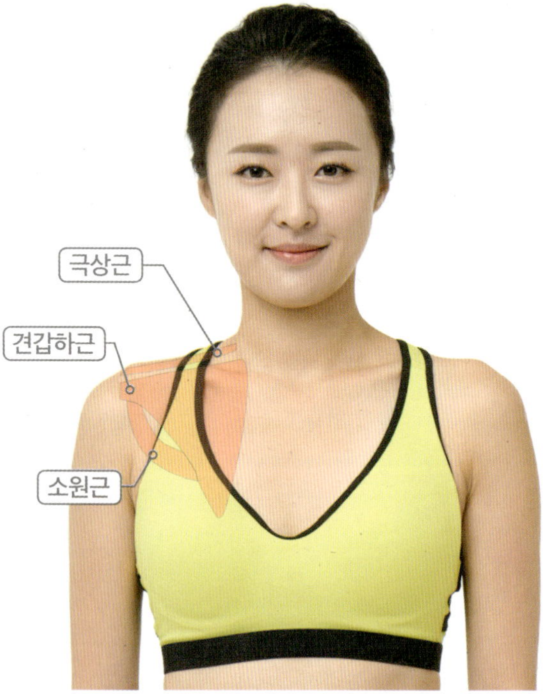

- 극상근
- 견갑하근
- 소원근
- 극상근
- 극하근
- 소원근

어깨에는 4개의 근육이 모인 회전근개가 있다. 팔을 위로 올리는 극상근과 밖으로 돌리는 극하근과 소원근, 팔을 안으로 돌리는 견갑하근이 회전근개를 이룬다. 회전근개는 이두근이나 삼두근처럼 크고 두꺼운 근육이 아니라 얇고 부드럽다. 섬세한 팔의 움직임에 맞춰 자유자재로 수축과 이완을 하며, 어깨뼈와 위팔뼈를 안정시킨다. 그런데 회전근개가 피로해지고 탄력을 잃으면 팔을 움직일 때 어깨에서 통증이 나타난다.

그중 팔을 들어 등 쪽으로 구부릴 때 통증이 나타난다면 극상근과 극하근의 경직이 문제일 수 있다. 극상근이 경직되면 움직일 때 어깨가 뻐근하거나 딸각거리는 소리가 날 수 있고, 극하근이 경직되면 팔을 등 뒤로 접었을 때 반대쪽 날개뼈에 손이 닿지 않는다.

반복적으로 팔을 올렸다 내리는 자세가 회전근개에 무리를 주기도 하지만 굳이 팔을 많이 쓰는 직업이 아니라도 어깨를 잔뜩 움츠리고 컴퓨터나 스마트폰을 오래 들여다보면 회전근개가 굳는다. 틈틈이 양팔을 앞뒤로 크게 돌리며 어깨 관절을 풀어주는 습관을 들이자. 단, 회전근개가 파열된 상태라면 스트레칭이 오히려 찢어진 부위를 더 크게 만들 수도 있으니 주의한다.

이런 증상이 나타나면 스트레칭을 하자!
· 셔츠에 팔을 넣을 때 어깨가 아파 힘들다.
· 바지 뒷주머니에 꽂힌 지갑을 꺼낼 때 어깨가 아프다.
· 손을 등 뒤로 돌려 브래지어 후크를 채울 수 없다.
· 팔을 들어 올리면 어깨가 아프다.
· 어딘지 정확히 알 수 없는 어깨 주위에 통증이 나타난다.

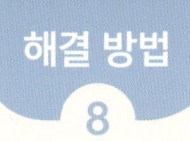

해결 방법 8

팔 뒤로 접어 잡아당기기

· 오른팔이 아픈 경우 ·

3회

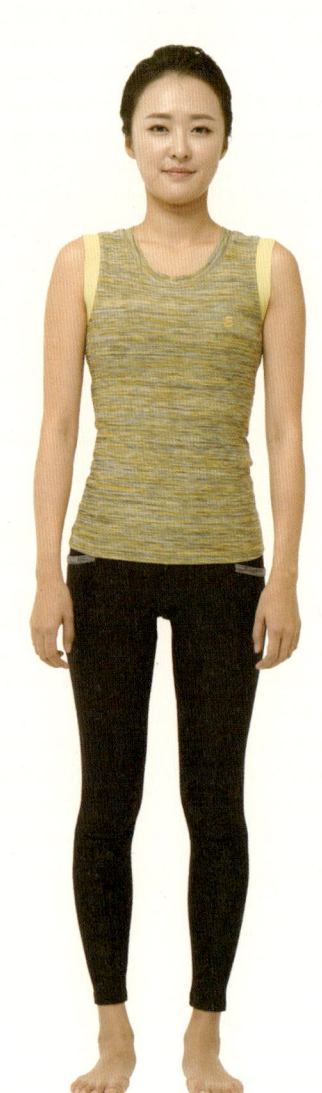

1

다리를 어깨너비로 벌리고 선다.

효과

4개의 근육으로 구성된 회전근개 중 어깨 통증을 가장 자주 일으키는 근육은 극상근이다. 팔을 뒤로 뻗는 동작이 불편하다면 해야 할 스트레칭으로, 굳은 극상근을 이완시켜 유연하게 만들고 통증을 덜어준다.

목·어깨
극상근

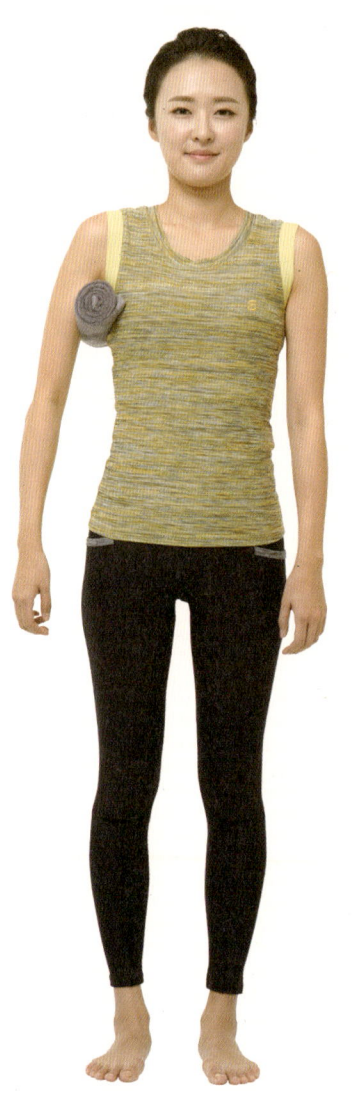

2

오른팔을 살짝 들어 겨드랑이에 돌돌 만 수건을 끼운다.

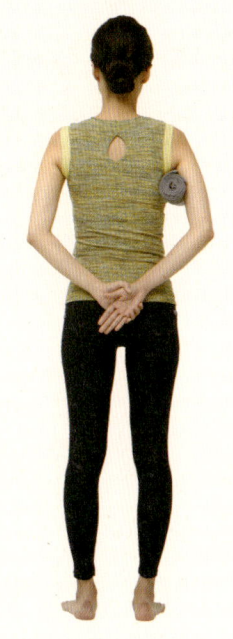

3

양팔을 등 뒤로 구부려 왼손으로 오른쪽 손목을 잡은 뒤 양손을 엉덩이 한가운데 위치하도록 둔다.

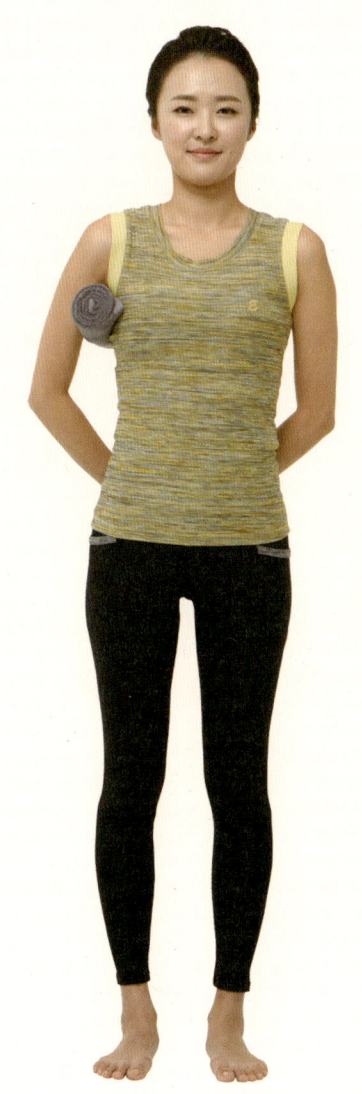

> **Point**
> 오른쪽 어깨를 아래에서 잡아당긴다는 느낌으로 힘주어 내리면 스트레칭 효과가 더욱 크다.

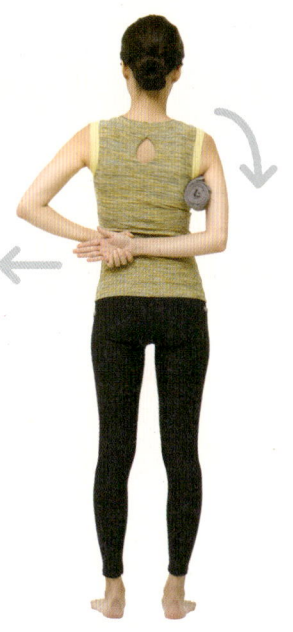

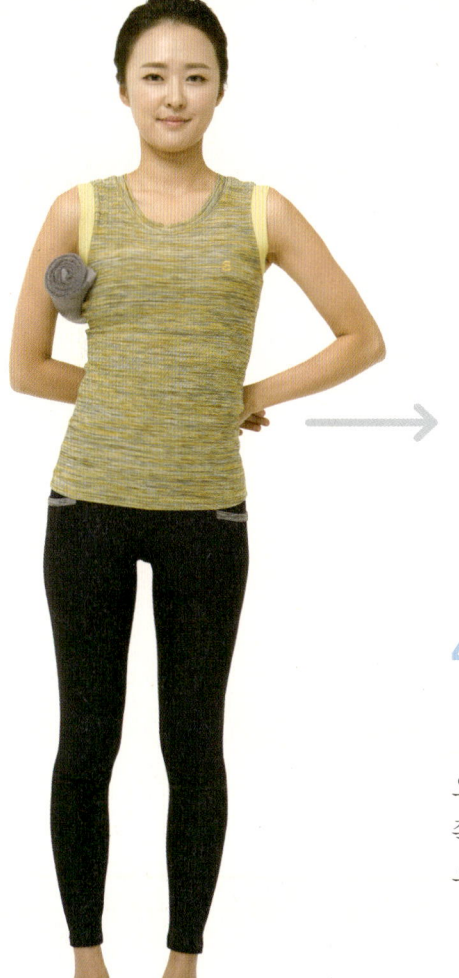

4

오른팔이 바닥과 수평을 이루도록 왼쪽으로 최대한 당겨 15초간 자세를 유지한다.

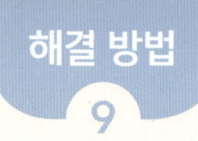

해결 방법 9

팔 수평으로 당겨 어깨 늘이기

· 오른팔이 아픈 경우 ·

3회

1

다리를 어깨너비로 벌리고 선다. 오른팔을 바닥과 수평이 되도록 뻗은 뒤 왼팔을 굽혀 오른쪽 팔꿈치에 댄다.

효과

극하근이 경직되면 팔을 밖으로 돌리기 힘들고, 밤에 잠을 못 잘 정도로 어깨 통증이 심해진다. 이 동작은 극하근을 스트레칭해, 팔을 돌리는 움직임을 부드럽게 만들어주고 어깨의 통증을 해소해준다.

목·어깨
―――
극하근

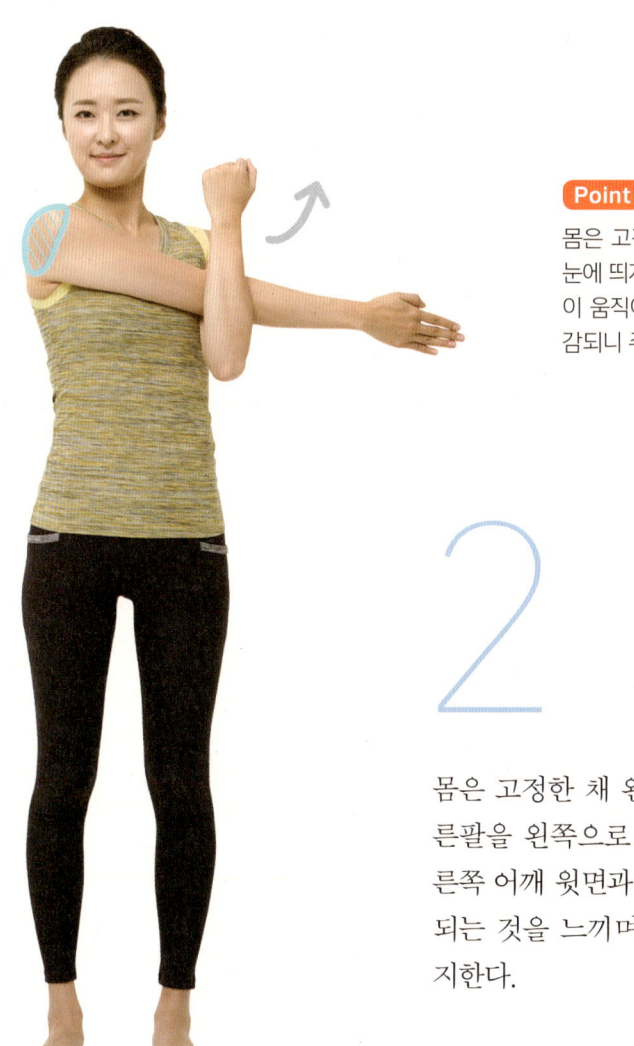

Point

몸은 고정한 채 스트레칭하기 때문에 눈에 띄게 팔이 움직이지는 않는다. 팔이 움직이면 어깨 스트레칭 효과가 반감되니 주의한다.

2

몸은 고정한 채 왼팔에 힘을 주어 오른팔을 왼쪽으로 최대한 당긴다. 오른쪽 어깨 윗면과 뒷부분이 스트레칭되는 것을 느끼며 15초간 자세를 유지한다.

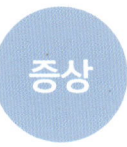

증상

물건을 집으려고 팔을 위로 뻗으면 어깨가 아파요

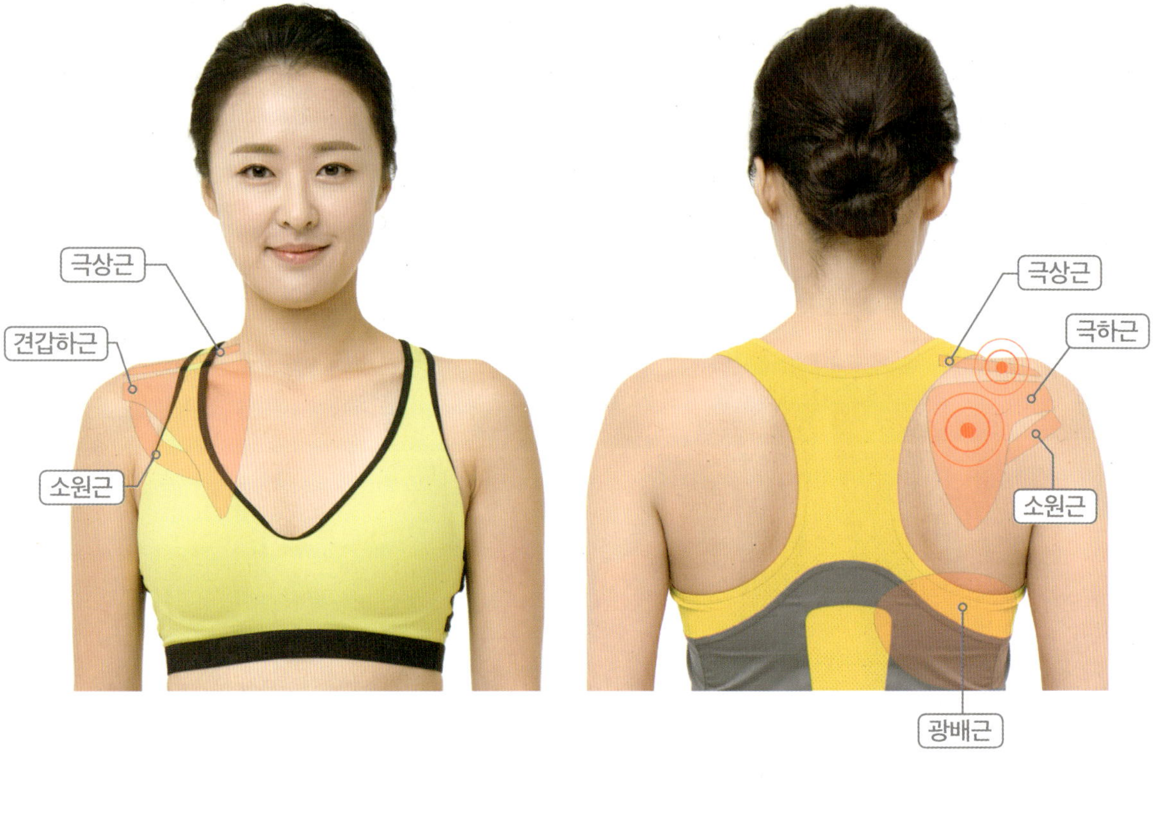

높은 위치에 있는 물건을 집기 위해 팔을 위로 뻗을 때나 야구공을 던질 때처럼 순간적으로 힘을 쓰는 상황에서 어깨가 아프다면 견갑하근이 경직된 것이다. 견갑하근은 어깨 관절을 둘러싸고 있는 회전근개 중 하나로, 팔을 몸 안쪽으로 돌리는 기능을 한다. 갑자기 넘어져 어깨나 등을 부딪쳤을 때, 반복적으로 머리 위로 팔을 드는 일을 할 때, 팔에 깁스를 해 오랜 기간 동안 어깨를 고정시켰을 때 통증이 나타날 수 있다.

또한 팔을 들 때 어깨 통증이 광범위하다면 견갑하근과 더불어 광배근도 경직되었을 수 있다. 이런 경우, 견갑하근과 광배근을 함께 스트레칭해 어깨의 움직임을 부드럽게 만들어야 한다.

어깨 통증의 대표적인 질환인 오십견은 팔을 들어 올리고 싶어도 동작 자체가 안 되지만, 견갑하근 경직으로 인한 근육통은 아프긴 해도 팔을 들어 올릴 수 있다. 견갑하근으로 인한 어깨 통증을 그대로 방치하면 어깨 관절의 움직임이 저하되어 오십견으로 이어질 수도 있다. 자전거를 타지 않고 세워만 두면 녹이 슬어버리는 것과 같은 이치다. 따라서 통증이 없는 범위 내에서 스트레칭을 자주 해 딱딱하게 굳은 근육을 풀어주어야 한다.

이런 증상이 나타나면 스트레칭을 하자!

· 어깨가 아파서 선반 위의 물건을 꺼내기 힘들다.
· 라켓으로 공을 치려고 팔을 위로 뻗으면 어깨가 아프다.
· 자유형 수영을 할 때 어깨가 아프다.

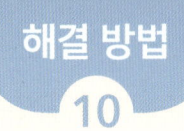

팔꿈치 몸에 붙이고 양팔 벌리기

20회

1

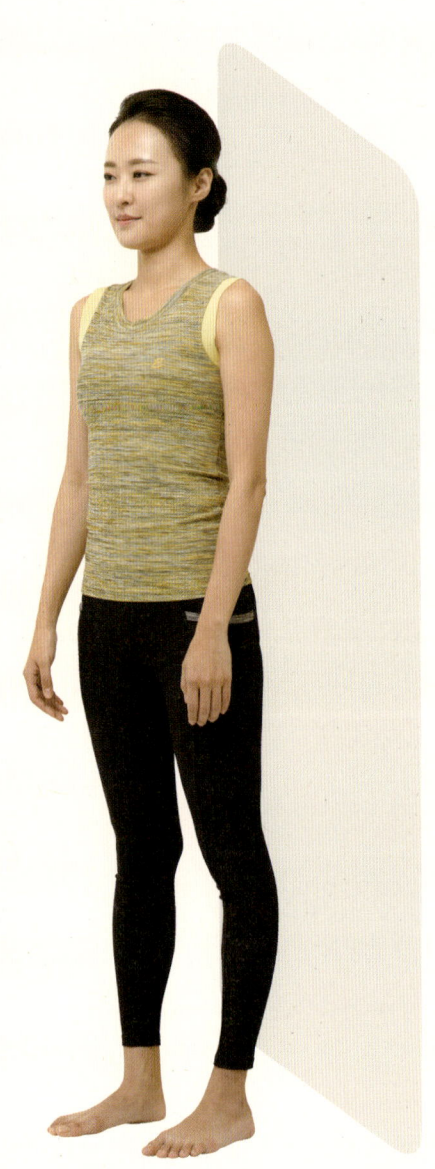

벽을 등지고 한 걸음 떨어진 위치에 선다. 다리를 어깨너비로 벌린다.

효과

딱딱하게 굳은 견갑하근을 방치하면 어깨뼈부터 날개뼈 부근까지 통증이 발생한다. 또한 팔을 위로 뻗는 동작이 어려워진다. 경직된 견갑하근을 풀어 어깨의 안정성을 회복시키고, 날갯죽지를 따라 나타나는 통증을 없애는 스트레칭이다.

목·어깨
견갑하근

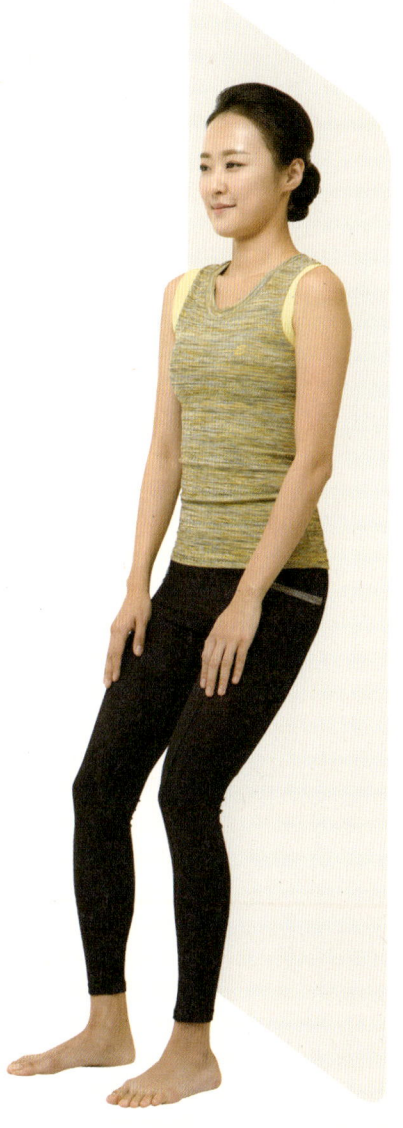

2

무릎을 살짝 굽혀 어깨와 등이 벽에 닿도록 기댄다.

3

손바닥이 천장을 향하도록 팔꿈치를 90도로 접은 뒤 옆구리에 붙인다.

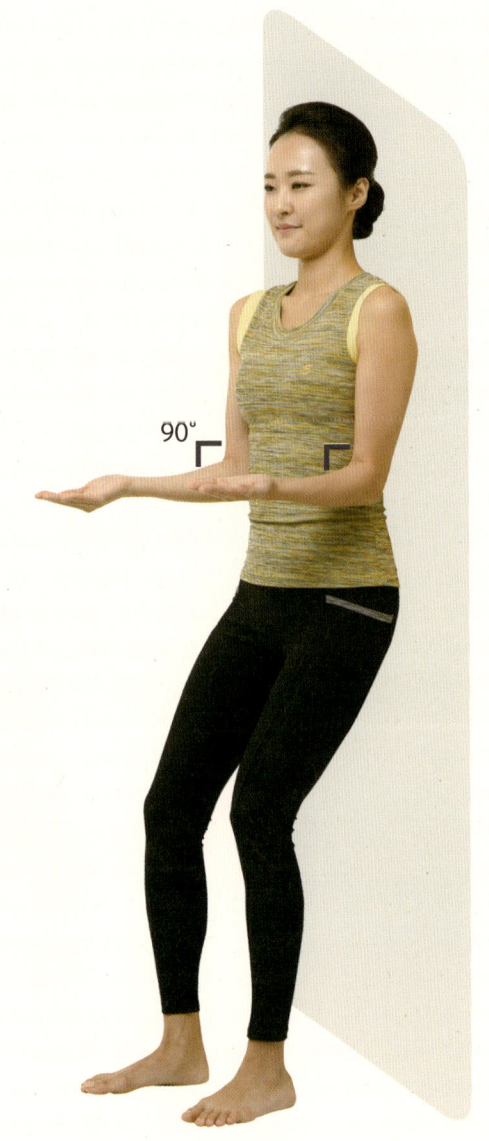

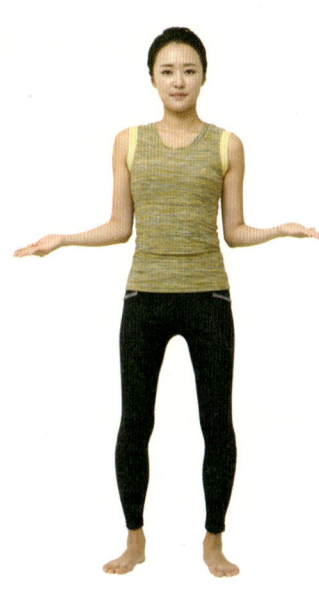

Point 손을 벌리면 팔꿈치가 옆구리에서 자연스럽게 떨어진다. 이때 최대한 몸에 팔꿈치를 붙인다는 느낌으로 팔에 힘을 주며 견갑하근을 스트레칭한다.

4

양손을 최대한 좌우로 벌려 5초간 자세를 유지한다.

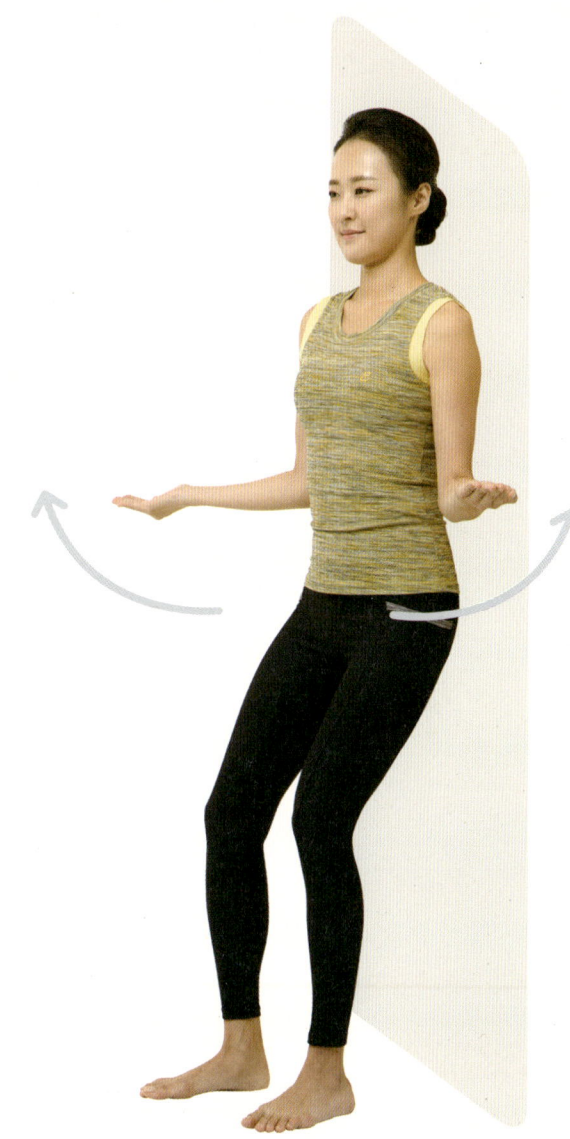

해결 방법 11

벽에 팔 대고 위로 뻗기

3회

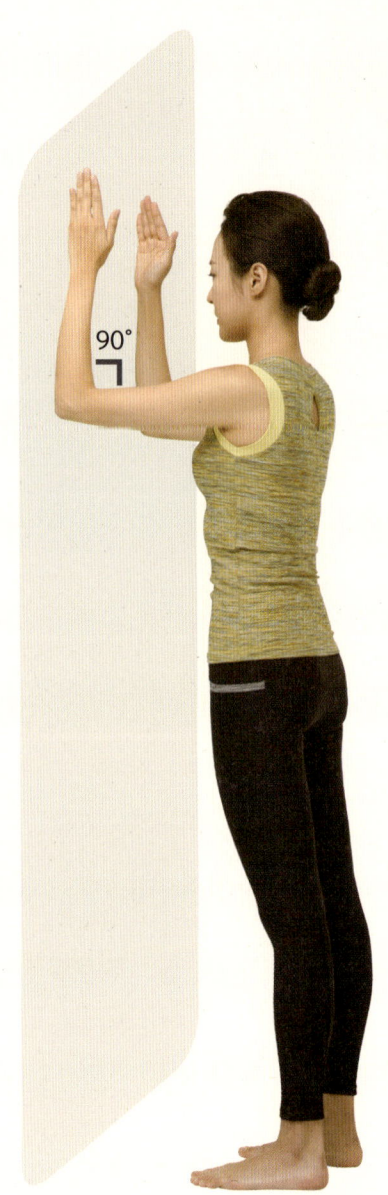

1

벽을 보고 한 걸음 떨어진 위치에 선 다음 다리를 어깨너비로 벌린다. 양팔을 들어 어깨너비로 벌린 뒤 팔꿈치를 90도로 구부려 벽에 댄다.

효과

등 아래부터 어깨뼈까지 이어진 큰 근육, 광배근을 스트레칭하는 동작. 광배근뿐 아니라 견갑하근도 이완시켜 팔을 몸 앞쪽으로 들어 올리거나 밖으로 돌리는 움직임을 원활하게 만들고, 어깨 아래쪽의 쿡쿡 쑤시는 통증을 완화시킨다.

목·어깨
견갑하근
광배근

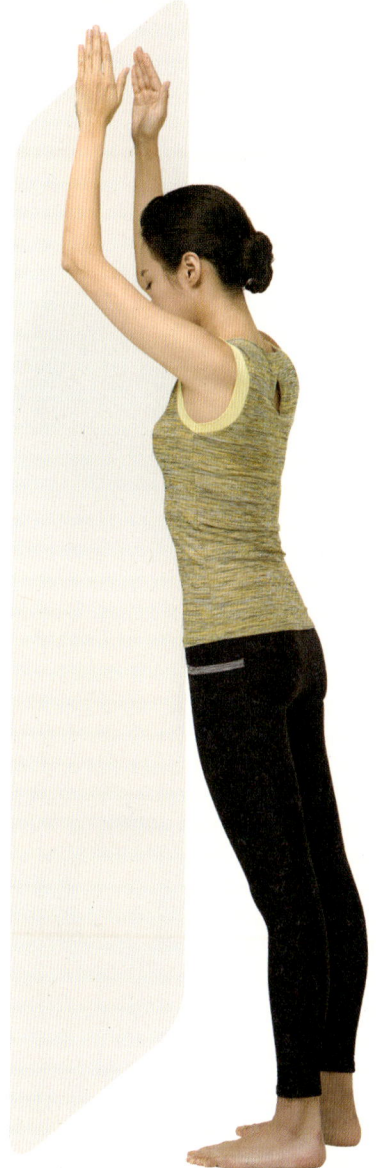

TIP

어깨가 많이 굳어 동작이 잘 되지 않으면 양팔을 Y자로 벌리며 위로 뻗는다.

2

천천히 팔을 위로 뻗어 팔꿈치가 벽에서 떨어지지 않는 최고점에서 15초간 자세를 유지한다. 이때 팔이 위로 올라가면 상체는 자연스럽게 벽 쪽으로 기울어진다.

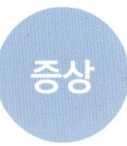

증상

오십견이 있어서 팔을 움직이기 힘들어요

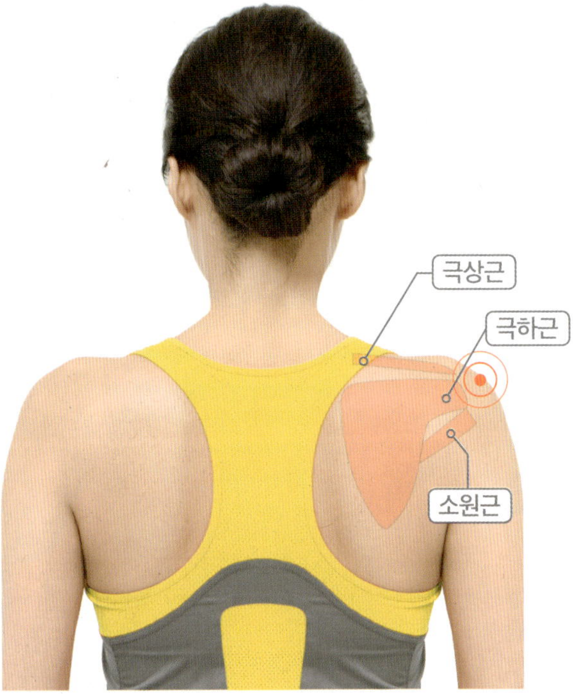

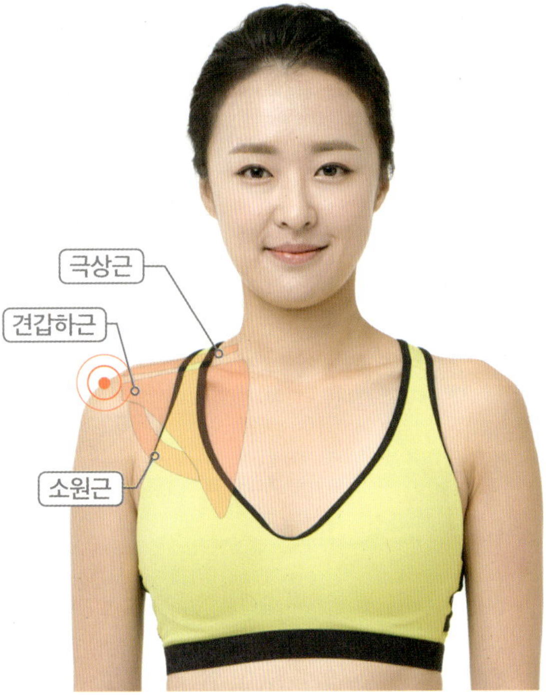

'어깨 통증' 하면 제일 먼저 떠오르는 게 오십견이다. 오십견은 50대에 자주 발생하는 어깨 질환이라고 해서 붙여진 이름인데, 최근에는 나이와 상관없이 컴퓨터나 스마트폰을 많이 사용하면서 발생 연령층이 낮아지고 있다. 노화나 운동 부족으로 인해 어깨 관절을 지지하는 여러 근육과 인대를 감싸고 있는 관절낭에 염증이 생기거나 미세한 손상이 누적되어 발생한다. 점차 어깨의 움직임이 불편해지다가 아예 팔을 들어 올릴 수 없을 만큼 통증이 심해지고, 어깨가 아파 잠을 못 이루는 증상이 나타난다.

어깨 통증을 오십견이라고 의심하게 될 때 쯤에는 이미 통증이 극심한 상태일 것이다. 이때는 병원 치료를 받으며, 스트레칭으로 어깨 관절이 굳지 않도록 조금씩 움직여주어야 한다. 사실 이런 당부가 필요 없을 정도로 통증이 극심해 어깨를 움직이는 것 자체가 불가능하기 때문에 운동을 하고 싶어도 당장은 할 수가 없다. 일단 치료를 통해 염증과 통증을 가라앉힌 다음, 장시간 움직이지 못했던 어깨 근육과 관절들을 스트레칭을 통해 천천히 움직여 정상 가동 범위를 회복해야 한다.

이런 증상이 나타나면 스트레칭을 하자!

· 어깨가 아픈 지 오래되었고, 팔을 움직일 때 심하게 아프다.
· 어깨 통증이 나타날 때 팔도 함께 저린다.
· 팔을 위로 들거나 밖으로 돌리는 동작이 힘들다.
· 잘 때 어깨에 통증이 있어 똑바로 눕기 힘들다.

해결 방법 12

등 뒤에서 수건 잡아당기기

3회

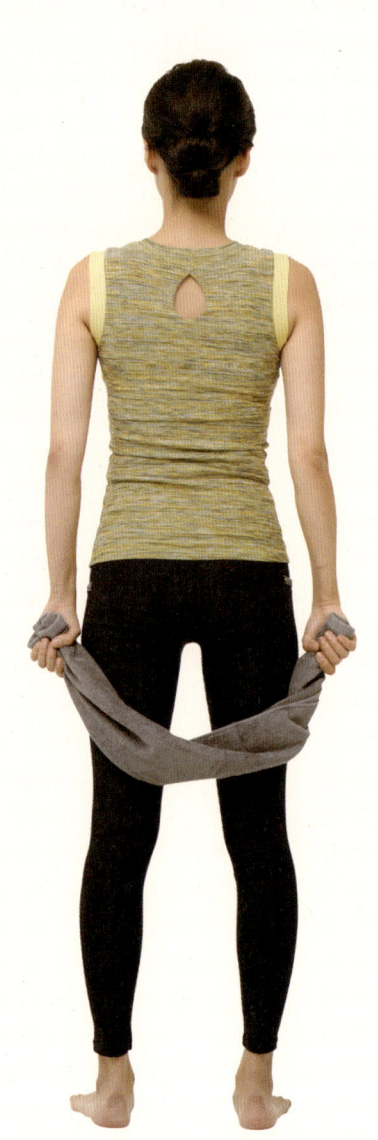

1

다리를 어깨너비로 벌리고 선다. 양 손으로 등 뒤에서 길게 만 수건의 양끝을 잡는다.

효과

어깨 관절이 굳지 않도록 도와주는 스트레칭. 오십견 초기에는 경직된 어깨 관절의 주변 조직과 근육을 늘여주는 것만으로도 팔을 움직일 때 결리는 증상과 통증을 완화시킬 수 있다.

목·어깨
회전근개

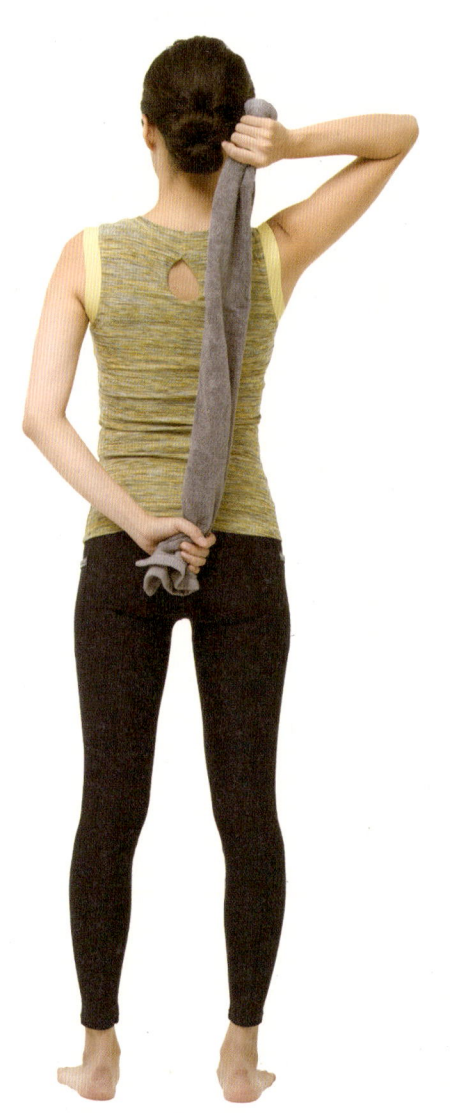

2

수건이 몸과 일직선이 되도록 수건을 양손으로 잡는다. 오른손은 머리 뒤로, 왼손의 손등은 엉치뼈에 닿도록 양팔을 굽힌다.

3

왼손을 아래로 당겨 왼쪽 팔꿈치를
곧게 편다. 동시에 오른쪽 팔꿈치를
최대한 높이 들어 어깨 뒷면을 10초
간 늘인다.

4

천천히 2번 자세로 돌아온다. 오른손을 위로 당겨 오른쪽 팔꿈치를 곧게 편다. 동시에 왼쪽 팔꿈치를 최대한 굽히며 어깨 뒷면을 10초간 늘인다. 양팔의 위치를 바꿔, 반대쪽도 같은 방법으로 실시한다.

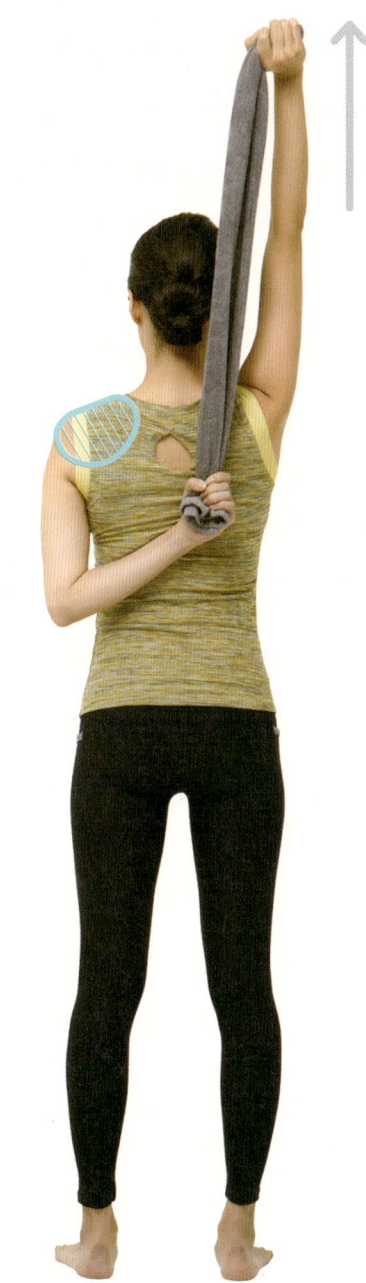

해결 방법 13

벽에 Y자로 손 대고 상체 밀기

3회

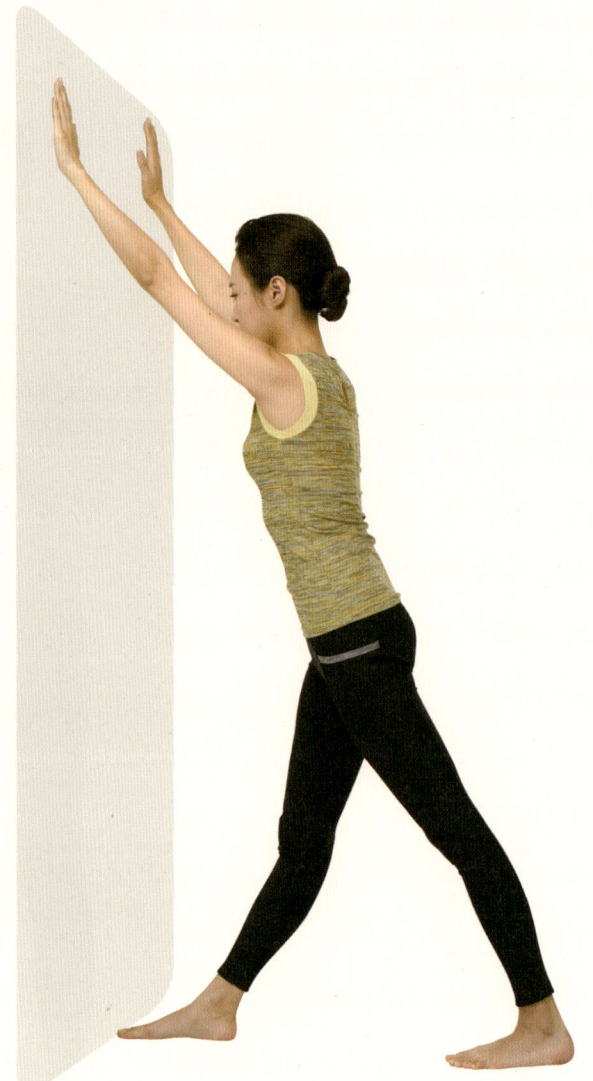

TIP

팔을 올릴 수 있는 한 최대한 높이 올려 벽에 댄다. 어깨 통증이 심할수록 팔을 위로 올리기 힘들다.

1

벽 앞에 세 걸음 정도 떨어져 선다. 오른발을 앞으로 크게 내딛어 발끝을 벽에 붙인다. 양팔을 위로 곧게 편 다음 Y자로 벌려 손바닥을 벽에 댄다.

효과

오십견 증상이 오래 되어 팔을 위로 들거나 밖으로 돌리는 동작이 안 되는 경우에 시행하는 스트레칭. 회전근개를 고루 이완시켜 어깨 관절의 통증을 없애고, 어깨 가동성을 향상시켜준다.

목 · 어깨
회전근개

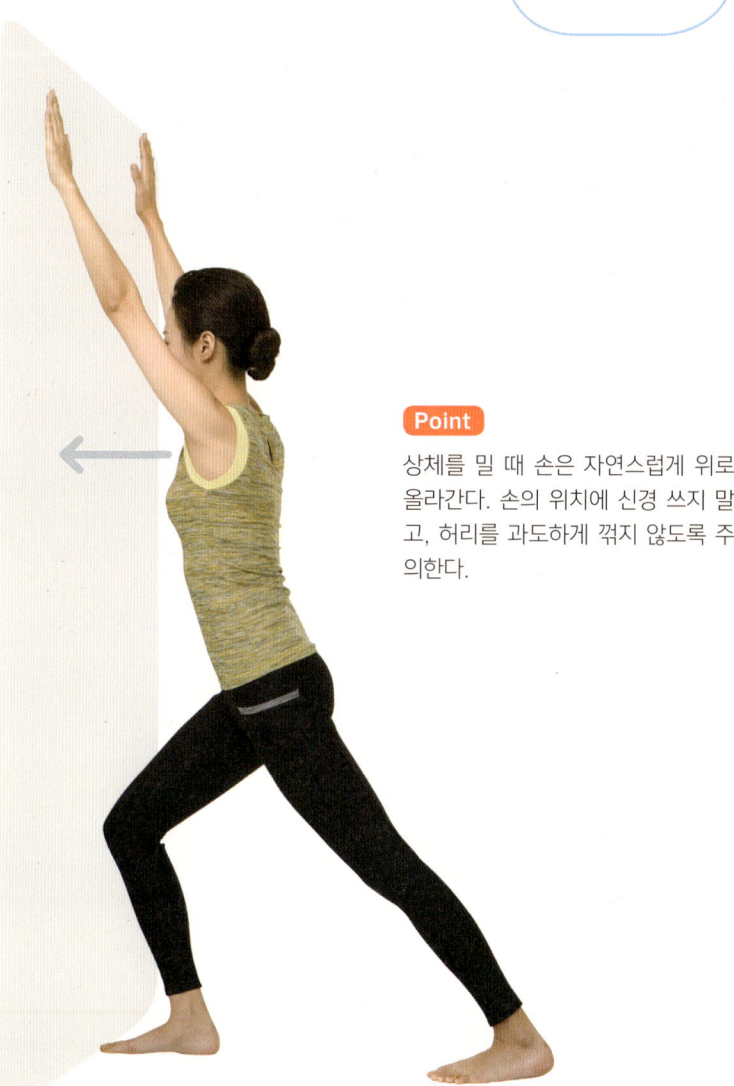

Point

상체를 밀 때 손은 자연스럽게 위로 올라간다. 손의 위치에 신경 쓰지 말고, 허리를 과도하게 꺾지 않도록 주의한다.

2

오른쪽 무릎을 살짝 굽히며 체중을 실어 상체를 벽 쪽으로 민다. 15초간 자세를 유지한다.

"양쪽 날갯죽지 사이가 쑤시고 담이 결린 것 같아요"

"등이 전체적으로 뻐근하고 불편해요"

"몸을 굽히거나 앉았다 일어날 때 허리가 아파요"

"자고 일어나면 허리가 뻣뻣해요"

"허리 디스크 때문에 허리가 아프고 다리가 저려요"

"척추관 협착증이라서 걸을 때 다리가 저려요"

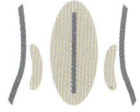

등&허리
통증

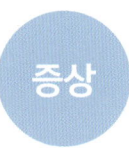

증상

양쪽 날갯죽지 사이가 쑤시고 담이 결린 것 같아요

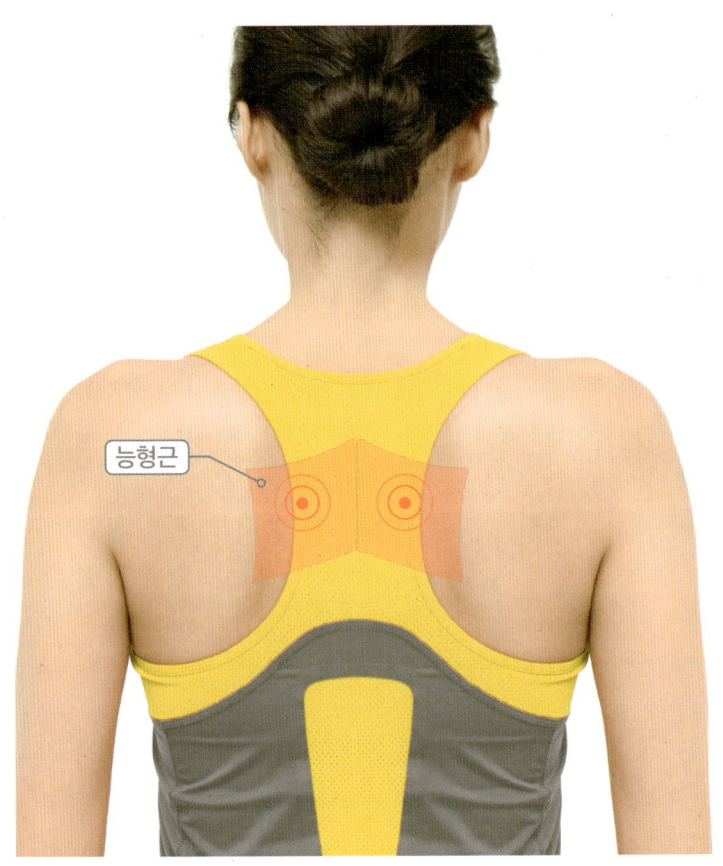

담이 걸린 듯 등줄기가 뻐근하고 아프다면 대부분 능형근에 문제가 생긴 것이다. 능형근은 양쪽 견갑골과 척추 사이의 넓은 근육으로, 척추와 날개뼈를 이어준다. 흔히 날갯죽지라고 부르는 부위에 능형근이 위치한다. 이 부위에 나타나는 통증은 목이나 어깨를 못 움직일 정도는 아니고, 잠을 못 잘 정도로 통증이 극심한 것도 아니지만 일상생활에서 필요로 하는 자세나 동작을 취할 때 상당히 불편한 느낌이 들게 만든다.

능형근을 과하게 사용하면 어깻죽지에 통증이 나타난다. 책상 앞에 장시간 앉아 있는 학생이나 직장인들에게 흔하게 발생하며, 구부정한 자세로 오래 앉아 있는 것이 원인이다. 등을 둥글게 굽히면 능형근이 원래 길이보다 길게 늘어나는데, 이 상태가 장시간 유지되면 근육에 피로와 긴장이 쌓여 아프게 되는 것이다. 따라서 능형근 통증을 예방하는 가장 좋은 방법은 등이 굽지 않도록 자세를 바르게 하고, 과도하게 늘어나 약해진 능형근을 강화시키는 운동을 하는 것이다. 그러나 이와 같은 방법은 장기적으로 꾸준히 실시해야 효과가 나타나므로, 갑작스럽게 통증이 생겼을 때에는 우선 과도하게 긴장한 능형근을 스트레칭해주는 것이 좋다.

이런 증상이 나타나면 스트레칭을 하자!

· 뒷짐 지는 자세를 취할 때 날갯죽지 안쪽에 통증이 있다.
· 담이 걸린 듯 등이 쿡쿡 쑤신다.
· 푹 쉬어도 날갯죽지 통증이 가라앉지 않는다.

해결 방법 1

등 사선으로 늘이기

3회

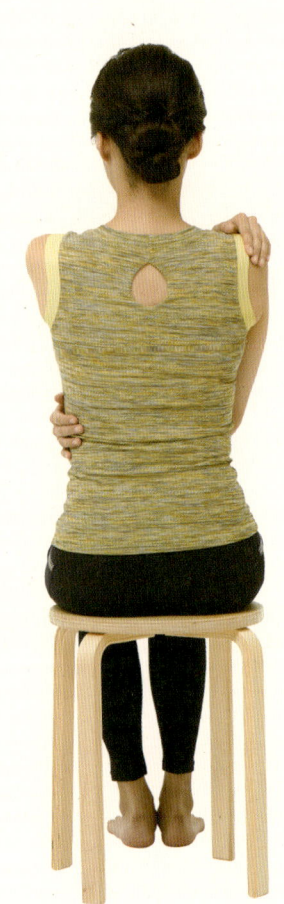

1

의자에 앉아 허리를 세운다. 왼손으로 오른쪽 어깨를 잡고, 오른손으로 왼쪽 겨드랑이 아래에 위치한 갈비뼈를 잡는다.

효과

등이 굽으면 양쪽 날갯죽지 사이에 위치한 근육의 길이가 짧아진다. 날갯죽지 좌우 길이를 늘이는 스트레칭으로, 책상 앞에 앉아 있는 시간이 많은 사람들에게 나타나는 날갯죽지와 등의 통증을 완화시킨다.

등·허리
능형근

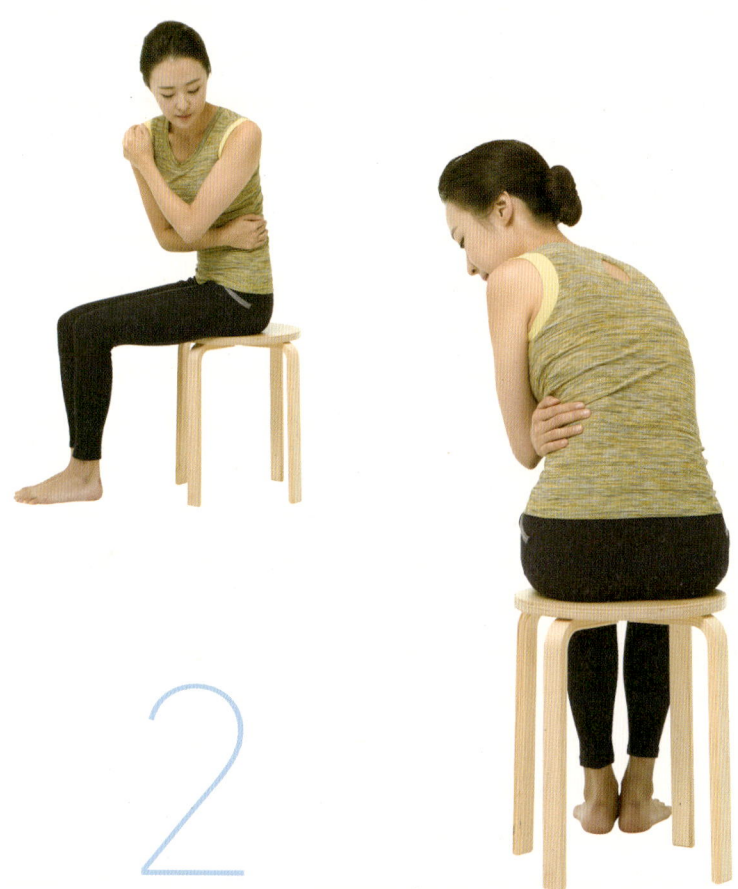

2

허리는 고정한 채 왼손에 힘을 주어 몸통을 왼쪽 아래 방향으로 당긴다. 오른쪽 날갯죽지가 당겨지는 것을 느끼며 15초간 자세를 유지한다. 반대쪽도 같은 방법으로 실시한다.

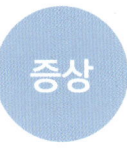

증상

"등이 전체적으로 뻐근하고 불편해요"

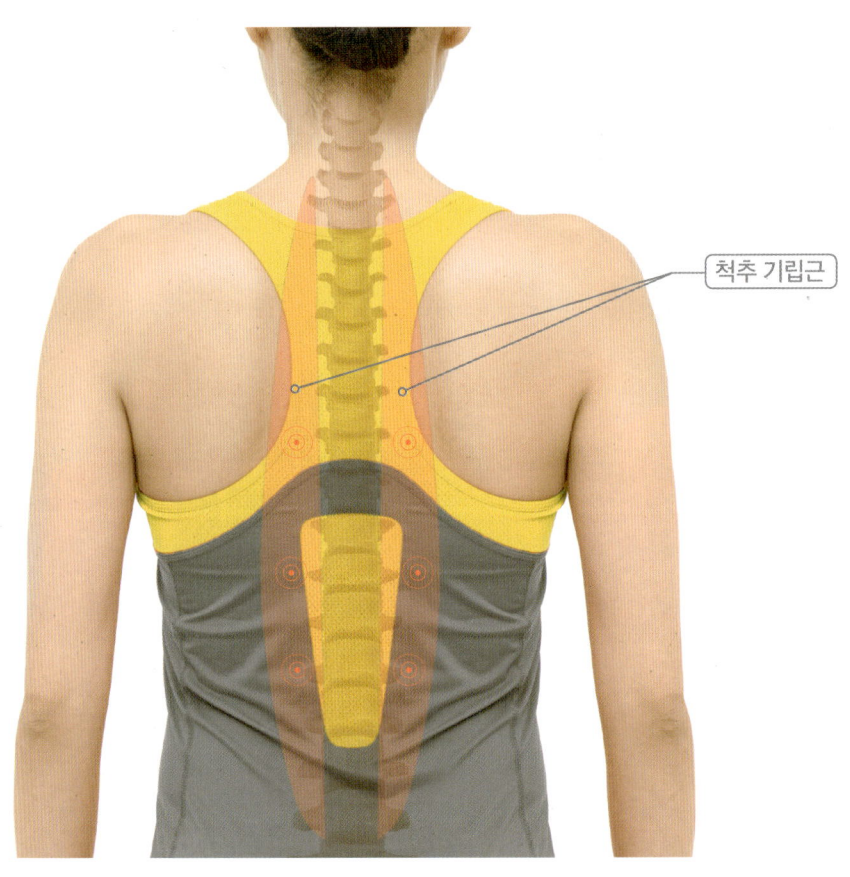

척추 기립근

컴퓨터나 스마트폰, 책을 오래 들여다보면 목이 앞으로 빠져나오면서 등이 굽는다. 거북목과 굽은 등은 떼려야 뗄 수 없는 관계다. 평상시에 허리를 곧게 세우고 있는 사람은 흔치 않다. 굳이 스마트폰이나 책을 보지 않아도 가만히 앉아서 힘을 빼고 있을 때 대부분 구부정한 자세를 취하는데, 이때 흉추가 굽게 된다. 이런 자세를 오래 취하면 등 근육이 지나치게 이완된 상태로 긴장하면서 특정 부위만 아프기보다는 등의 넓은 부위에 뻐근한 느낌이 든다. 흔히 말하는 '등에 돌덩이를 얹은 듯 불편한 느낌'이 드는 것이다.

등이 굽으면 상체 앞쪽의 근육들은 단축되고, 상체 뒤쪽의 근육들 즉 등 근육들은 이완된 채 굳기 때문에 앞뒤 할 것 없이 통증이 나타난다. 이때 스트레칭으로 경직된 근육을 풀고 늘여주어 본래의 기능을 원활히 할 수 있게 하면 뻐근함, 찌릿함, 불편한 느낌들이 사라진다. 같은 자세로 오래 앉아 있어야 할 때는 틈이 날 때마다 굽은 등을 반대로 펴주는 스트레칭을 해주자. 간단한 스트레칭만으로 등의 불편함이 사라지고, 흉추가 곧아지는 효과가 있다.

이런 증상이 나타나면 스트레칭을 하자!

- 평소 자세가 구부정하다는 소리를 자주 듣는다.
- 책상에 엎드려 잠을 자는 게 편하다.
- 등에 뻐근하고 저린 느낌이 든다.

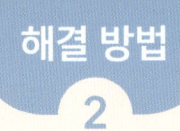

가슴 내밀며 흉추 늘이기

[3회]

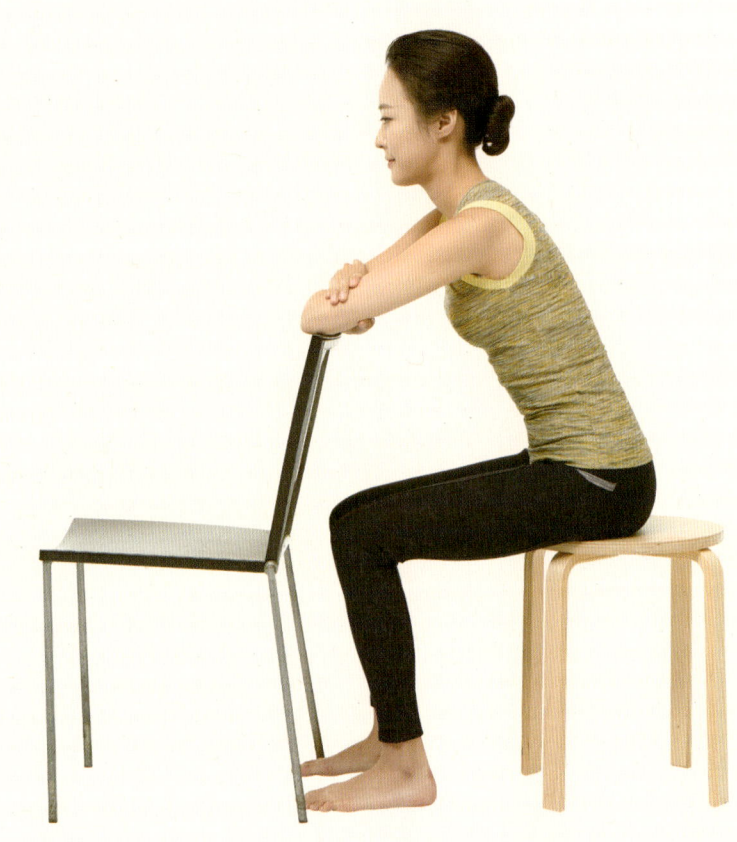

1

의자 2개를 나란히 둔 다음 뒤쪽 의자에 앉아 다리를 어깨너비로 벌리고, 허리를 세운다. 앞쪽 의자 등받이에 팔짱 낀 팔을 걸친다. 이때 의자의 높이는 등받이 끝이 가슴 높이에 오는 정도가 적당하다.

효과

굽은 등을 반대로 늘여, 뭉친 흉추 주변 근육들을 풀고 혈액 순환을 촉진하는 효과가 있다. 스트레칭을 할 때 경추(목뼈)를 곧게 펴서 흉추의 움직임에 집중하면 척추 전체의 유연성도 회복시킬 수 있다.

등 · 허리
척추 기립근

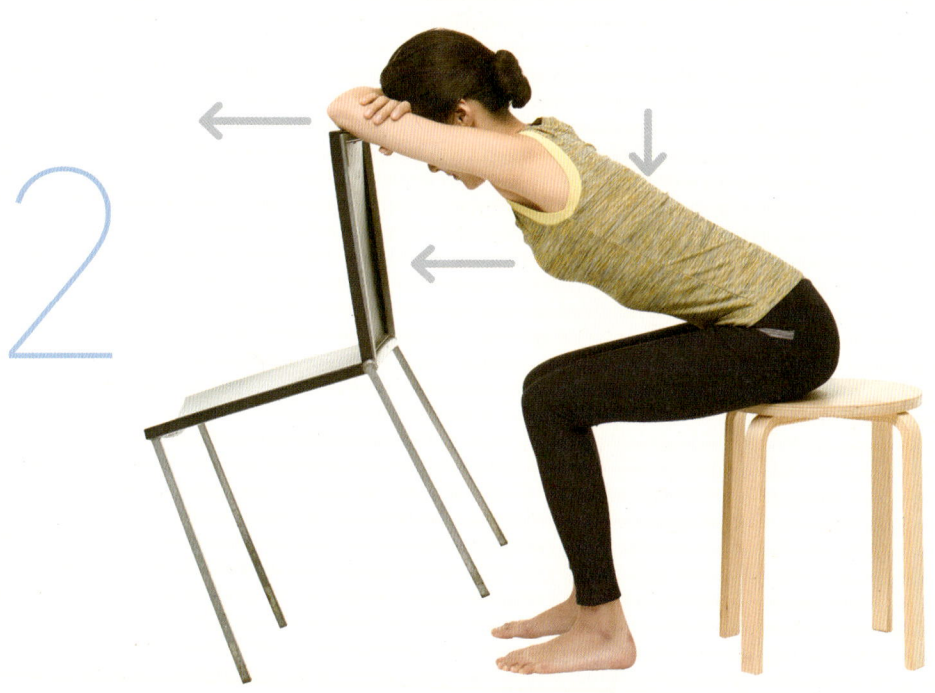

엉덩이를 고정한 채 팔로 의자 등받이를 민다. 의자의 뒷다리가 바닥에서 떨어질 정도로 가슴을 최대한 내밀어 10초간 자세를 유지한다.

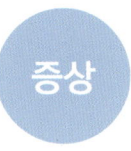

증상

몸을 굽히거나 앉았다 일어날 때 허리가 아파요

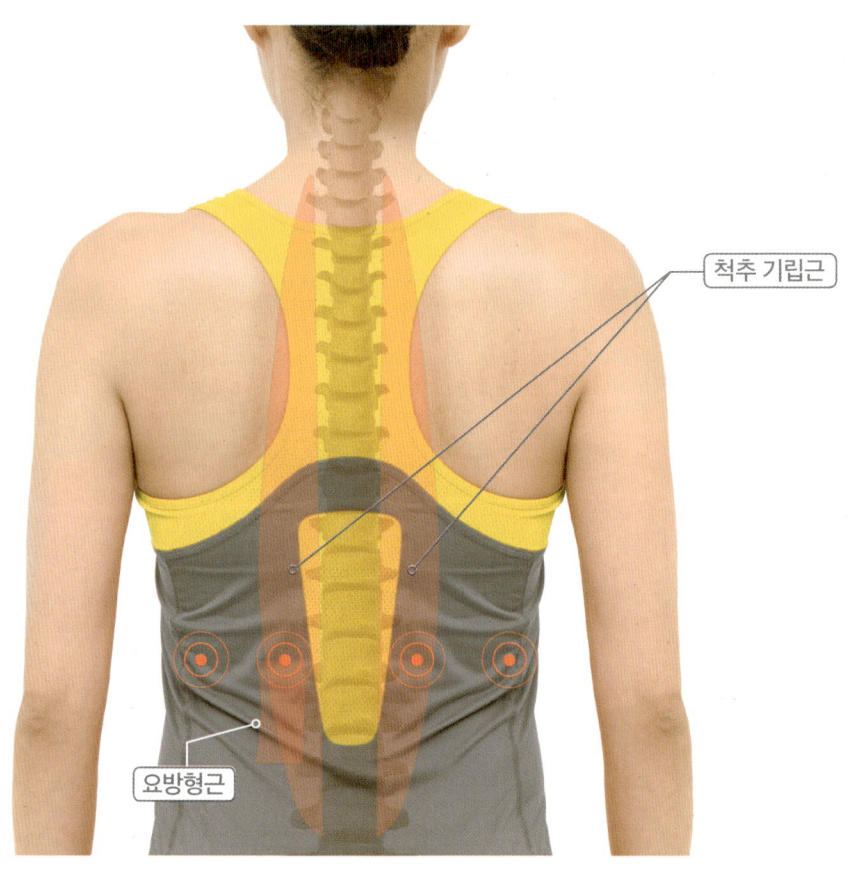

척추 기립근

요방형근

허리 디스크나 척추관 협착증 같은 질환이 없는데 허리가 아프다면 허리 주변 근육이 약해져 통증이 발생한 것이다. 그렇기 때문에 문제 있는 근육만 해결해줘도 통증이 줄어든다. 허리 통증을 일으키는 근육은 다양하지만 가장 흔하게 문제를 일으키는 것은 요방형근과 척추 기립근이다.

요방형근은 갈비뼈 맨 아래부터 골반을 잇는 근육으로, 허리를 뒤로 젖히거나 옆으로 굽히는 동작을 조절한다. 가만히 앉아 있어도 허리가 아프다거나 조금만 움직여도 칼로 베이는 듯한 통증이 나타난다면 요방형근 경직을 의심해야 한다. 심하면 재채기만 해도 아프고, 허리를 앞으로 숙일 때 통증이 심해진다.

척추 기립근은 척추뼈를 따라 양쪽으로 길게 뻗은 근육이다. 양쪽 기립근이 동시에 작용하면 허리를 뒤로 젖히는 동작이 가능하고, 한쪽만 작용하면 허리를 옆으로 굽히거나 돌리는 동작을 할 수 있다. 척추 기립근에 문제가 생기면 대개 등에 통증이 나타나고, 엉덩이로 통증이 내려가기도 한다. 앉았다 일어날 때 통증이 심하고, 허리를 앞으로 굽히는 동작이 힘들어진다.

구부정하게 오래 앉아 있을수록 허리 근육은 약해지고 굳는다. 스트레칭으로 근육을 풀어야 허리를 힘 있게, 곧게 세울 수 있다는 점을 기억하자.

이런 증상이 나타나면 스트레칭을 하자!

- 신발을 신으려고 몸을 굽힐 때 허리가 아프다.
- 허리 한쪽이 유독 심하게 아프다.
- 앉았다 일어날 때 허리가 쉽게 펴지지 않는다.
- 기침할 때, 화장실에서 힘을 줄 때 통증이 온다.

해결 방법 3

다리 늘어뜨려 옆구리 늘이기

3회

1

Point
엉덩이가 침대 밖으로 살짝 나오게 눕고, 오른쪽 팔꿈치를 침대 옆면에 닿게 걸쳐야 상체가 고정되어 요방형근이 제대로 이완된다.

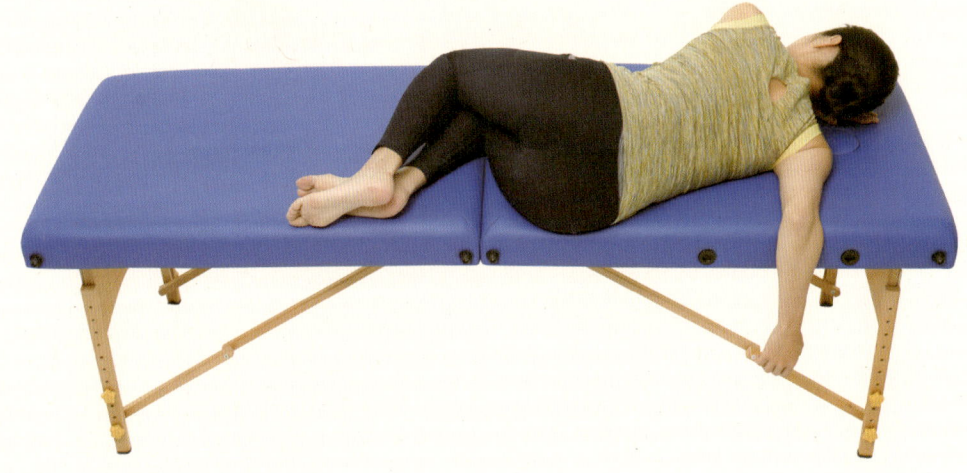

침대에 오른쪽 몸이 아래로 오도록 옆으로 누운 뒤 양쪽 무릎을 굽힌다. 오른팔을 뒤로 빼 침대 옆면에 걸치고, 왼팔은 앞으로 뻗어 팔꿈치를 굽힌다. 왼쪽 손바닥을 바닥에 댄 다음 손등으로 얼굴을 받친다.

효과

다리의 무게를 이용해 옆구리의 요방형근을 스트레칭해주는 동작. 특히 일반적인 방법으로 자극하기 힘든 요방형근을 늘여, 허리 안쪽에서 바깥쪽으로 찌르르하게 퍼지는 통증을 잡는 효과가 뛰어나다.

등 · 허리
───
요방형근

2

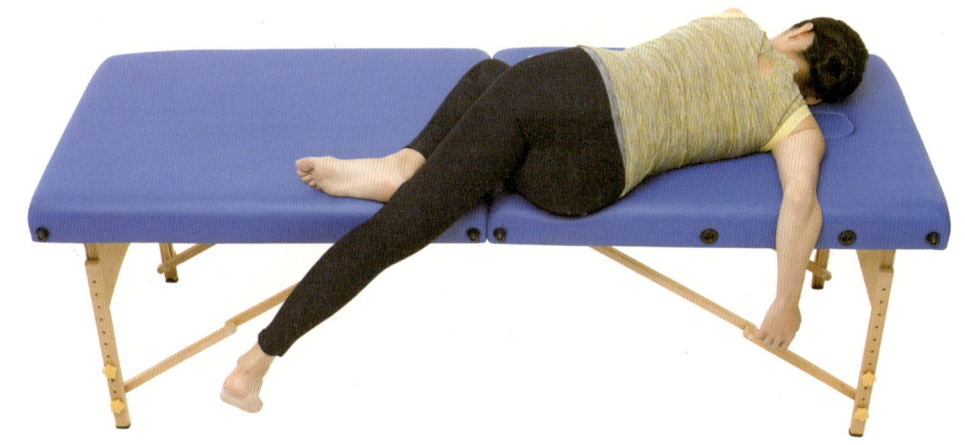

허리와 골반을 고정시킨 상태에서 왼쪽 다리를 침대 아래로 늘어뜨린다. 옆구리가 늘어나는 것을 느끼며 20초간 자세를 유지한다. 반대쪽도 같은 방법으로 실시한다.

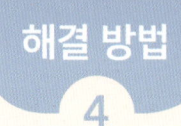

팔 사선으로 뻗으며 옆구리 늘이기

3회

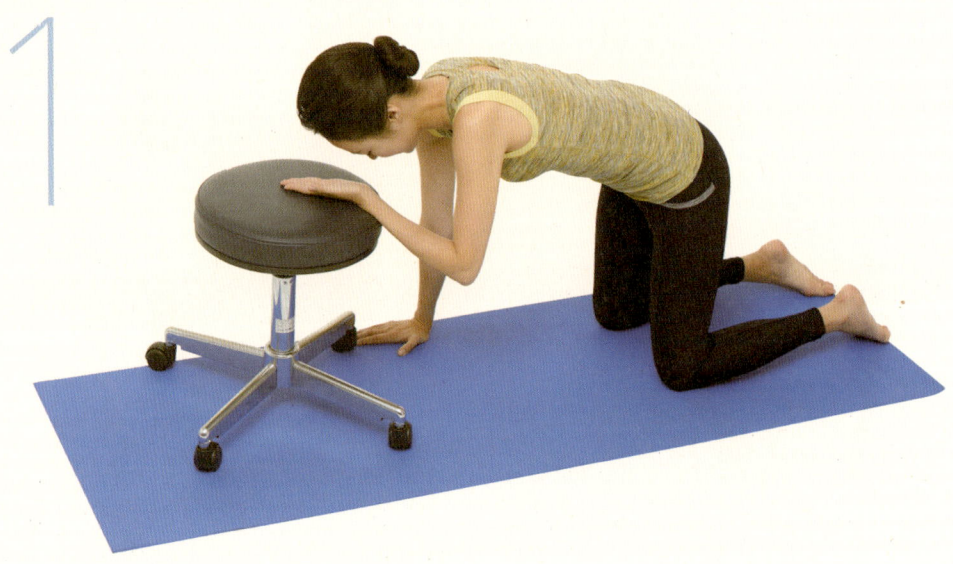

1

바닥에 무릎을 꿇고 네발 자세를 만든 뒤 다리를 어깨너비로 벌린다. 왼쪽 팔꿈치를 굽힌 뒤 손등을 의자에 올린다. 이때 바퀴 달린 의자나 짐볼을 사용한다.

효과

앉아서 생활하는 시간이 많은 직장인과 학생을 위한 스트레칭. 짧게 단축되기 쉬운 척추 기립근을 늘이고, 힘없이 늘어나기 쉬운 요방형근에 자극을 주어 옆구리와 허리 아래쪽의 묵직한 통증을 완화시킨다.

등·허리
요방형근
척추 기립근

Point

체중을 실어 손을 쭉 뻗으면 요방형근과 척추 기립근이 더욱 강하게 이완된다.

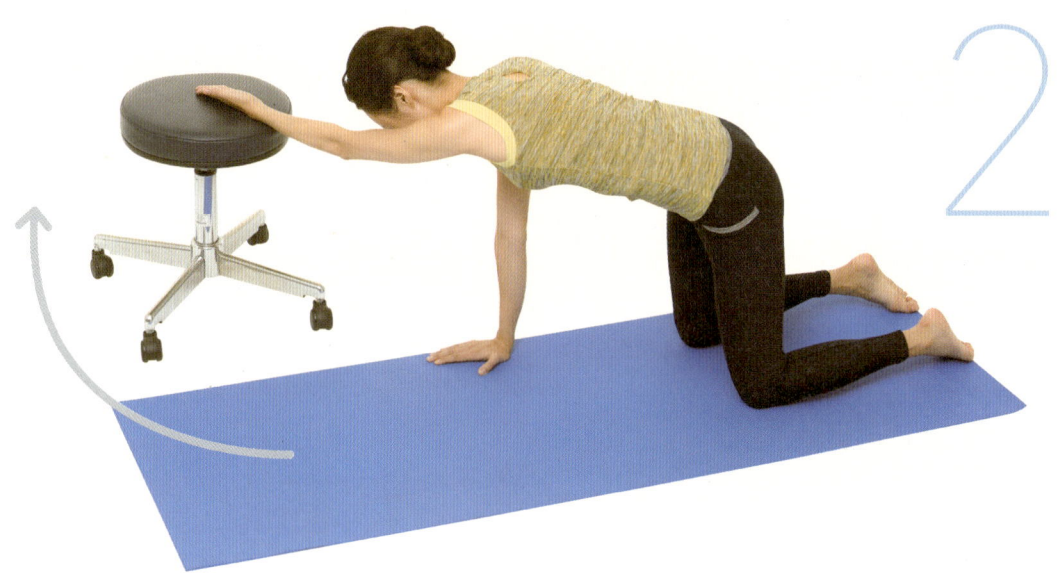

팔꿈치를 펴며 왼팔을 오른쪽 사선으로 뻗는다. 20초간 자세를 유지하며 왼쪽 옆구리를 충분히 늘인다. 반대쪽도 같은 방법으로 실시한다.

증상

자고 일어나면 허리가 뻣뻣해요

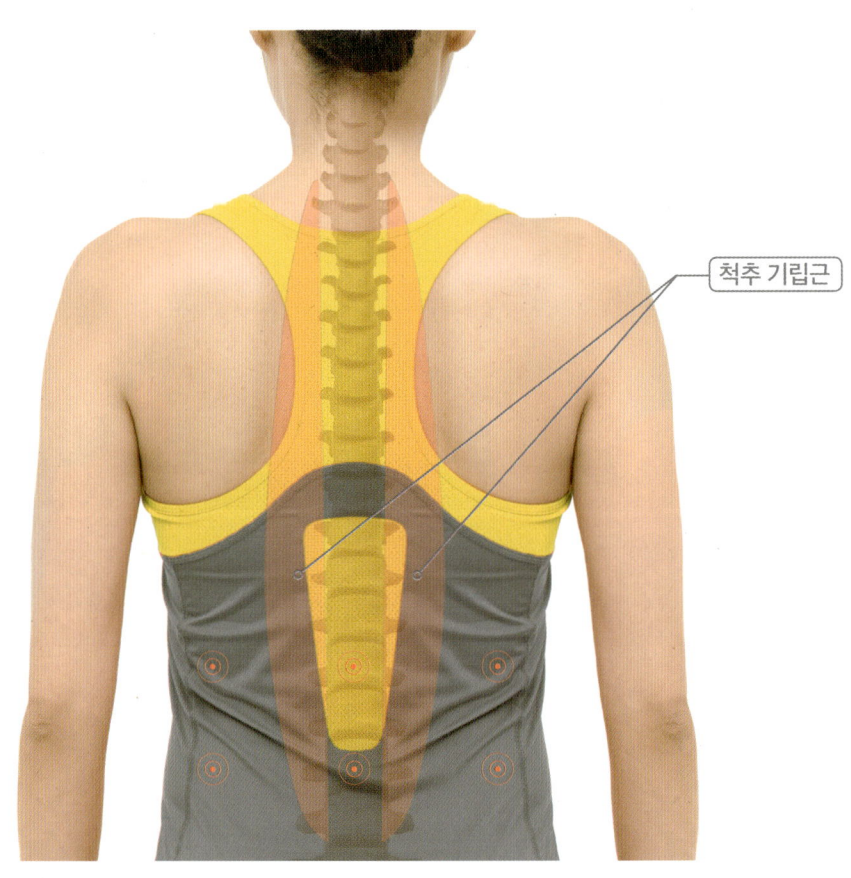

척추 기립근

아침에 허리가 뻣뻣하다는 것은 척추가 늙고 있다는 신호다. 피부가 늙으면 주름이 생기듯 척추가 늙으면 골극이 자란다. 골극은 뼈 위에 자라나는 뼈로, '뼈가시'라고 생각하면 이해하기 쉽다.

골극은 삐죽삐죽 솟아나 주변 신경을 자극해 염증을 일으킨다. 특히 아침에 자고 일어났을 때 허리가 아프고 뻣뻣하다면 척추 뒤쪽의 관절(후관절)에 생긴 골극이 원인일 수 있다. 척추에 퇴행성 변화가 나타나기 시작하는 40대 이상에게 이런 증상이 많이 나타나고, 자리에서 일어나 조금씩 움직이면 통증이 완화된다는 특징이 있다.

아침에 일어나 스트레칭으로 척추 주변의 근육과 관절의 경직을 풀어주면 해당 부위의 순환이 원활해져 불편한 증상이 완화된다. 퇴행성 후관절염은 명칭 그대로 '퇴행' 즉, 노화가 원인이므로 예방만이 정답이다. 평소 스트레칭을 꾸준히 실시해 근육과 관절의 유연성을 유지하고, 운동을 통해 점차 나이 드는 척추 주위의 근육을 강화하는 것이 좋다.

이런 증상이 나타나면 스트레칭을 하자!
· 허리에 힘을 줄 때 자주 삐끗한다.
· 꼬리뼈 근처에 쿡쿡 쑤시는 느낌이 든다.
· 골반 주변이 묵직하고 뻐근하다.

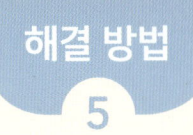

해결 방법 5

네발 자세에서 엉덩이 뒤로 앉기

3회

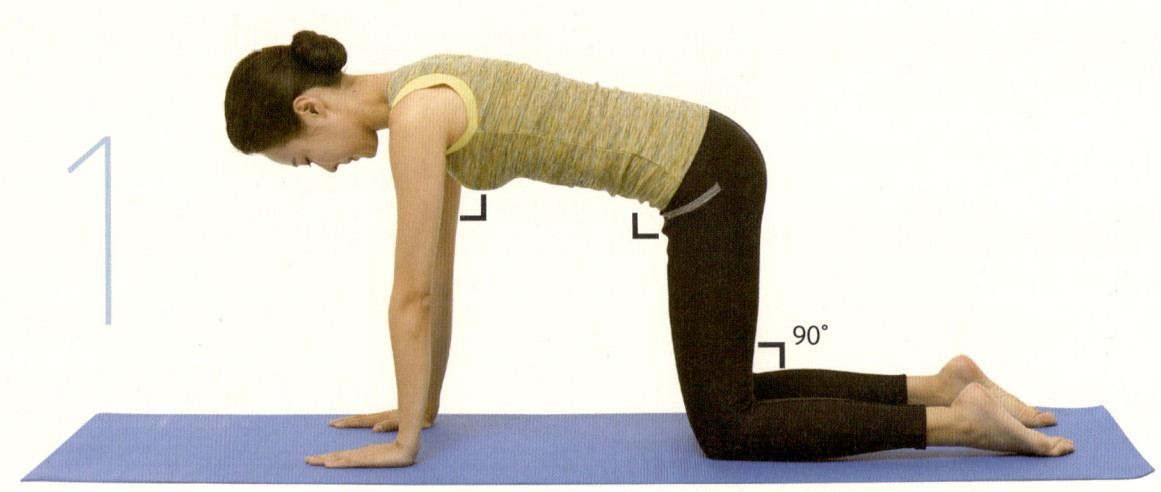

1

어깨와 무릎, 골반이 90도를 이루도록 양쪽 무릎과 양손을 바닥에 대고 네발 자세를 취한다. 무릎은 골반너비, 양손은 어깨너비로 벌린 뒤 시선은 바닥을 향한다.

효과

척추 사이의 공간이 좁아지면 관절이 신경을 누르고 자극해 통증을 일으킨다. 척추 기립근을 길게 늘여주는 스트레칭으로, 척추 뒤쪽의 후관절에 실리는 압력을 줄여주어 통증과 불편한 증상을 감소시킨다.

등·허리
척추 기립근

Point

허리를 최대한 일직선으로 유지한 채 팔 힘으로 엉덩이를 밀며 앉는다. 허리를 과도하게 굽히거나 젖히지 않아야 척추 기립근이 제대로 늘어난다.

2

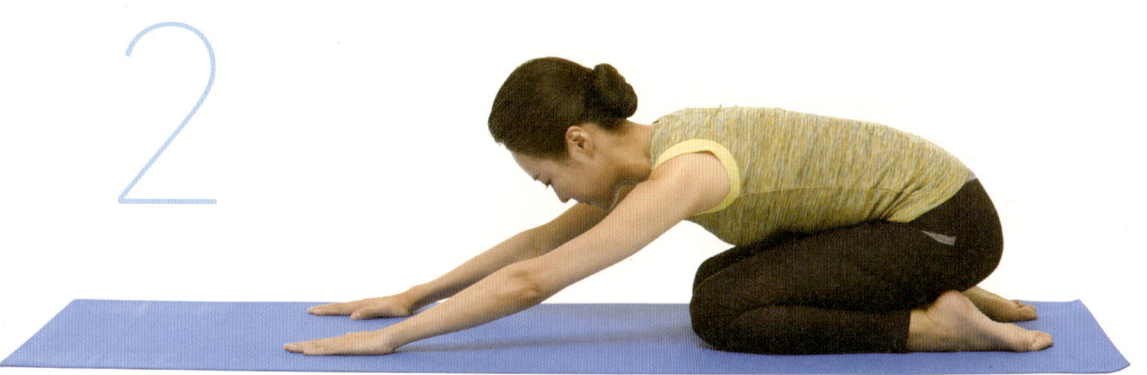

체중을 뒤로 이동시키며 엉덩이를 천천히 내려 최저점에서 10초간 자세를 유지한다.

해결 방법
6

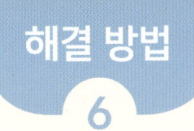

누워서 몸 비틀어 척추 늘이기

3회

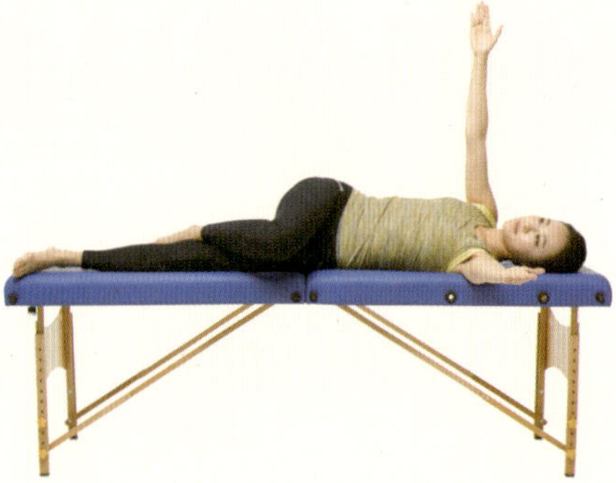

1

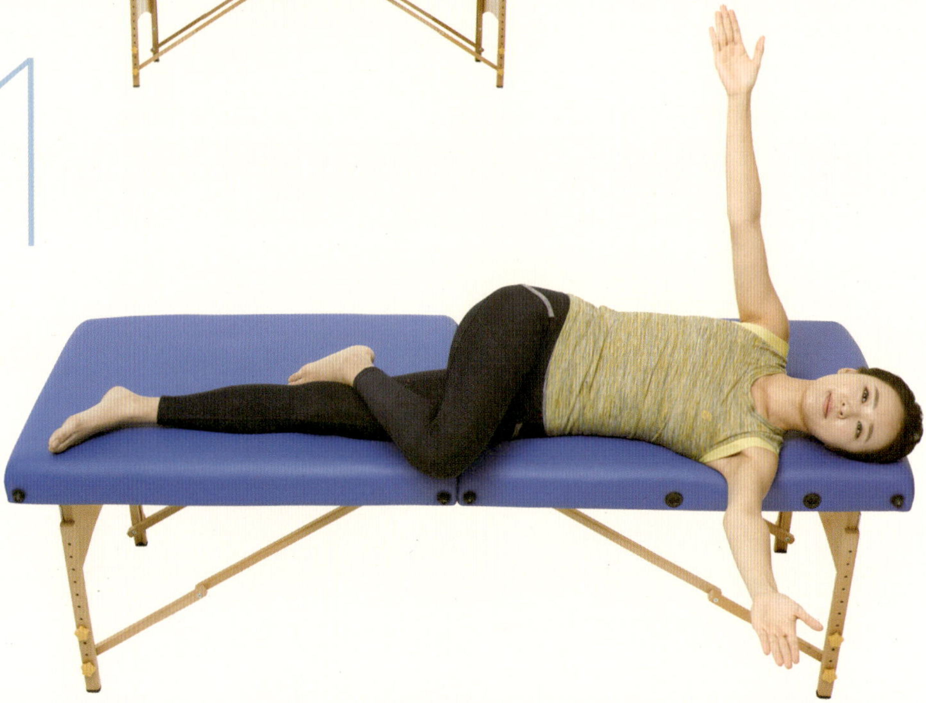

침대에 왼쪽 몸이 아래로 오도록 옆으로 누운 뒤 오른쪽 발등이 왼쪽 오금에 위치하도록 무릎을 굽힌다. 왼팔은 앞으로 뻗고, 오른팔은 위로 든다. 이때 왼쪽 뒤통수를 침대에 살짝 댄다.

효과

앉거나 서서 일할 때 중력에 의해 눌린 척추 기립근을 늘여주는 스트레칭이다. 누운 상태에서 몸을 비틀기 때문에 경직된 척추 기립근과 후관절이 이완되고, 뻐근한 허리 통증이 해소된다.

등·허리 / 척추 기립근

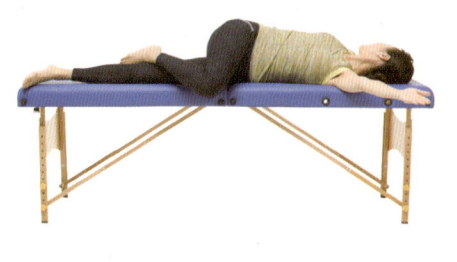

Point

왼팔과 어깨가 침대에서 뜨지 않도록 고정해야 척추 기립근이 늘어난다. 이때 관절에서 소리가 날 수 있는데 정상적인 반응이므로 크게 신경 쓰지 않아도 된다.

2

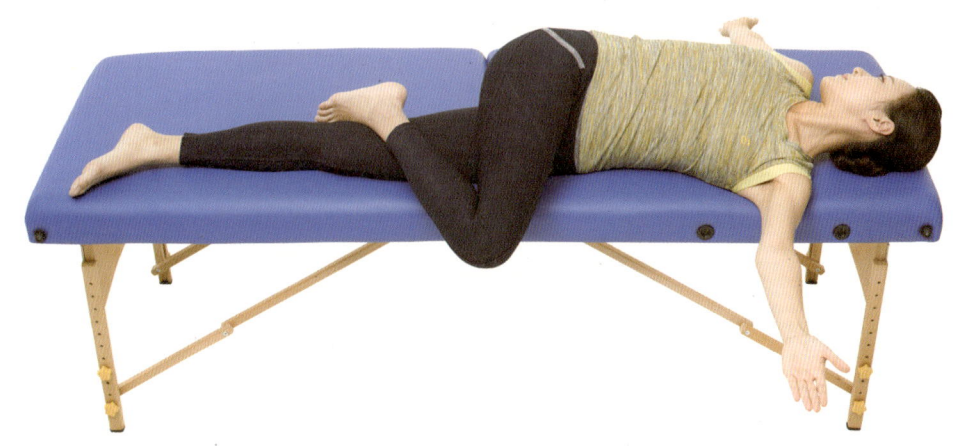

오른팔을 뒤로 넘기며 고개와 상체를 오른쪽으로 최대한 회전시킨다. 15초간 자세를 유지한 다음 반대쪽도 같은 방법으로 실시한다.

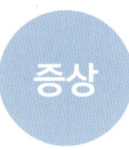

증상

허리 디스크 때문에 허리가 아프고 다리가 저려요

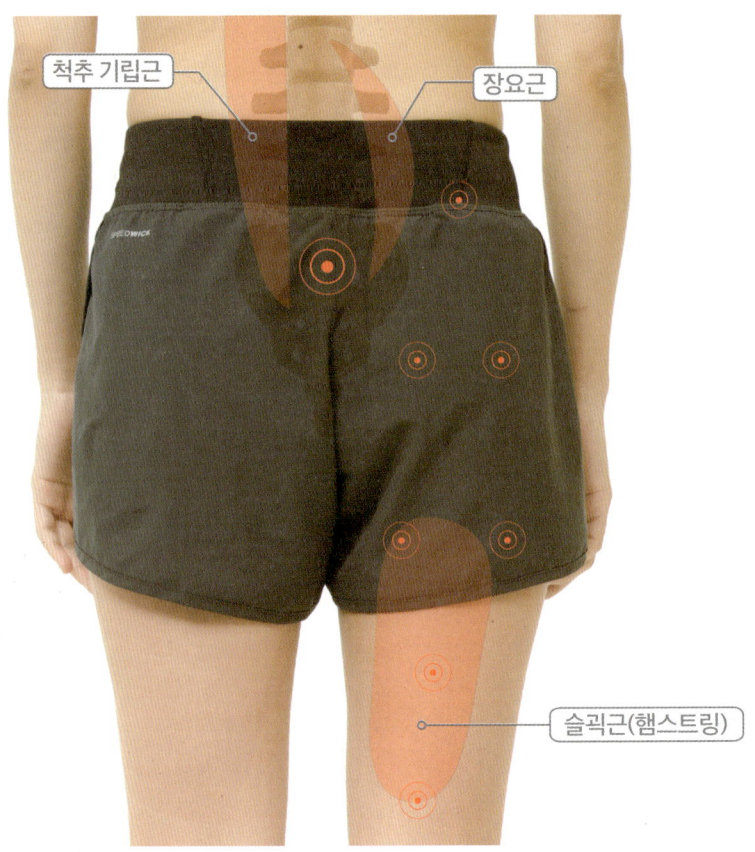

통증과 관련해서 가장 유명한 질환이 허리 디스크다. 흔히 '디스크가 터졌다'라고 말하는데 디스크는 정확한 병명이 아니다. 디스크는 척추뼈와 척추뼈 사이에서 충격을 흡수하는 섬유성 구조물이고, 이 증상의 정확한 질환명은 '요추 추간판 탈출증'이다. 즉 요추(허리뼈)의 추간판(디스크) 안에 있던 충격 흡수 물질이 튀어나와 신경을 압박해서 통증을 일으키는 질환이다. 요통뿐 아니라 다리가 저리거나 무겁게 느껴지는 증상을 동반하기도 한다. 심한 경우, 허리와 다리에 마비 증상을 보일 수도 있다.

허리 디스크는 허리를 많이 써도 생기지만 장시간 같은 자세로 앉아 있어도 생길 수 있다. 일반적으로 허리를 앞으로 숙이면 통증이 심해지고, 허리를 뒤로 젖히면 통증이 완화된다.

허리 디스크가 있으면 눌린 신경 주변에 위치한 허리 근육도 계속 긴장된 상태이기 때문에 근육통이 발생하기 쉽다. 특히 요추에 붙어 있는 장요근은 디스크로 인한 통증과 밀접한 관련이 있다. 허리 디스크 환자의 장요근은 대개 과도하게 긴장된 상태다. 따라서 장요근을 스트레칭해 긴장을 해소하면 요통을 감소시킬 수 있다.

이런 증상이 나타나면 스트레칭을 하자!

· 허리부터 엉덩이, 허벅지, 종아리까지 아프며 저린 느낌이 든다.
· 오래 앉아 있으면 허리가 아프다.
· 허리를 앞으로 숙였다가 뒤로 젖힐 때 통증이 심하다.
· 서혜부(아랫배와 허벅지가 만나는 부위)와 허벅지 앞쪽으로도 통증이 나타난다.

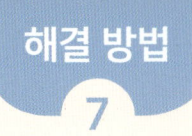

누워서 다리 늘어뜨리며 서혜부 늘이기

3회

1

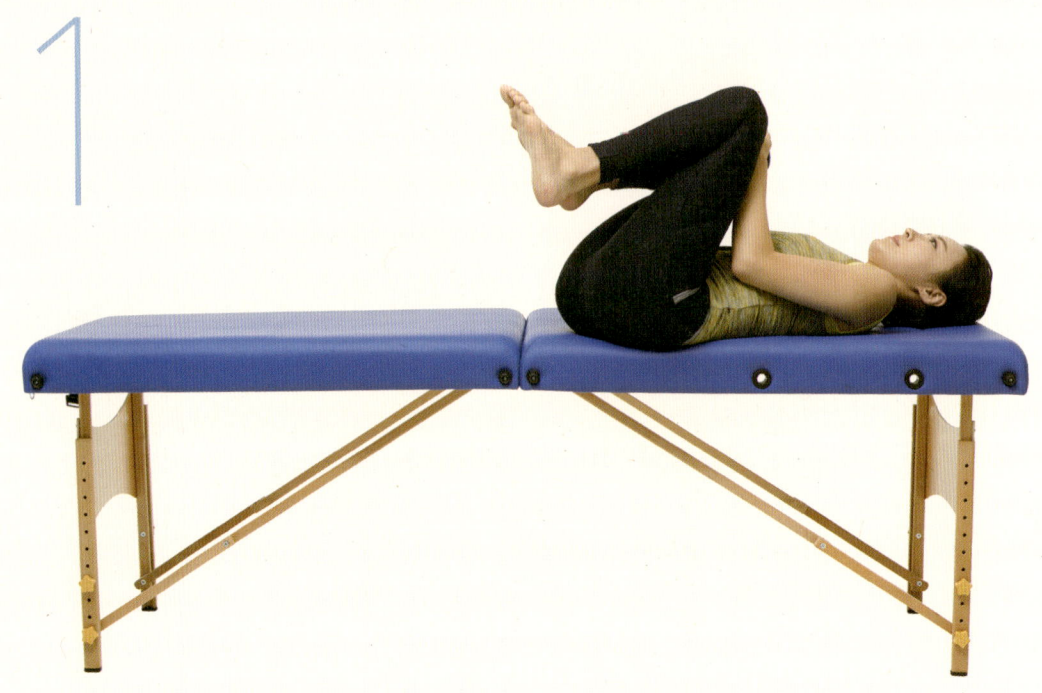

침대 옆면에 엉덩이를 걸치고 사선으로 눕는다. 양쪽 무릎을 굽혀 가슴 쪽으로 당긴 뒤 양손으로 깍지를 껴 오른쪽 무릎을 잡는다. 이때 왼쪽 엉덩이가 침대 밖으로 살짝 나와야 한다.

효과

허리 디스크로 인한 통증이 있다면 우선적으로 실시해야 하는 스트레칭이다. 과도하게 짧아진 장요근을 늘여주면 허리의 움직임이 편안해진다. 평소에도 허벅지를 길게 늘인다는 느낌으로 실시하면 요통 해소에 좋다.

등·허리
장요근

Point
늘어뜨리는 쪽 엉덩이가 살짝 침대 밖으로 나오게 눕고, 반대편 다리를 고정시켜야 장요근이 제대로 이완된다.

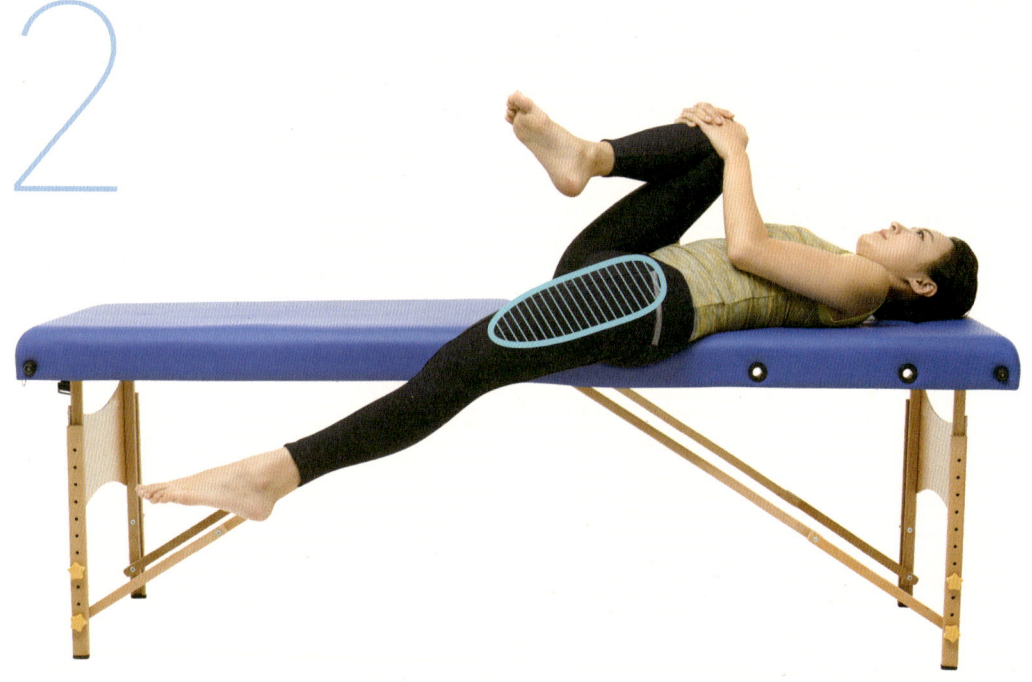

2

왼쪽 다리를 침대 밑으로 늘어뜨린다. 서혜부와 허벅지 앞면이 늘어나는 것을 느끼며 20초간 자세를 유지한다. 반대쪽도 같은 방법으로 실시한다.

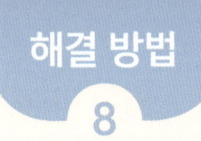

의자에 앉아서 한쪽 다리 들기

3회

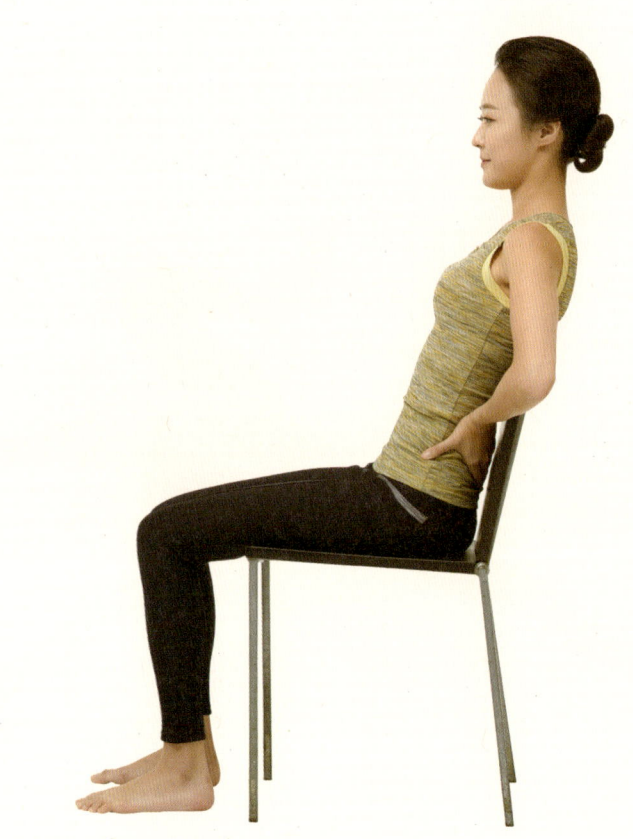

1

의자에 앉아 상체를 등받이에 기댄 뒤 다리를 어깨너비로 벌린다. 양쪽 손바닥으로 골반을 감싸듯 짚는다.

효과

허리 디스크가 허리뼈와 엉치뼈를 지나는 좌골신경을 누르면 다리가 저릴 수 있다. 이 동작은 엉덩이부터 허벅지 뒷면, 무릎으로 이어진 슬곡근을 스트레칭해 좌골신경의 긴장도를 완화시키고, 허리 통증과 다리 저림을 완화시킨다.

등·허리
슬곡근
(햄스트링)

Point

손바닥으로 골반이 최대한 움직이지 않도록 고정한다. 무릎을 쭉 펴야 좌골신경이 지나는 다리 뒷면이 충분히 늘어난다.

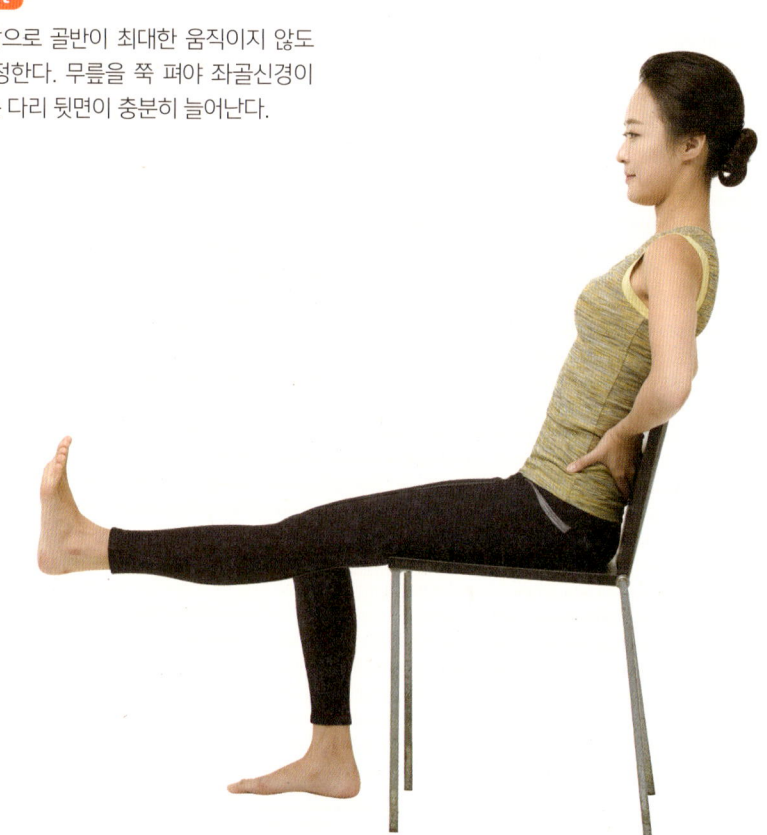

2

바닥과 수평을 이룰 때까지 든다. 천천히 왼쪽 무릎을 편다. 이때 발목을 몸 쪽으로 당겨 다리 뒷면을 늘이며 20초간 자세를 유지한다. 반대쪽도 같은 방법으로 실시한다.

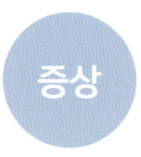

증상

"척추관 협착증이라서 걸을 때 다리가 저려요"

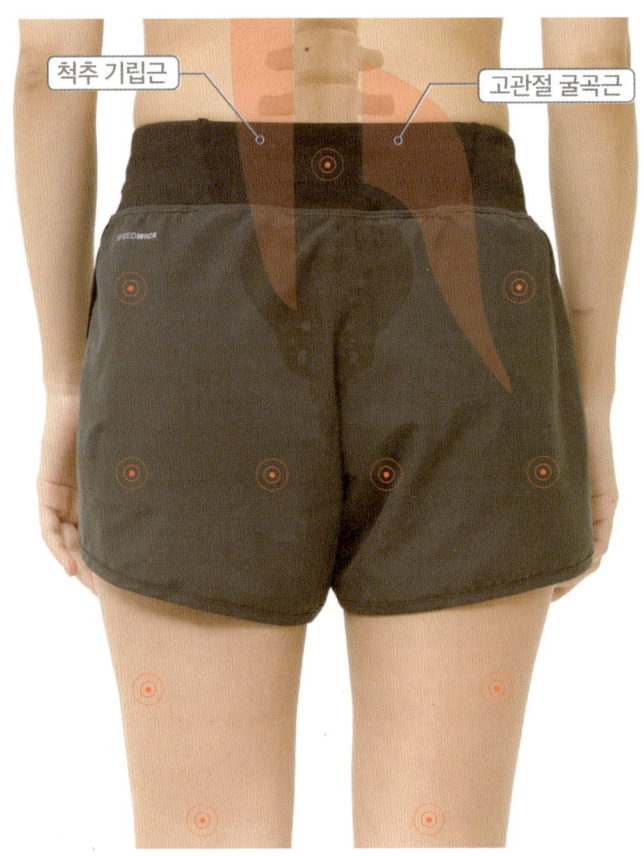

요통이 심하거나 다리가 저리면 허리 디스크나 척추관 협착증을 의심해볼 수 있다. 디스크와 척추관 협착증을 구분하는 간단한 방법은 '허리를 숙일 때 통증이 생기느냐, 허리를 젖힐 때 통증이 생기느냐'이다. 허리를 숙일 때 통증이 생기면 디스크, 허리를 젖힐 때 아프면 척추관 협착증일 수 있다. 척추관 협착증은 걸을 때 하지 통증이 심해지고, 허리를 굽히면 통증이 줄어들기 때문에 걷거나 일을 할 때 허리를 굽힌 채 움직인다. '꼬부랑 할머니'처럼 말이다.

척추관 협착증은 척추관(척추 내에 중추신경의 일부가 들어 있는 원통형의 관)이 좁아지면서 신경이 눌려 통증이 나타나는 질환이다. 척추관은 대개 노화로 인해 좁아지지만 젊은 나이에도 척추가 몸 앞쪽으로 밀려나오는 '척추 전방 전위증' 때문에 척추관이 좁아진다. 척추뼈를 반지라고 생각해보자. 반지 2개를 겹쳐 놓았을 때 위아래 구멍이 일치하면 넓은 공간이 확보된다. 하지만 둘 중 하나라도 약간 앞으로 튀어나가거나 뒤로 빠진 상태라면 공간이 좁아진다. 마찬가지로 척추뼈에 붙어 있는 근육이 과도하게 긴장해서 좌우, 앞뒤로 척추뼈를 잡아당기면 척추관이 좁아지고, 신경이 눌려 통증이 생기는 것이다. 이런 경우, 척추뼈를 과도하게 잡아당기고 있는 근육들을 스트레칭해 본래 자리를 찾아주면 통증이 완화된다.

이런 증상이 나타나면 스트레칭을 하자!
· 허리를 굽히면 요통이 줄어들고, 허리를 곧게 펴면 통증이 심해진다.
· 양쪽 다리가 저려서 걷다가 자주 쉬어야 한다.
· 등을 대고 똑바로 누웠을 때 평소보다 허리나 다리가 더욱 아프다.

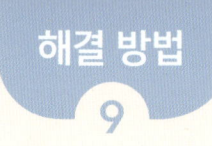

누워서 한쪽 다리 당기며 반대쪽 다리 뻗기

3회

1

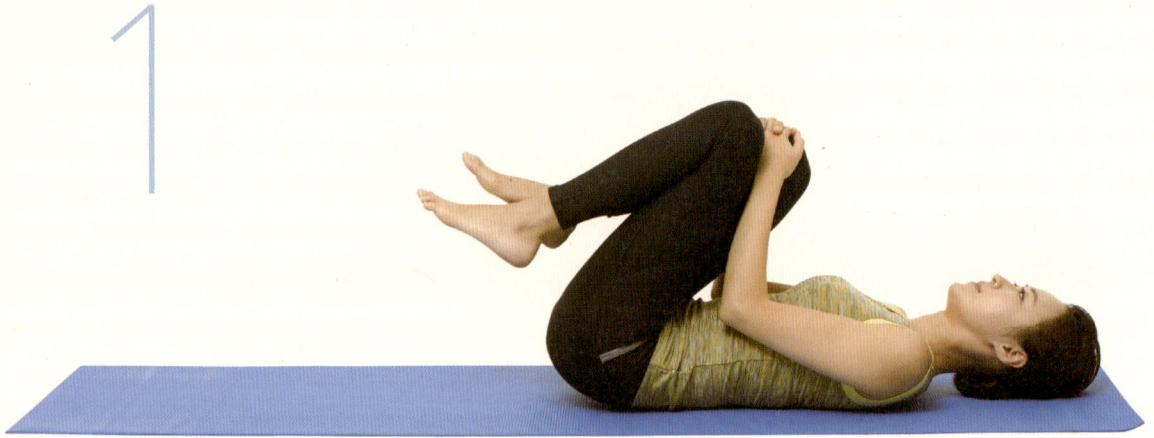

등을 대고 누운 다음 양쪽 무릎을 굽혀 가슴 쪽으로 당긴다. 양손으로 깍지를 껴 오른쪽 무릎을 잡는다.

효과

허리뼈가 앞으로 심하게 튀어나온 경우 척추관이 좁아져 통증이 발생한다. 골반 좌우에 붙은 고관절 굴곡근을 스트레칭하는 동작으로, 허리뼈의 정상적인 각도를 회복시키고 협착증으로 인한 통증을 없앤다.

등·허리
고관절 굴곡근
척추 기립근

Point
어깨를 바닥에 고정한 채 최대한 고개를 들어야 고관절 주변 근육에 자극이 집중된다.

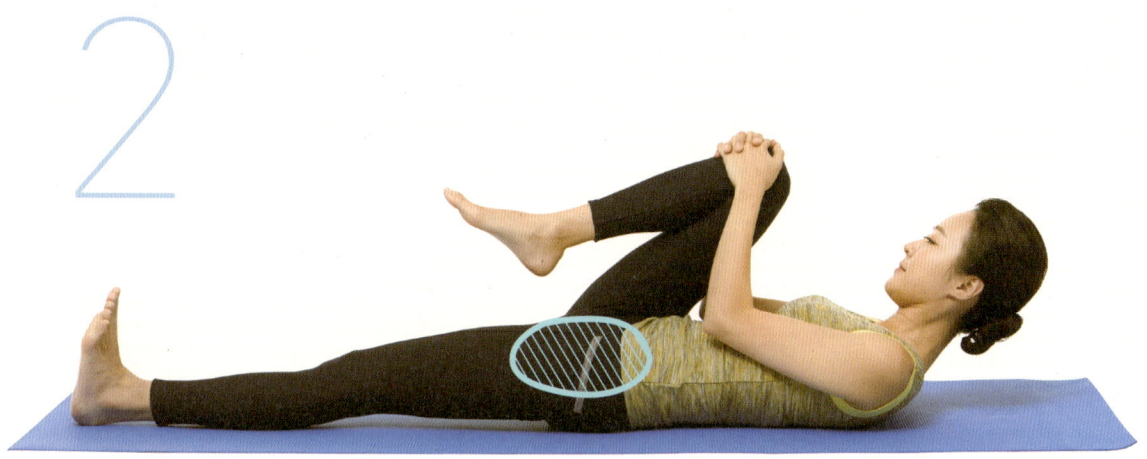

왼쪽 다리를 쭉 뻗고, 발목을 몸 쪽으로 최대한 당겨 왼쪽 고관절의 주변 근육을 20초간 늘인다. 반대쪽도 같은 방법으로 실시한다.

해결 방법 10

누워서 골반 굴리기

20회

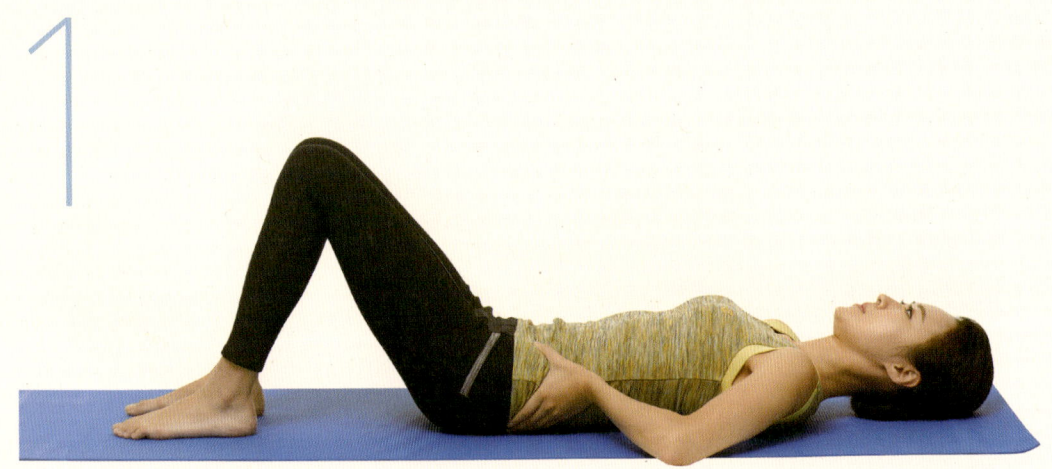

1

등을 대고 누운 다음 양쪽 무릎을 구부리고, 다리를 골반너비로 벌린다. 허리에 힘을 주어 허리의 잘록한 부분과 바닥 사이에 손이 들어갈 정도로 뜬 상태를 유지하고, 양손으로 골반을 감싼다.

효과

짧게 굳은 고관절 굴곡근의 유연성을 회복시키는 스트레칭. 또한 척추 기립근을 이완시켜 척추관의 공간을 넓혀주어, 협착증 때문에 나타나는 허리 아랫부분의 쥐어짜는 듯한 통증을 완화시킨다.

등·허리

고관절 굴곡근
척추 기립근

2

Point

등과 엉덩이는 바닥에서 떨어지지 않아야 척추 기립근이 제대로 스트레칭된다.

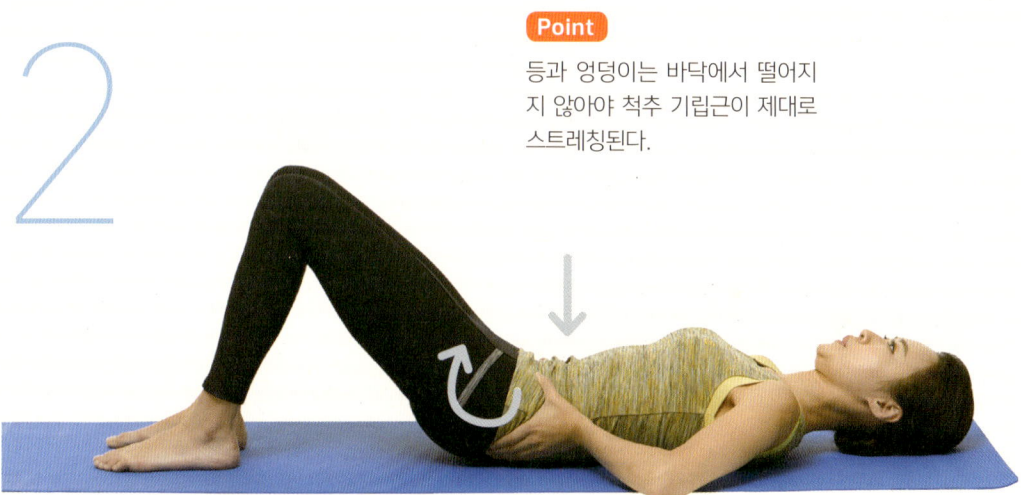

숨을 천천히 내쉬며 복부에 힘을 준다. 허리를 바닥에 완전히 붙이면서 골반을 몸 안쪽으로 말아 올려 5초간 자세를 유지한다.

❝ 다리를 꼬을 때 한쪽 다리가 유독 불편해요 ❞

❝ 고관절 바깥쪽이 소리가 나면서 아파요 ❞

❝ 걸을 때 엉덩이 안쪽에서 통증이 느껴져요 ❞

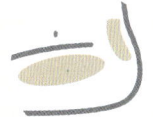

골반 & 고관절 통증

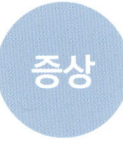

증상

" 다리를 꼬을 때 한쪽 다리가 유독 불편해요 "

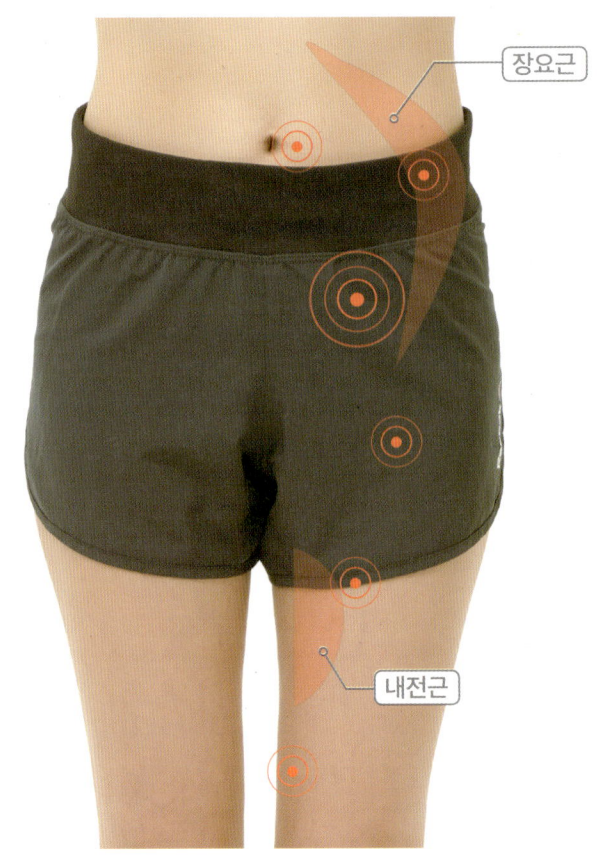

허리나 어깨의 통증처럼 일상생활에 지장이 갈 정도로 통증이 나타나는 것은 아니지만, 특정 자세를 취할 때나 한쪽 골반 또는 고관절에 유독 불편한 느낌이 든다면 골반 주변 근육의 불균형이 문제일 수 있다. 그대로 방치하면 불균형이 심해져 또 다른 문제를 야기할 수 있으므로 근육 교정이 반드시 필요하다. 특히 골반은 우리 몸의 중심 부위이기 때문에 골반이 삐뚤어지면 위로는 척추, 아래로는 무릎과 발목 정렬에까지 영향을 미친다.

평소에는 통증이 없는데 다리를 꼬고 앉을 때나 양반다리를 하고 앉을 때 한쪽 다리가 불편하다면 허리와 고관절, 허벅지를 잇는 장요근, 허벅지 안쪽의 내전근과 내회전근의 상태를 확인해봐야 한다. 이 근육들은 다리를 모으거나 안쪽으로 돌리고, 양쪽 다리가 서로 과하게 벌어지지 않도록 조절한다. 즉 골반의 균형을 유지하는 역할을 한다. 그중 내전근 주위로는 여러 신경들이 지나가고, 모세혈관이 많다. 따라서 내전근이 경직되면 신경이 눌려 저린 증상이 나타나거나 혈액 순환이 저해된다. 다리가 붓는 등 하체 부종이 잦고, 쥐가 자주 나기도 한다. 내전근이 단축되면 고관절이 몸 안쪽으로 휘어 O자형 다리가 되기도 하므로, 내전근이 유연성을 잃지 않도록 자주 스트레칭 해주자.

이런 증상이 나타나면 스트레칭을 하자!
· 다리 안쪽에 당기는 느낌이 나면서 통증이 나타난다.
· 골반 깊숙한 곳에서 통증이 느껴진다.
· 한쪽 다리에 체중을 싣고 서 있을 때 다리 안쪽이 아프다.

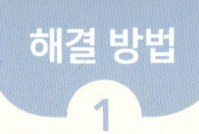

엎드려서 허벅지 안쪽 늘이기

3회

1

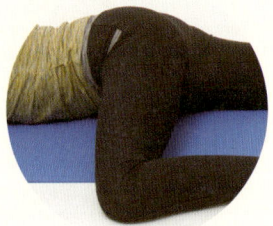

CLOSE UP

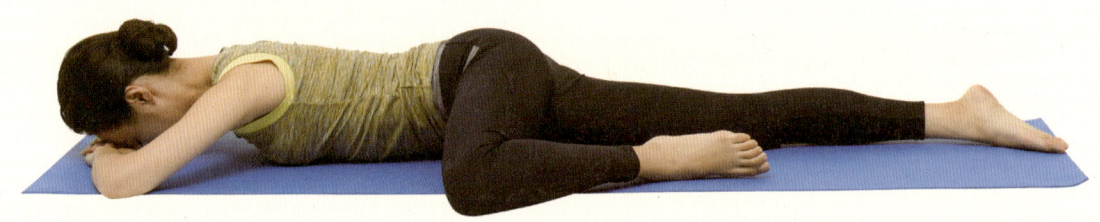

바닥에 엎드린 후 양손을 겹쳐 이마에 댄다. 왼쪽 무릎이 골반 위치까지 오도록 다리를 구부린다. 이때 왼쪽 엉덩이를 살짝 들어 체중을 몸 오른쪽에 싣는다.

효과

허벅지 안쪽의 내전근이 굳으면 골반과 무릎 사이에 넓게 퍼지는 듯한 통증이 생기고 관절의 틀어짐, 부종도 나타난다. 내전근의 경직을 풀어 통증을 해소하고 골반 각도를 정상화하며, 고관절이 원활히 움직이게 만드는 스트레칭이다.

골반·고관절
내전근

2

Point
엉덩이를 바닥으로 누를 때 무릎은 자연스럽게 몸 바깥쪽으로 밀려난다. 이때 무릎에 힘주어 버티지 말고, 엉덩이와 골반의 움직임에 집중한다.

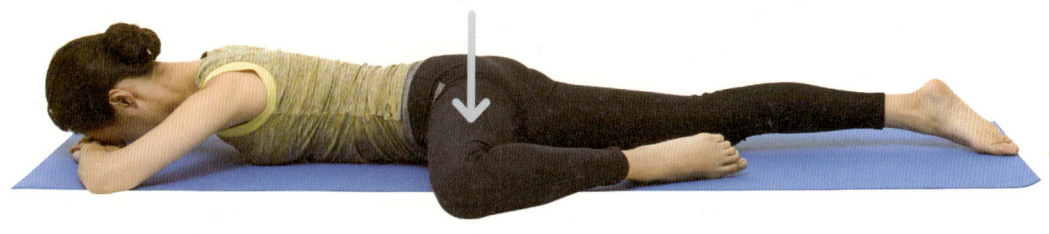

왼쪽 엉덩이에 힘을 주고 바닥을 향해 누른다. 20초간 자세를 유지하며 허벅지 안쪽을 늘인다. 반대쪽도 같은 방법으로 실시한다.

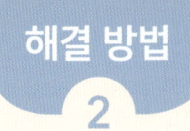

무릎 넓게 벌려 체중 이동시키기

3회

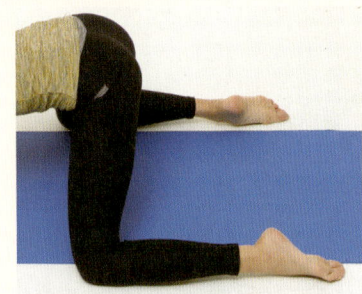

CLOSE UP

1

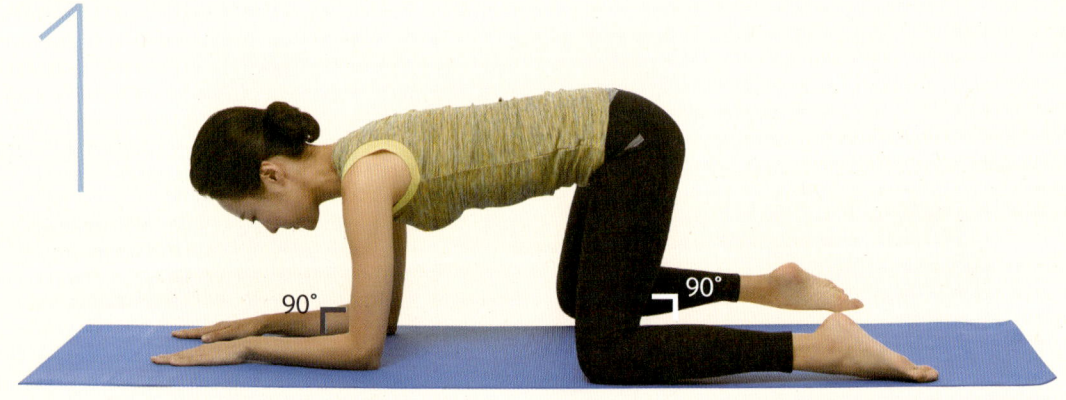

양쪽 무릎과 양 팔꿈치를 바닥에 대고 엎드린다. 이때 팔뚝과 팔꿈치가 90도가 되게 한다. 다리는 어깨너비 두 배가 되도록 벌리고, 무릎을 90도로 구부린다.

효과

굳은 내전근을 강하게 풀어준다. 골반을 비롯해 하체에 나타나는 다양한 통증을 해소시키는 효과가 있다. 앞서 소개한 '엎드려서 허벅지 안쪽 늘이기'와 세트로 묶어 실시하면 삐뚤어진 골반이 빠르게 제자리로 돌아온다.

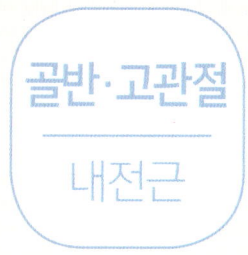

골반·고관절

내전근

Point

몸을 뒤로 움직일 때 다리는 자연스럽게 벌어진다. 양쪽 무릎을 조금씩 더 벌려 동작을 반복하면 서혜부에 자극이 더욱 집중된다.

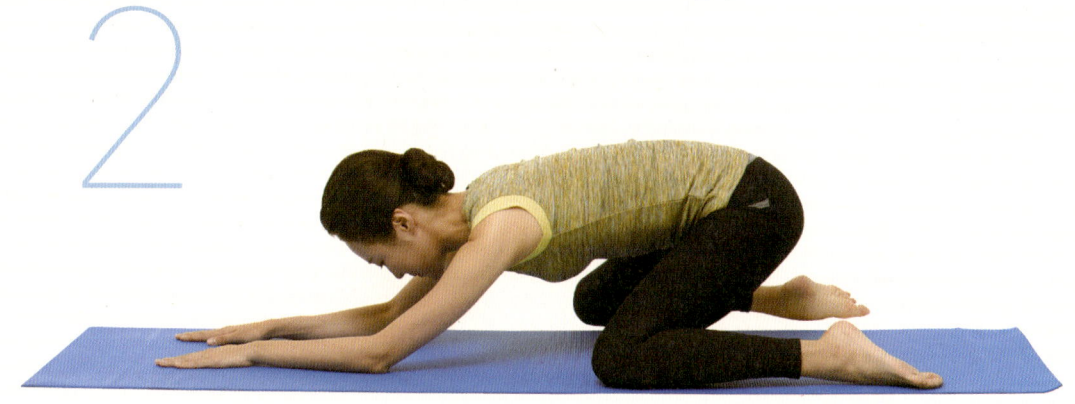

2

엉덩이를 뒤로 빼며, 체중을 실어 몸을 뒤로 이동시킨다. 허벅지 안쪽에 당기는 느낌이 들 때 멈춰 20초간 자세를 유지한다. 반대쪽도 같은 방법으로 실시한다.

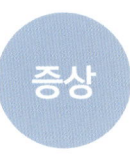

고관절 바깥쪽이 소리가 나면서 아파요

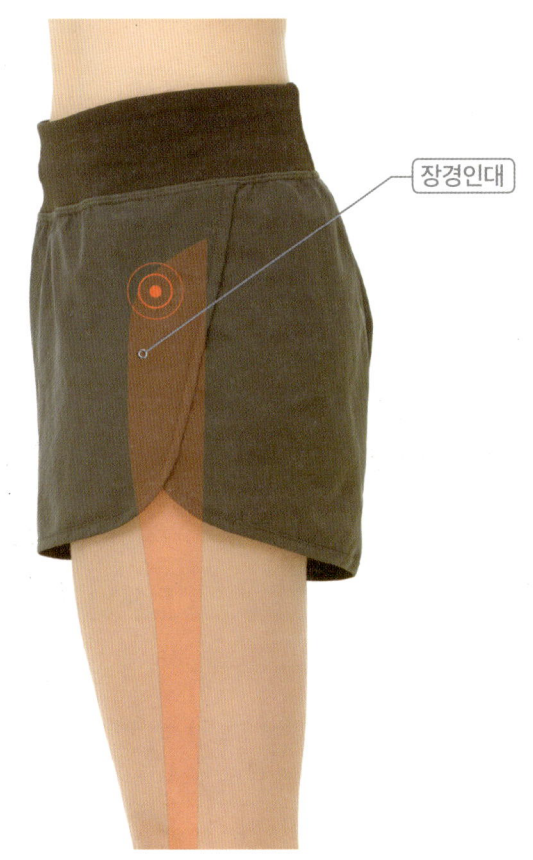

허벅지를 앞뒤로 움직일 때, 서서 허벅지에 힘을 주었을 때 골반 바깥쪽에서 '딸각'거리며 소리가 나거나 튕기는 느낌 또는 통증이 있다면 장경인대 마찰 증후군을 의심해볼 수 있다. 장경인대는 허벅지 바깥쪽에서 무릎까지 연결되어 있는데, 장경인대가 움직이면서 골반에 위치한 고관절과 과도하게 부딪히면 소리가 나거나 통증이 생긴다. 본인뿐 아니라 옆 사람도 들을 수 있을 정도로 '딸각' 또는 '툭' 하는 마찰 소리가 크게 나는 경우도 있다.

    소리만 나고 통증이 심하지 않으면 그대로 방치하는 경우가 대부분이다. 그러나 골반 주변이 붓거나 화끈거림 등의 증상이 동반된다면 해당 부위에 염증이 생겼을 수 있으므로 병원을 찾아 치료를 받아야 한다. 특히 장경인대는 무릎뼈 바깥쪽까지 연결되어 있기 때문에 장경인대 마찰 증후군이 심해지면 무릎 바깥쪽에도 통증이 나타날 수 있다. 장경인대가 움직이면서 고관절과 부딪힌다는 것은 골반이 불균형하다는 신호이므로, 골반 주위 근육을 틈틈이 마사지하고 스트레칭해 증상을 완화시켜야 한다.

이런 증상이 나타나면 스트레칭을 하자!

- 오래 앉아 있으면 골반이 쑤신다.
- 서서 다리를 뒤로 접기가 어렵다.
- 옆으로 누웠을 때 골반이 눌려 아프다.
- 빠르게 걸을 때 골반 바깥쪽에 통증이 나타난다.

해결 방법

3

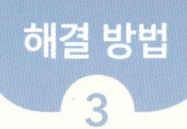

다리 사선으로 뻗어 골반 옆면 늘이기

3회

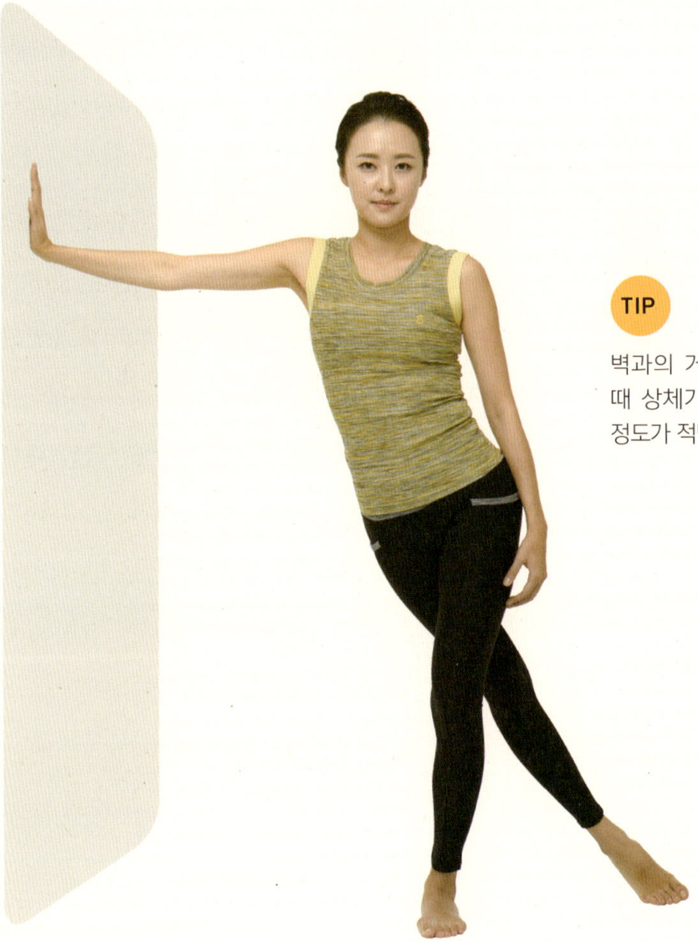

TIP

벽과의 거리는 팔을 뻗었을 때 상체가 똑바로 세워지는 정도가 적당하다.

1

벽을 오른쪽에 두고 서서 세 걸음 정도 떨어져 선다. 오른쪽 손바닥으로 벽을 짚고, 오른쪽 다리를 왼쪽 다리 뒤쪽 사선 방향으로 크게 뻗어 발끝을 세운다.

효과

허벅지 바깥쪽에서 무릎까지 연결된 장경인대가 짧아지면 골반뿐 아니라 무릎을 구부릴 때도 통증이 나타난다. 단축된 장경인대를 늘려 고관절과 무릎 관절에 나타나는 통증을 완화시킨다.

골반·고관절
장경인대

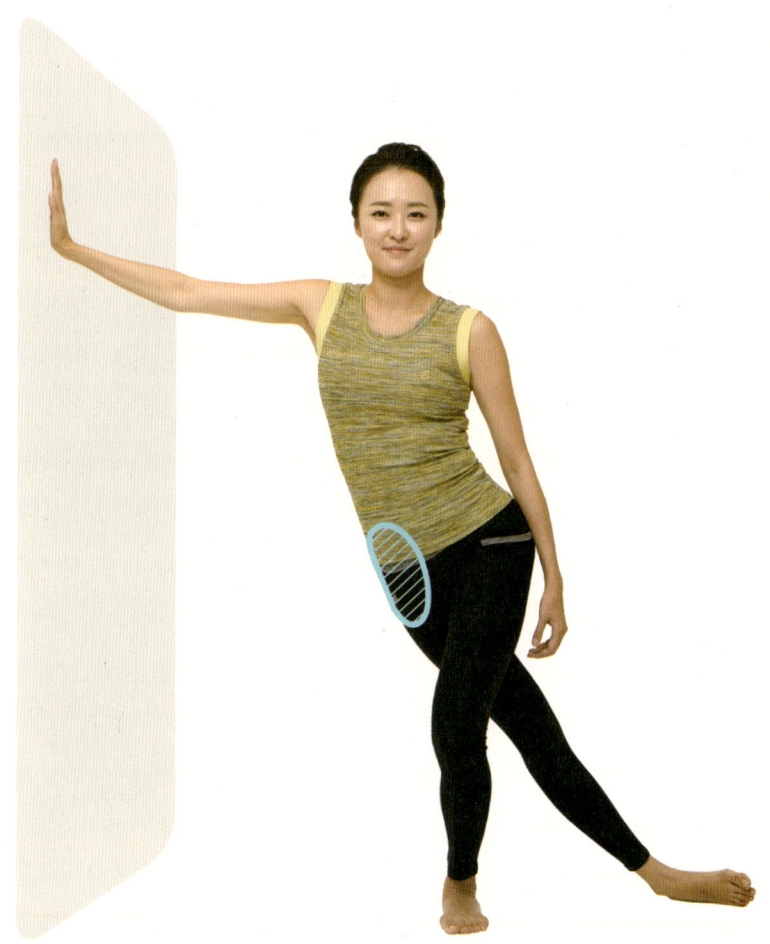

2

왼쪽 무릎을 살짝 구부리며 체중을 왼쪽 다리에 싣는다. 오른쪽 골반 옆면을 늘이며 20초간 자세를 유지한다. 반대쪽도 같은 방법으로 실시한다.

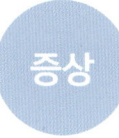

증상

걸을 때 엉덩이 안쪽에서 통증이 느껴져요

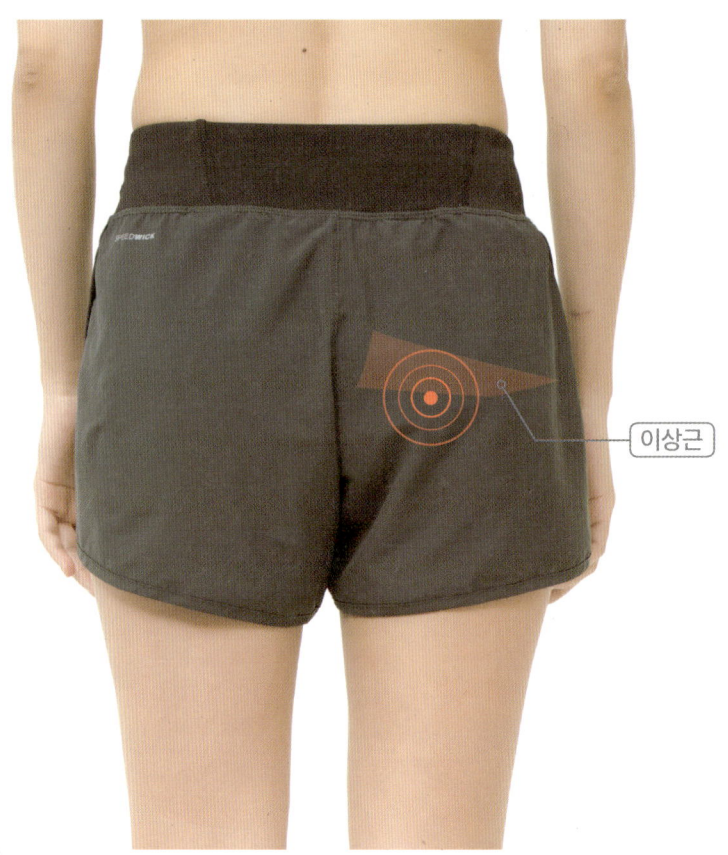

이상근

엉덩이 통증을 일으키는 가장 흔한 원인은 이상근의 경직에 있다. 이상근은 엉덩이 가운데에서 좌우로 골반을 가로질러 고관절 쪽으로 연결되는 근육으로, 고관절의 외회전을 담당한다. 다리를 바깥으로 돌리는 데 없어서는 안 되는 근육이다. 외회전을 못한다면 아예 걸을 수도 없기 때문이다. 같은 자세로 오래 앉아 있거나 의자에 앉을 때도 양반다리로 앉는 습관이 있으면 이상근이 짧게 굳어버려, 엉덩이 깊은 곳에서 통증이 나타날 수 있다. 특히 이상근은 한쪽에서만 문제가 발생하는 경우가 많다. 이상근이 한쪽만 단축되면 골반이 틀어진 것과 같은 증상이 나타난다. 예를 들어 똑바로 누웠을 때 두 발의 벌어진 각도가 다르다면 이상근이 불균형하다고 볼 수 있다.

이상근 경직은 단순히 엉덩이 통증만 유발하는 것이 아니라 허리 디스크와 비슷한 증상을 보이기도 한다. 이상근이 뭉치거나 굳어 좌골신경을 누르면 엉덩이 뒤쪽부터 다리까지 저리고 팽팽하게 당기는 느낌이 나타난다. 엉덩이에 발생하는 통증은 이상근을 풀어주는 스트레칭만으로도 많이 완화되므로, 앉아서 일하는 중간중간 일어나 휴식을 취하고, 틈틈이 스트레칭을 실시한다.

이런 증상이 나타나면 스트레칭을 하자!

- 다리를 꼬려고 들어 올리면 엉덩이가 아프다.
- 앉았을 때 엉덩이가 아파서 자꾸 자세를 바꾸게 된다.
- 양반다리를 할 때 한쪽 다리는 자세가 잘 안 만들어진다.
- 걸을 때 엉덩이에 묵직한 통증이 있다.

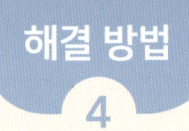

다리 4자로 접어 당기기

3회

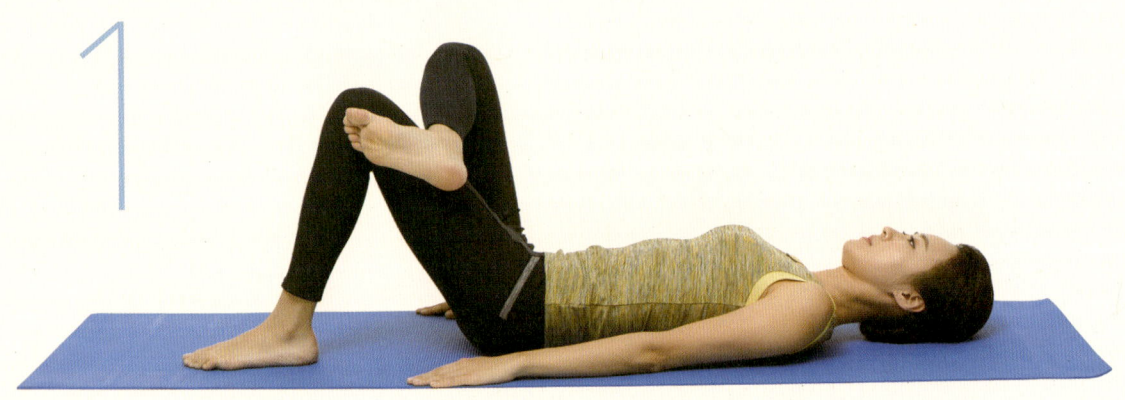

1

등을 대고 누운 다음 양쪽 무릎을 세운다. 오른쪽 다리를 접어 발목이 왼쪽 무릎 위에 위치하도록 얹는다.

효과

이상근은 엉덩이 안쪽에 깊숙이 위치한 근육이라 겉에서 마사지 등으로 풀어주기 힘들다. 경직된 이상근을 늘이면 쉽게 잡히지 않는 엉덩이 통증이 해소되고, 주변의 눌린 신경이 원활하게 풀어진다.

골반·고관절

이상근

2

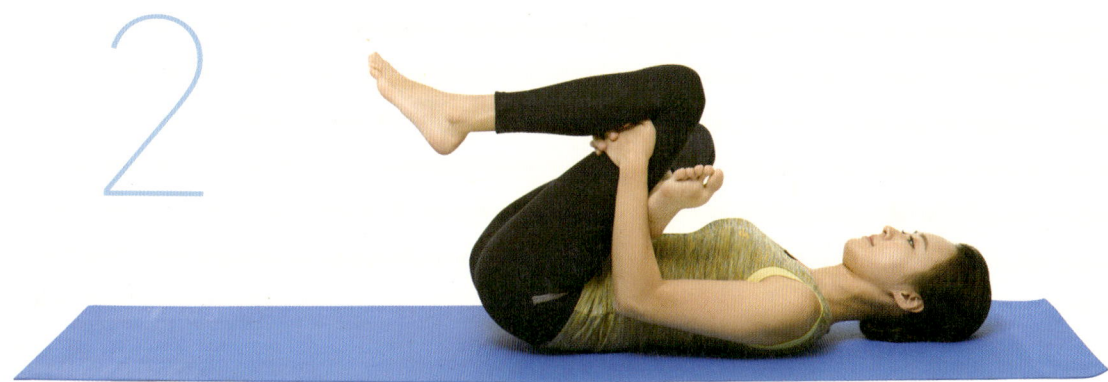

양손으로 깍지를 껴 왼쪽 허벅지 뒤쪽을 잡는다. 가슴 쪽으로 다리를 최대한 당겨 오른쪽 엉덩이를 20초간 이완시킨다. 반대쪽도 같은 방법으로 실시한다.

> "팔꿈치 바깥쪽이 시려요"

> "팔꿈치 안쪽이 쑤시면서 아파요"

> "손목과 손가락이 저리고, 밤에 더 심해져요"

> "손가락이 잘 구부러지지 않고 뻣뻣해요"

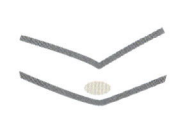 팔꿈치&손목&손 통증

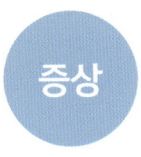

"팔꿈치 바깥쪽이 시려요"

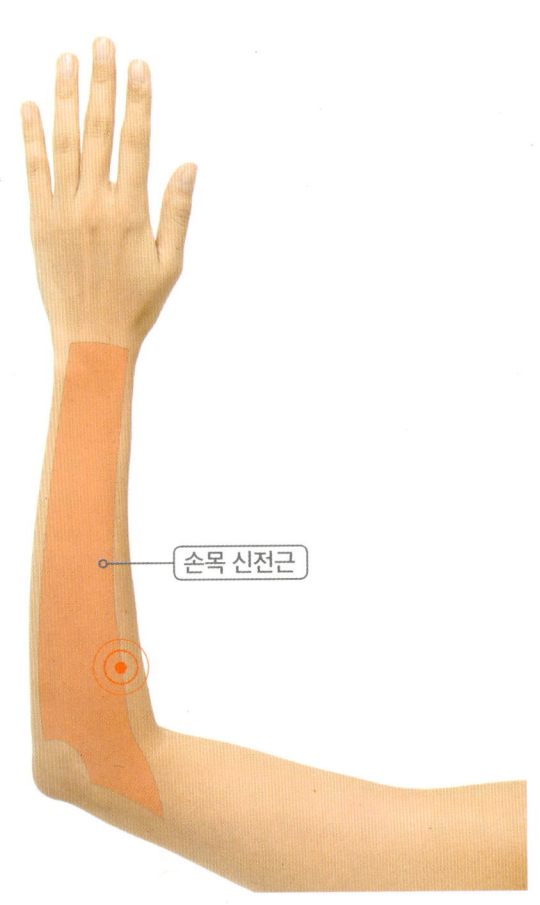

팔꿈치 통증으로 유명한 질환이 두 가지 있다. 테니스 엘보와 골프 엘보다. 골프나 테니스를 치는 사람들에게 자주 생겨서 붙은 이름인데 테니스 엘보는 팔꿈치 바깥쪽, 골프 엘보는 팔꿈치 안쪽이 아픈 질환이다. 팔꿈치 통증은 대부분 팔꿈치부터 손까지 이어진 근육의 문제 때문에 발생하므로 테니스나 골프를 하지 않아도 얼마든지 겪을 수 있다. 평소 행주나 걸레를 빨고 짜는 등 손목을 쓰는 일이 많은 주부, 키보드나 마우스를 많이 사용하는 직장인에게 팔꿈치 통증이 자주 발생한다.

그중에서도 팔꿈치 바깥쪽을 따라 손등, 손가락에 통증을 일으키는 테니스 엘보에 대해 알아보자. 팔꿈치 바깥쪽에서 시작해 손과 손가락 쪽으로 이어지는 근육인 손목 신전근은 손과 손가락을 펴는 기능을 한다. 따라서 이 근육에 문제가 생기면 손목을 비트는 동작을 할 때 팔꿈치 바깥쪽이 시큰거리거나 통증을 느끼게 되는 것이다. 이와 같은 통증이 생겼다면 손목 신전근을 스트레칭해주어 근육의 경직을 풀어주는 것이 좋다. 테니스 엘보는 손목을 과도하게 뒤로 젖힌 상태로 공을 칠 때 발생하므로, 테니스나 스포츠를 해서 통증이 나타난 경우라면 되도록 손목을 젖히지 않고 공을 치는 것이 좋다.

이런 증상이 나타나면 스트레칭을 하자!
· 걸레를 짜거나 문 손잡이를 돌릴 때 팔꿈치 바깥쪽이 아프다.
· 무거운 물건을 반복해서 들었더니 팔꿈치가 아프다.
· 악수를 많이 했더니 손목이 아프다.
· 다림질을 오래 했더니 손등이 시큰거린다.

해결 방법 1

팔 뻗고 손목 아래로 꺾기

· 오른팔이 아픈 경우 ·

3회

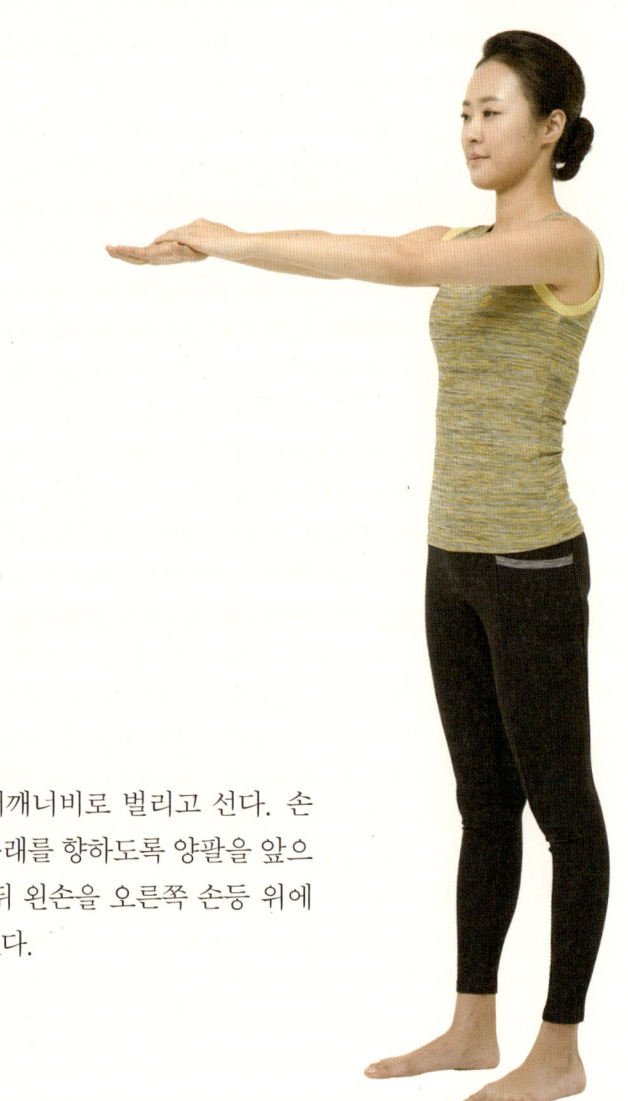

1

다리를 어깨너비로 벌리고 선다. 손바닥이 아래를 향하도록 양팔을 앞으로 뻗은 뒤 왼손을 오른쪽 손등 위에 포개 올린다.

효과

팔꿈치 바깥쪽에서 손목까지 이어진 손목 신전근을 늘이는 스트레칭. '테니스 엘보'처럼 팔꿈치와 팔 바깥쪽을 따라 발생하는 통증을 경감시키고, 손목을 비트는 동작을 할 때 나타나는 시큰함도 줄여준다.

팔꿈치 손목·손

손목 신전근

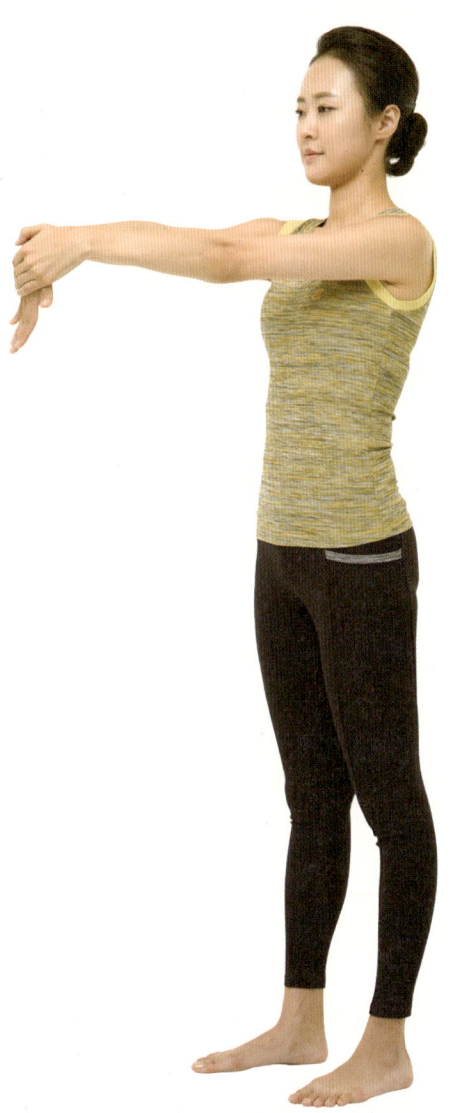

2

왼손에 힘을 주어 오른쪽 손목이 최대한 90도를 이루도록 아래로 꺾는다. 15초간 자세를 유지한다.

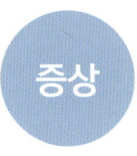

증상

" 팔꿈치 안쪽이 쑤시면서 아파요 "

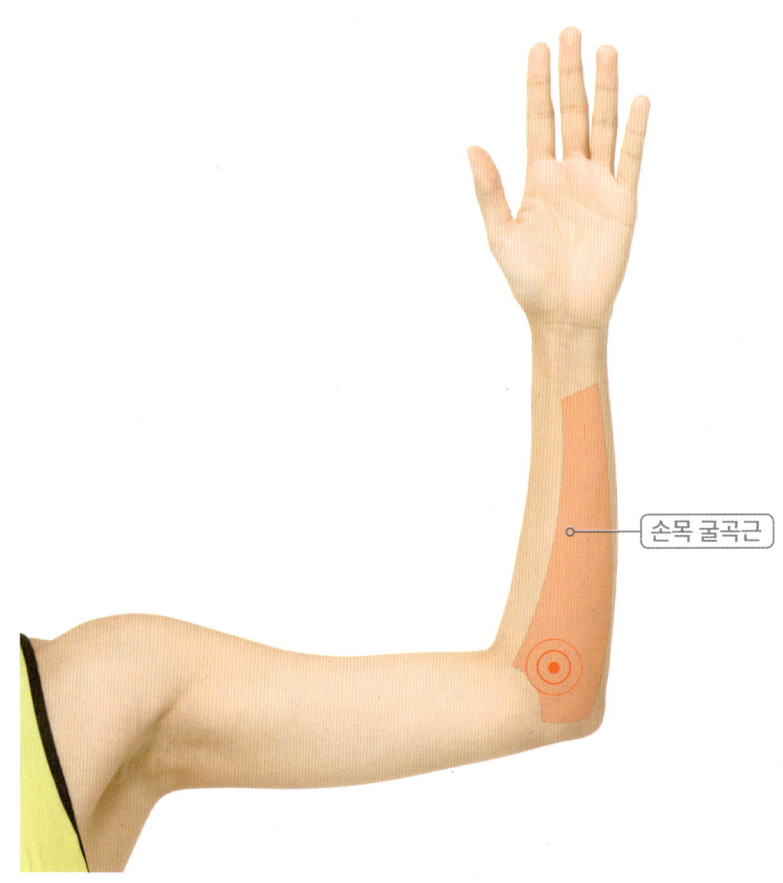

손목 굴곡근

테니스 엘보와 유사하지만 팔꿈치 안쪽에 통증이 나타나는 골프 엘보. 테니스 엘보와 마찬가지로 손목이나 팔을 반복적으로 사용할 경우 시큰거림으로 시작해 점차 통증으로 발전한다. 팔꿈치 안쪽에서 시작하는 손목 굴곡근은 손목과 손가락을 구부리는 기능을 한다. 손목 굴곡근이 경직되면 염증이 생기고, 팔꿈치부터 팔 안쪽을 따라 손가락까지 연결된 정중신경이 눌리게 된다. 그 결과 손가락이 잘 구부러지지 않거나 손목을 움직이는 동작이 잘 되지 않고, 통증이 발생한다. 손가락과 손목에 힘이 잘 들어가지 않기도 한다. 따라서 팔꿈치 안쪽이 아플 때는 손목 굴곡근을 스트레칭해주어야 한다.

손목 굴곡근이 경직되면 초기에는 팔이 뻐근한 정도의 느낌이 들지만 점차 팔꿈치부터 손목까지 팔 안쪽에 통증이 퍼진다. 문제는 이와 같은 '엘보 질환'은 늘 손을 쓰며 일상생활을 하기 때문에 잘 낫지 않는다는 것이다. 그러므로 꾸준히 아픈 부위를 손가락으로 문질러가며 마사지하고, 손을 많이 사용하는 일을 해야 될 때는 중간중간 스트레칭을 해서 경직된 근육을 풀어야 한다.

이런 증상이 나타나면 스트레칭을 하자!

· 걸레를 짜거나 문 손잡이를 돌릴 때 팔꿈치 안쪽이 아프다.
· 가위질을 할 때 손목이 아파서 잘 되지 않는다.
· 젓가락을 쥐고 밥을 먹다가 손가락에 쥐가 나고는 한다.

> 해결 방법
> 2

팔 비틀어 뻗고 손목 아래로 꺾기
· 오른팔이 아픈 경우 ·

`3회`

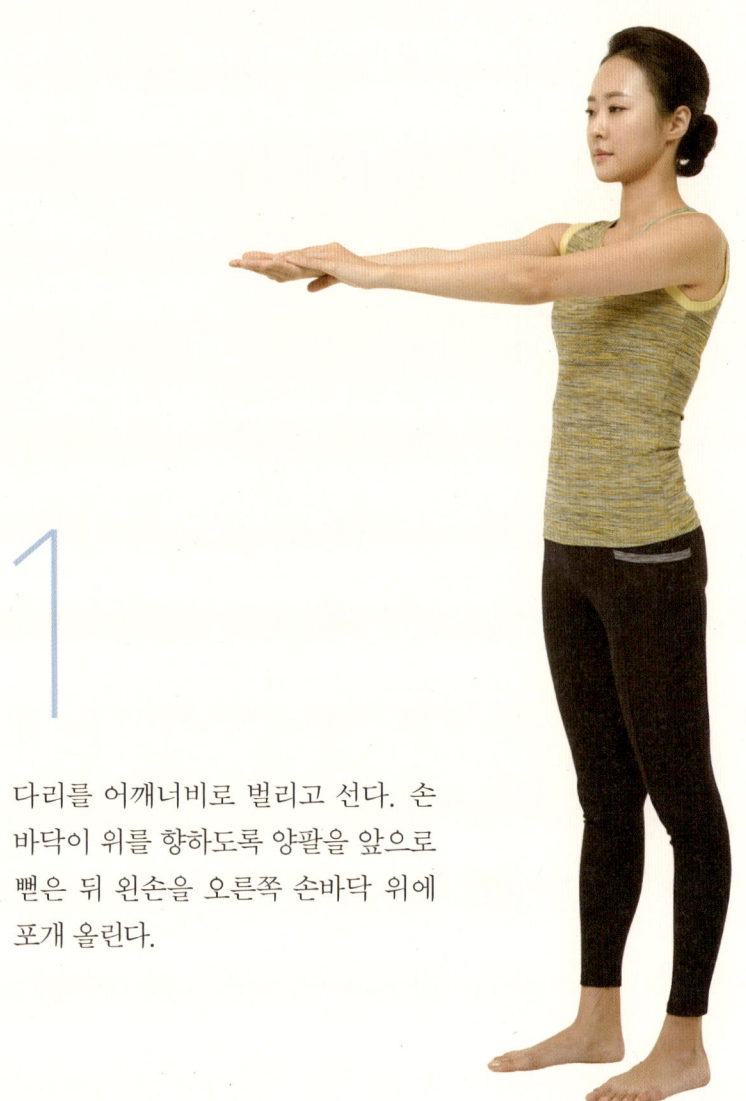

1

다리를 어깨너비로 벌리고 선다. 손바닥이 위를 향하도록 양팔을 앞으로 뻗은 뒤 왼손을 오른쪽 손바닥 위에 포개 올린다.

효과

팔꿈치 안쪽에서 손목까지 이어진 손목 굴곡근을 비틀어 스트레칭하는 동작. 팔꿈치와 팔 안쪽에 나타나는 통증을 줄여주며, 손가락 근육의 뒤틀림도 해소한다. 쥐가 나는 경우 빠르게 완화하는 데 효과적이다.

팔꿈치
손목·손

손목 신전근

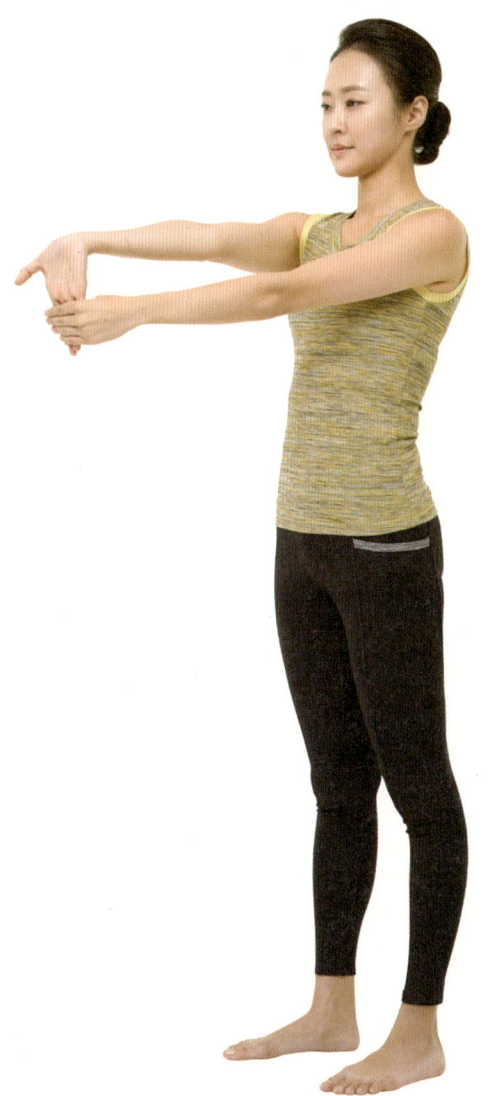

2

왼손에 힘을 주어 오른쪽 손목이 최대한 90도를 이루도록 아래로 꺾는다. 15초간 자세를 유지한다.

"손목과 손가락이 저리고, 밤에 더 심해져요"

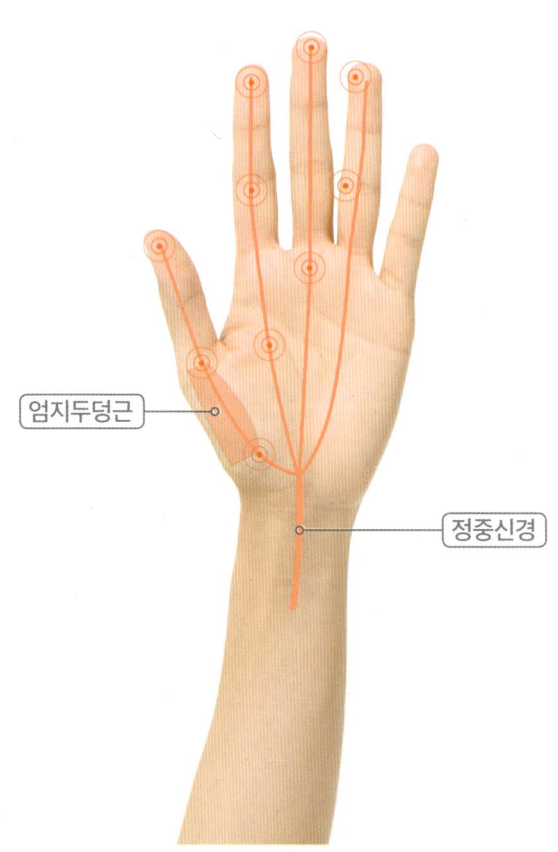

손목이 욱신욱신 아픈 대표적인 질환이 수근관 증후군이다. 명절에 음식 준비를 오래 하거나 장시간 운전을 하면 손목이 쉽게 뻐근해진다. 경우에 따라 손목이 욱신거리고 저리기도 한다. 수근관이란 손목 앞쪽으로 신경이 지나가는 통로다. 수근관이 여러 원인으로 좁아지면 이곳을 지나는 정중신경이 손상되어 질환이 된다. 손목 통증과 함께 손가락이 저리고 밤에 증상이 더 심해진다. 새끼손가락을 제외하고 엄지손가락에서 약지손가락 쪽으로 갈수록 손가락의 감각이 떨어진다. 손의 쥐는 힘이 약해지거나 손목을 잘 못 쓰는 증세가 나타나기도 한다. 심한 경우, 글씨를 쓰거나 단추 끼우기, 바느질처럼 섬세한 손동작이 잘 안 된다.

남자보다는 여자에게 더 많이 발생하고, 특히 40~60세 사이의 중년 여성에게 흔하게 발생한다. 원인이 정확하게 밝혀지진 않았지만 반복적으로 손목과 손을 사용하는 직업(가정주부, 요식업 종사자, 컴퓨터 작업을 많이 하는 직장인 등)에서 많이 발생하는 것으로 알려져 있다. 특히 마우스나 키보드 작업을 많이 할 때 저림 증상이 심해질 수 있으므로 장시간 컴퓨터 작업을 하지 않는 것이 좋다. 컴퓨터 작업을 오래 해야 한다면 엄지손가락 뿌리 부분의 두툼한 부위를 자주 스트레칭해준다.

이런 증상이 나타나면 스트레칭을 하자!

· 손가락과 손바닥이 잘 붓는다.
· 손끝이 유난히 시리고 저리다.
· 이유 없이 손바닥이 주먹을 쥐듯 안으로 굽는 느낌이 든다.
· 엄지손가락부터 중지손가락까지 또는 손바닥 부위에 타는 듯한 통증이 있다.

해결 방법 3

엄지손가락 잡아 늘이기

· 오른팔이 아픈 경우 ·

3회

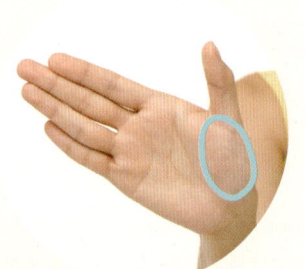

Point
엄지두덩에 네 손가락 끝 부분을 걷는다는 느낌으로 잡고, 엄지두덩을 손에서 벌리듯 잡아당긴다.

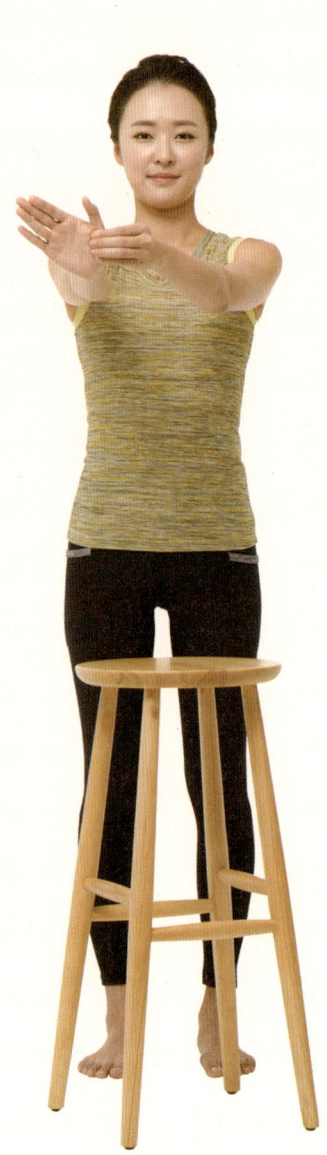

1

의자를 앞에 두고 오른손을 앞으로 뻗어 손목을 몸 쪽으로 젖힌 뒤 왼손 네 손가락으로 엄지두덩을 잡는다.

효과

수근관 증후군이 진행되면 엄지손가락 아래의 두툼한 근육인 엄지두덩근이 위축되고, 푹 꺼지기도 한다. 위축된 엄지두덩근을 스트레칭하면 손목과 손바닥, 손가락의 저림 증상이나 감각 이상을 완화시킬 수 있다.

팔꿈치
손목·손

엄지두덩근

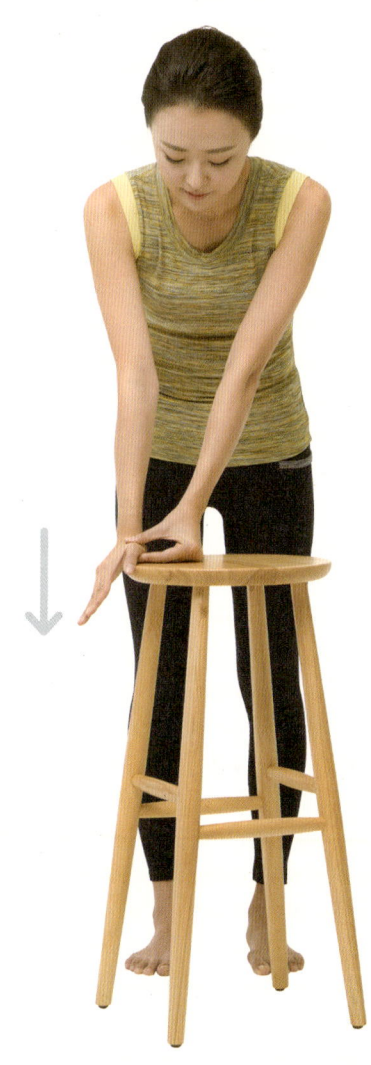

2

팔을 그대로 내려 오른손 손가락이 바닥을 향하도록 의자 모서리에 댄다. 왼손으로 오른손 엄지두덩을 고정하고, 오른팔에 체중을 실어 15초간 누른다.

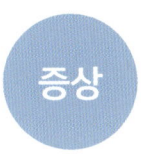

증상

"손가락이 잘 구부러지지 않고 뻣뻣해요"

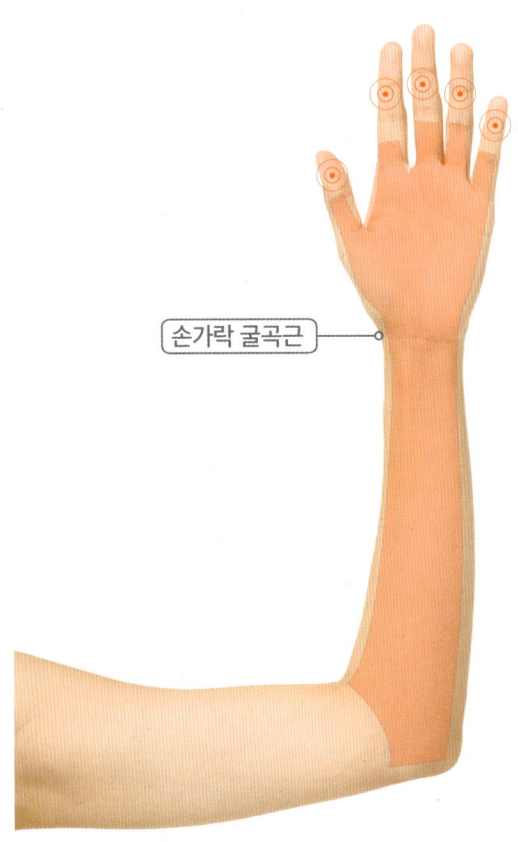

손가락 굴곡근

손가락이 뻣뻣한 느낌은 미용사나 화가, 물리치료사, 디자이너 등 손가락을 많이 사용하는 사람들에게 자주 나타난다. 손을 쥐었다 펴는 동작을 지나치게 반복하다 보면 손가락의 근육들이 굳어 움직임이 불편해진다. 우리 몸의 근육은 대개 움직이지 않아 힘없이 늘어졌을 때 몸을 움직이면 통증이 나타나는데, 반대로 과도하게 특정 근육만 사용했을 때도 근손상을 입어 탄성이 감소되면서 통증이 발생한다. 특히 손가락은 거의 24시간 내내 사용하는 부위이므로, 불편한 증세가 나타나기 쉽다. 너무 힘을 주어 물건을 쥐면 손가락이 뻣뻣해지거나 마음대로 움직이지 못하는 증상도 나타날 수 있고, 손가락관절이 혹처럼 튀어나오기도 한다. 단추 끼우기나 글씨 쓰기와 같이 섬세한 동작이 힘들어지기도 한다. 심한 경우 가위질이나 빨래를 짜는 동작도 잘 안 되어 일상생활에 어려움을 느낀다.

위와 같은 증상이 있다면 손가락 근육과 관절을 당겨주는 스트레칭을 실시하는 것이 좋다. 손가락 스트레칭은 관절과 관절 사이에 있는 힘줄과 인대의 움직임을 원활하게 해주고, 관절 사이의 간격을 적정하게 유지시켜 퇴행성 관절염이 생기는 일도 막아준다. 손목을 흔들어 손가락을 터는 동작도 해보자. 통증이나 저림 증상을 완화하고 예방하는 데 도움이 될 것이다.

이런 증상이 나타나면 스트레칭을 하자!

- 손가락 마디가 나무의 옹이와 같이 불룩해진다.
- 손가락이 붓는 느낌이 자주 든다.
- 단추를 채우거나 바느질을 할 때 손가락을 움직이기 불편하다.

해결 방법 4

양손 맞잡고 손가락 잡아당기기

3회

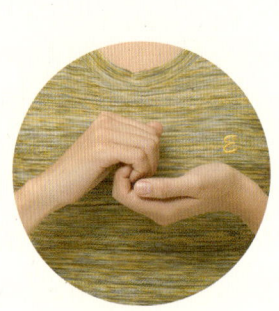
CLOSE UP

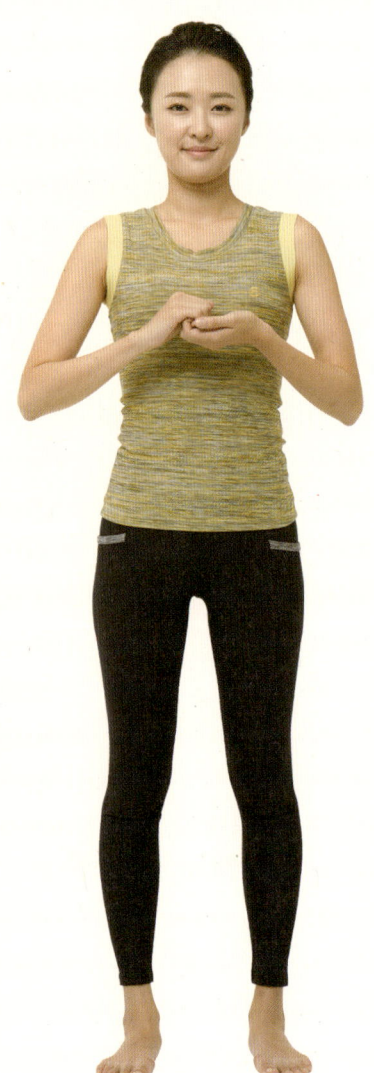

1

양손의 네 손가락 끝이 두 마디 정도 포개지도록 가슴 앞에서 서로 걸어준다.

효과

굵어진 손가락관절과 관절 사이의 힘줄과 인대를 늘이는 스트레칭. 손가락 움직임을 원활하게 만들어주고, 관절을 적당한 간격으로 유지시켜 퇴행성 관절염을 예방하는 데 도움이 된다.

팔꿈치
손목·손

손가락 굴곡근

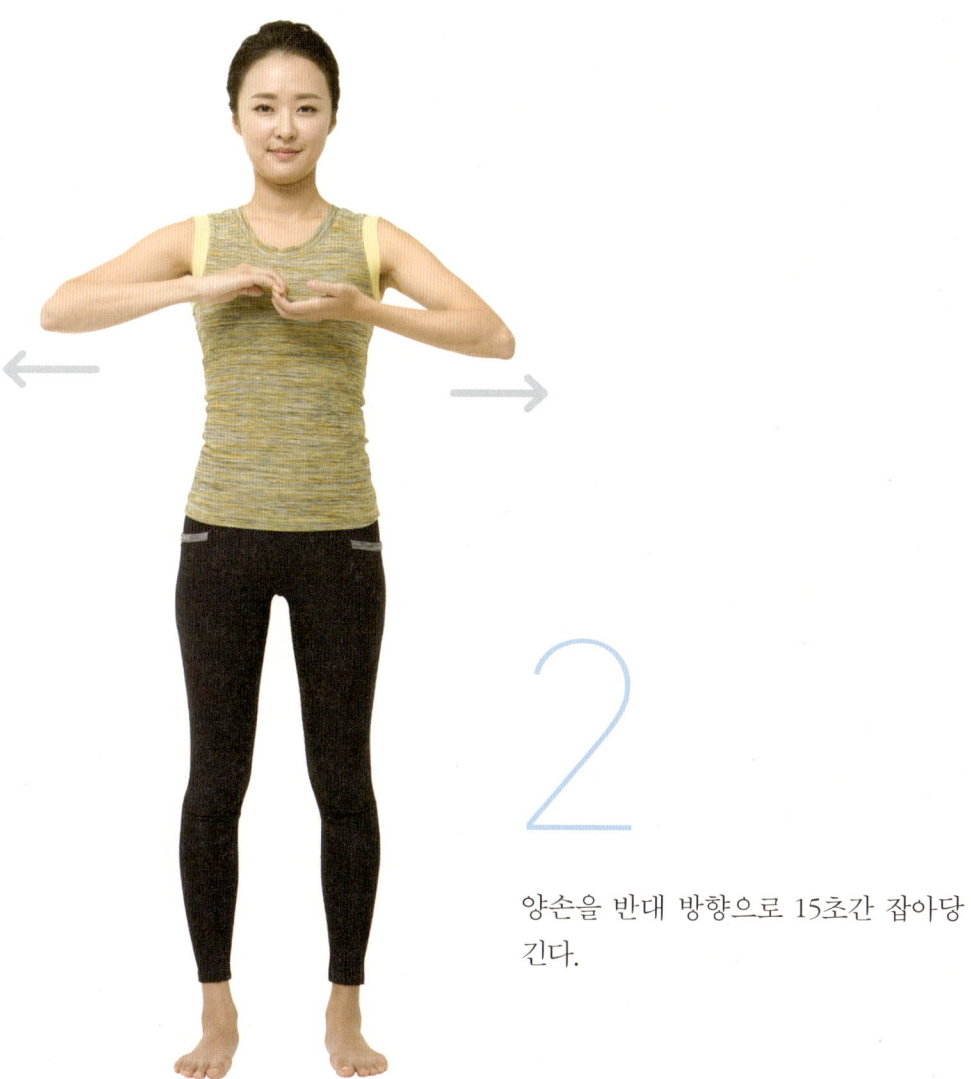

2

양손을 반대 방향으로 15초간 잡아당긴다.

"쪼그리고 앉았다 일어날 때 무릎이 심하게 아파요"

"허벅지 뒤쪽이 자주 당겨요"

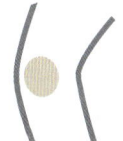

무릎
통증

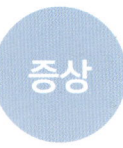

증상

쪼그리고 앉았다 일어날 때 무릎이 심하게 아파요

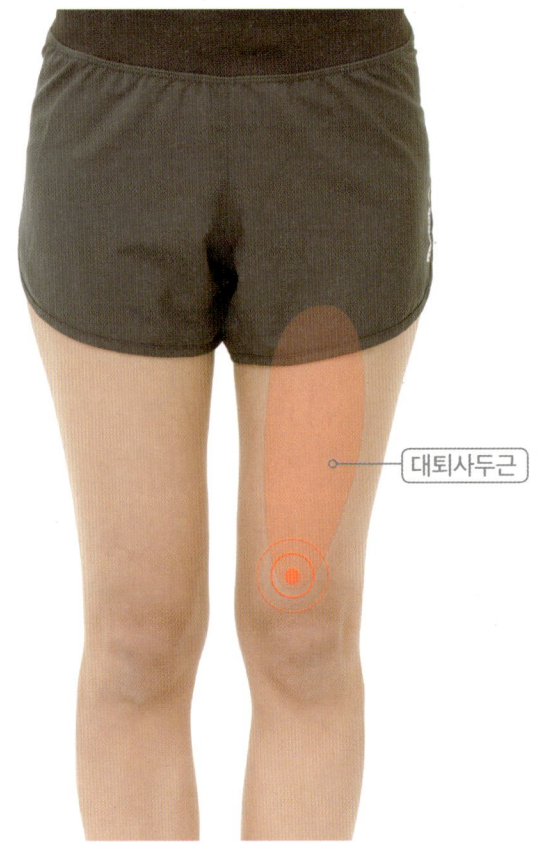

대퇴사두근

무릎을 펼 때 통증이 있다면 대퇴사두근의 문제를 의심할 수 있다. 대퇴사두근은 허벅지 앞쪽에 위치하는 4개의 근육으로, 1개는 골반에서 시작하고 나머지 3개는 대퇴골에서 시작해서 모두 무릎뼈에 와서 붙는다. 대퇴사두근의 문제는 대부분 골반 불균형과 관련이 있다. 잘못된 자세로 앉거나 걸으면 골반이 정상 각도보다 뒤로 젖혀지거나 앞으로 기울어진다. 그 결과, 대퇴사두근이 과도하게 수축되거나 이완되어 제 기능을 할 수 없게 된다. 특히 대퇴사두근이 힘없이 늘어진 채 굳으면 대퇴사두근의 수축과 이완이 제대로 이루어지지 않기 때문에 무릎을 펼 때, 즉 앉았다 일어나거나 계단을 오르내릴 때 통증이 나타난다.

이럴 때는 우선 경직된 대퇴사두근을 스트레칭해서 유연하게 만든 다음, 대퇴사두근 강화 운동을 실시한다. 여기서 한 가지 주의해야 할 점이 있다. 무릎 통증이 있는 사람의 경우 무릎을 구부리고 펴는 동작을 할 때 허벅지 앞쪽 근육인 대퇴사두근과 허벅지 뒤쪽 근육인 슬괵근(햄스트링)이 함께 움직이기 때문에 허벅지 앞쪽 근육만 강화하면 허벅지의 균형이 맞지 않는다. 대퇴사두근 운동과 함께 슬괵근(햄스트링) 운동도 함께 해주는 것을 잊지 말자. 이외에도 체중 관리가 필수고, 골반 불균형을 야기할 수 있는 다리 꼬기, 쪼그려 앉기 등의 자세는 피해야 한다.

이런 증상이 나타나면 스트레칭을 하자!
· 무릎이 붓고, 화끈거린다.
· 계단을 오르내릴 때 다리에 힘이 풀린다.
· 무릎을 구부렸다 펼 때 뻑뻑한 느낌이 든다.

해결 방법 1

다리 뒤로 접어 허벅지 앞쪽 늘이기

3회

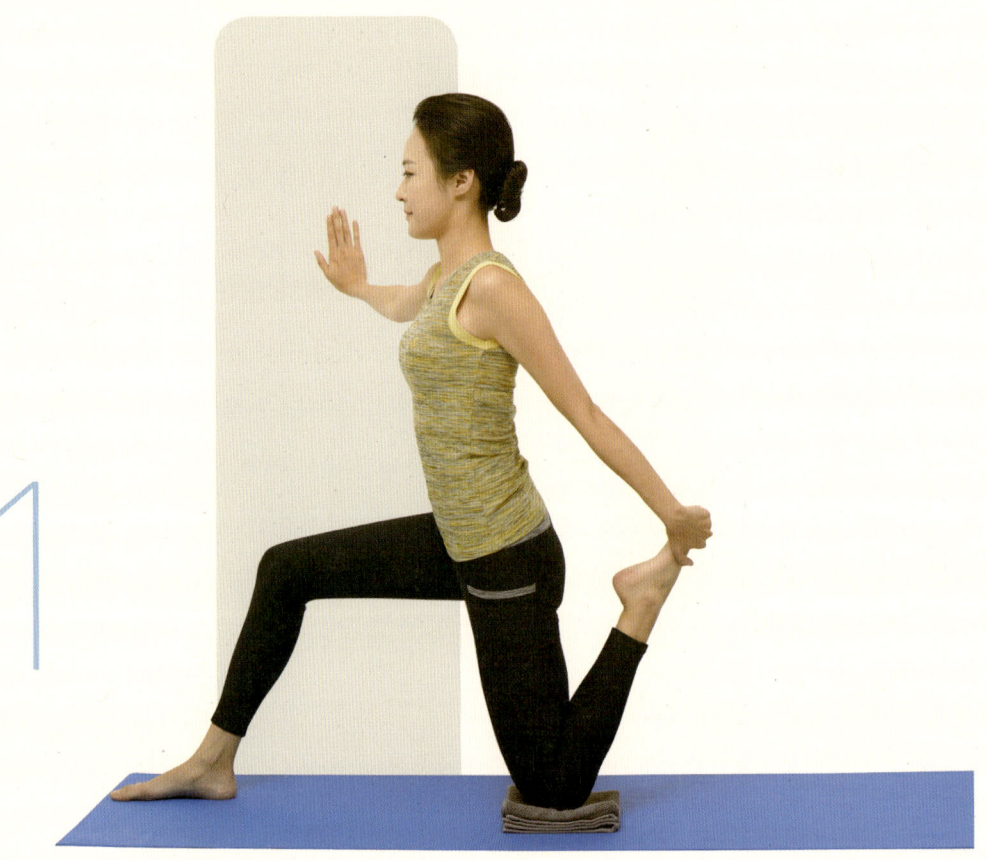

1

벽을 오른쪽에 두고 한 걸음 떨어진 위치에 선다. 오른발을 앞으로 크게 내딛은 다음 왼쪽 무릎이 바닥에 닿도록 앉는다. 왼쪽 무릎 아래에 수건을 접어 깐 다음 왼손으로 왼발 끝을 잡고, 오른손으로 벽을 짚는다.

효과

허벅지 앞쪽에 위치한 대퇴사두근을 늘여 무릎 통증을 완화시키는 효과가 있다. 또한 대퇴사두근이 유연해져 무릎을 구부리고 접는 동작이 원활하게 이루어진다.

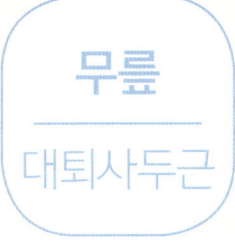

무릎
―――
대퇴사두근

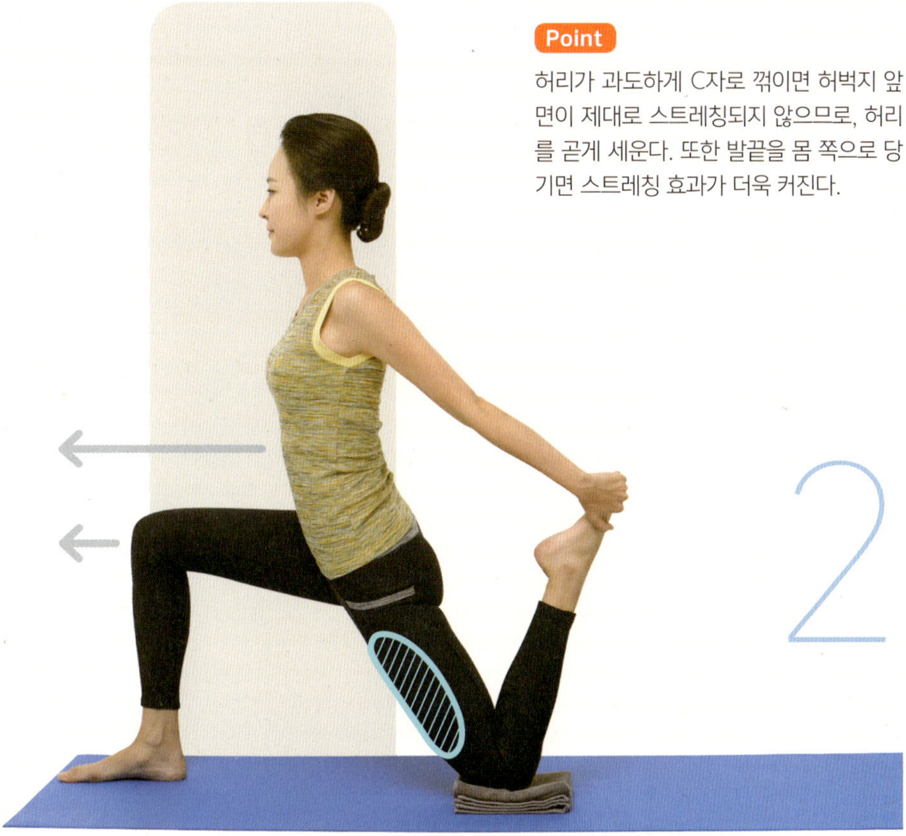

Point

허리가 과도하게 C자로 꺾이면 허벅지 앞면이 제대로 스트레칭되지 않으므로, 허리를 곧게 세운다. 또한 발끝을 몸 쪽으로 당기면 스트레칭 효과가 더욱 커진다.

2

허리를 세운 채 체중을 실어 상체를 앞으로 최대한 이동시킨다. 왼쪽 허벅지 앞면을 늘이며 20초간 자세를 유지한다. 반대쪽도 같은 방법으로 실시한다.

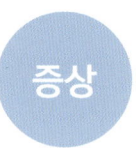

증상

❝ 허벅지 뒤쪽이 자주 당겨요 ❞

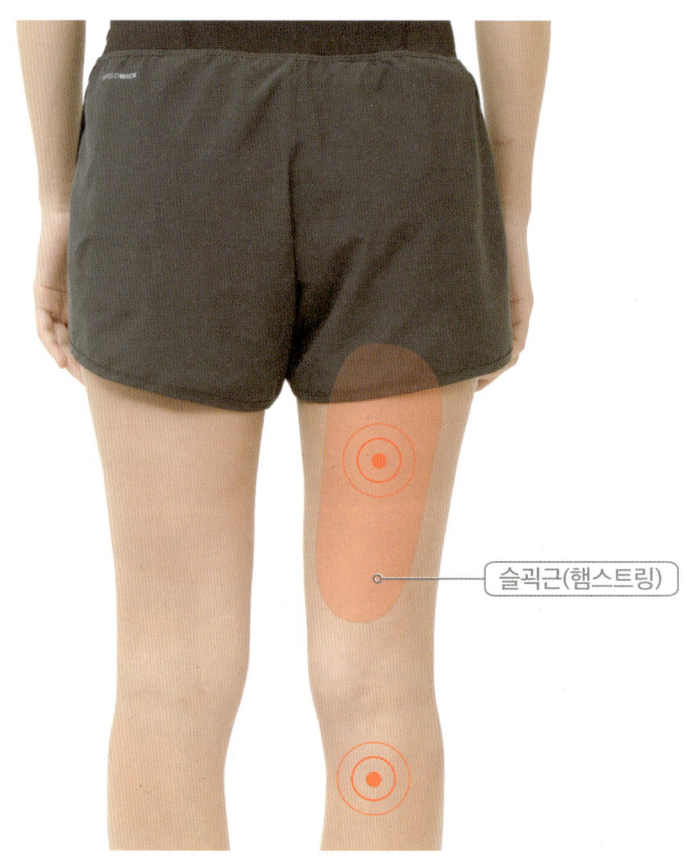

슬곡근(햄스트링)

허벅지 뒤쪽이 당기고 걸을 때 오금이 쭉 펴지지 않는다면 허벅지 뒷면에 위치한 슬괵근이 단축된 상태일 것이다. 슬괵근은 햄스트링이라고도 부른다. 허벅지 뒷면에 모인 대퇴이두근, 반건양근, 반막양근이 슬괵근을 이룬다. 엉덩이관절부터 무릎관절까지 이어진 커다란 근육으로, 대퇴사두근과 함께 무릎을 구부리고 펴는 움직임에 관여한다. 하루 종일 앉아서 생활하는 현대인들은 슬괵근이 짧아져 있는 경우가 많다. 슬괵근이 짧아진 상태로 굳으면 허벅지 뒤쪽에 통증이 생기거나 걸을 때 오금이 당길 수 있다.

또한 슬괵근이 단축되면 골반을 몸 뒤쪽으로 잡아당긴다. 그러면 허리의 C자 곡선이 편편하게 변한다. 즉 슬괵근이 골반을 당겨 허리의 만곡이 무너지면서 요통을 유발하는 것이다. 따라서 요통이 있다면 반드시 허벅지 뒷면의 슬괵근을 스트레칭해야 한다. 슬괵근은 짧아지기 쉬운 근육이므로 주의를 기울여 관리해주자.

이런 증상이 나타나면 스트레칭을 하자!

· 발바닥이 땅에 닿지 않는 높은 의자에 앉으면 쉽게 다리에 피로를 느낀다.
· 걸을 때 허벅지 뒤쪽이 당겨서 절뚝거리게 된다.
· 의자에 앉을 때 허벅지 뒤쪽이 눌리면 통증이 나타난다.

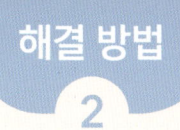

누워서 다리 쭉 펴기

3회

Point
무릎이 가슴 위치에 올 때까지 굽혀야 고관절이 고정되어 슬괵근이 쭉 펴진다.

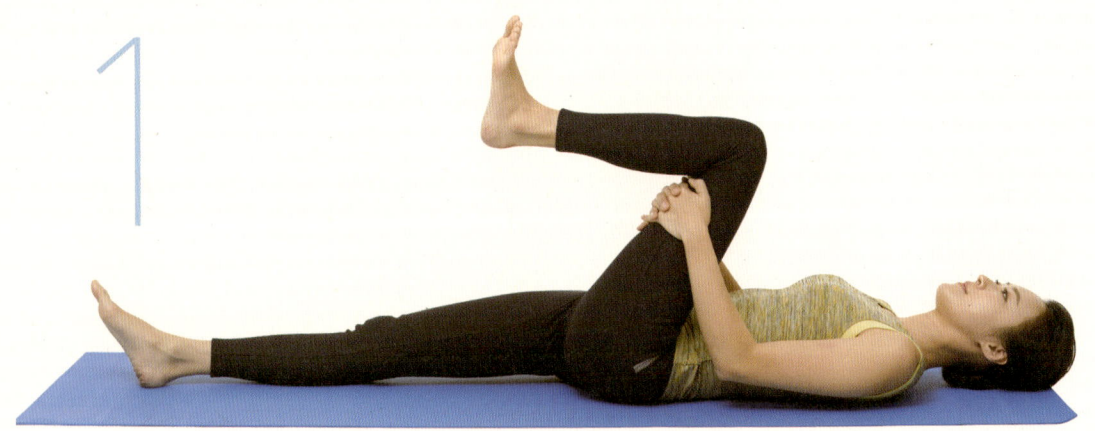

1

등을 대고 누운 다음 왼쪽 무릎을 구부린다. 양손으로 깍지를 껴 왼쪽 허벅지 뒤쪽을 잡는다. 무릎이 가슴 위치까지 오도록 다리를 잡아당긴다.

무릎
슬곡근 (햄스트링)

효과

앉아서 지내는 시간이 많으면 허벅지 뒤쪽 근육인 슬곡근이 단축된다. 짧아진 슬곡근을 늘여 요통과 허벅지 뒤쪽의 통증, 오금이 당기는 증상까지 해소시켜주는 스트레칭이다.

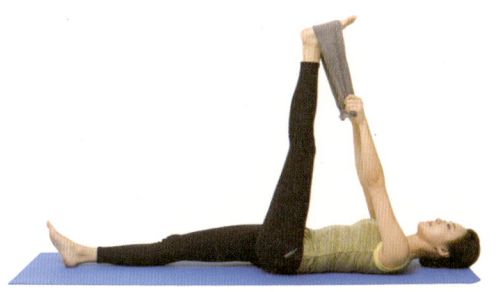

TIP 팔에 힘이 없는 경우 발바닥에 수건을 걸고 당기면 허벅지 뒷면을 좀 더 강하게 늘일 수 있다.

2

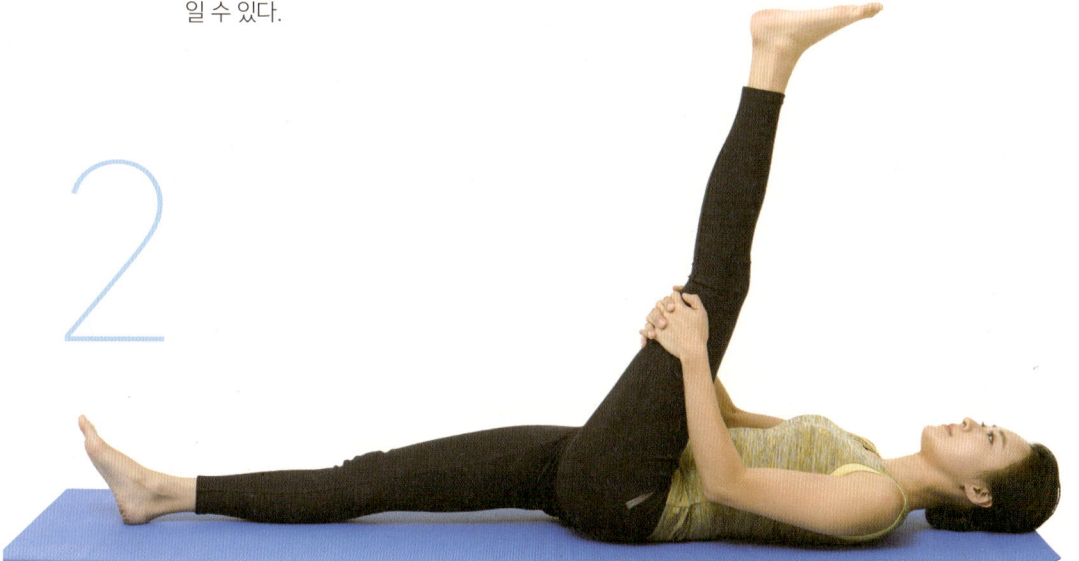

양팔과 골반을 고정한 채 무릎을 최대한 펴서 20초간 허벅지 뒷면을 늘인다. 반대쪽도 같은 방법으로 실시한다.

" 발목을 자주 삐끗해 걸을 때 붓고 시리고 아파요 "

" 자고 일어나서 처음 발을 디딜 때 발뒤꿈치에 통증이 있어요 "

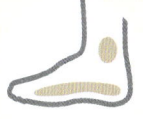

발목&발 통증

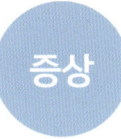

증상

발목을 자주 삐끗해 걸을 때 붓고 시리고 아파요

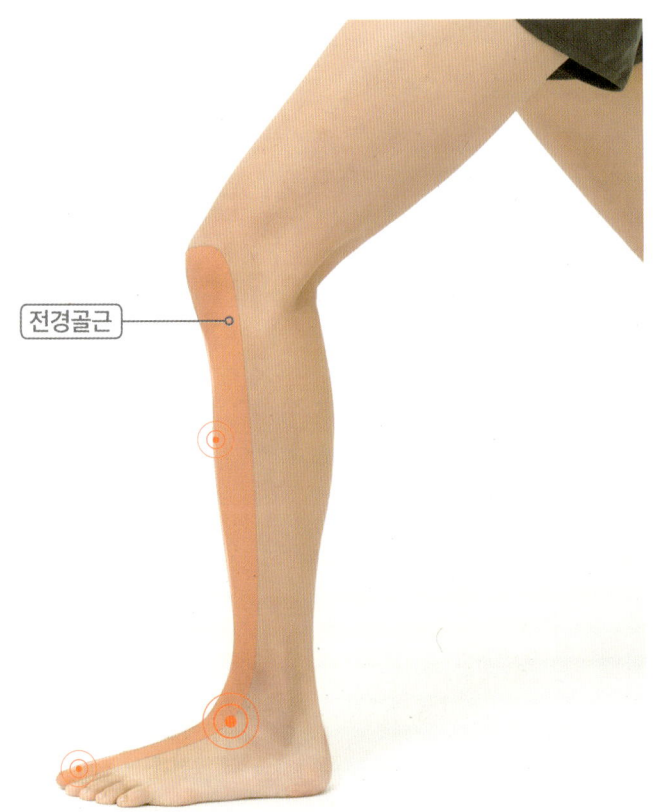

전경골근

자주 발목을 삐끗하거나 평소 발목이 시큰거리고 아픈 경우, 흔히 "발목이 약하다"는 말을 한다. 정강이뼈 앞에서 엄지발가락까지 이어지는 근육인 전경골근에 이상이 생기면 나타날 수 있는 증상이다. 전경골근은 발목을 위로 젖히거나 안쪽으로 돌리는 등 발목의 움직임을 조절하는 역할을 한다. 오르막이나 내리막이 심한 경사로를 걷거나 장시간 운전을 하는 등 발목을 반복적으로 젖히거나 구부리는 동작을 하면 전경골근이 경직되어 발목에 통증이 나타날 수 있다. 축구나 농구, 조깅, 테니스, 배드민턴 등 하체 움직임이 많은 운동을 하고 난 후 이유 없이 정강이가 시리거나 엄지발가락이 아픈 것도 대부분 전경골근에 원인이 있다.

위와 같은 증상들이 나타난다면 스트레칭으로 경직된 전경골근을 풀어주어야 한다. 오래 서 있거나 운전을 하는 것처럼 발목을 젖히고 굽히는 동작을 반복해야 할 때도 중간중간 스트레칭을 해서 전경골근이 휴식을 취할 수 있도록 한다.

이런 증상이 나타나면 스트레칭을 하자!

· 발을 끌며 걸을 때가 있다.
· 걷다가 돌부리에 잘 걸리는 편이다.
· 평소 발목의 움직임이 둔하고, 발목을 돌릴 때 뻣뻣하게 움직인다.
· 운전을 하고 나면 발목이 뻐근하다.
· 정강이 한가운데에 찢어질 듯 당기는 느낌이 든다.

해결 방법 1

꿇어 앉아 무릎 당기기

3회

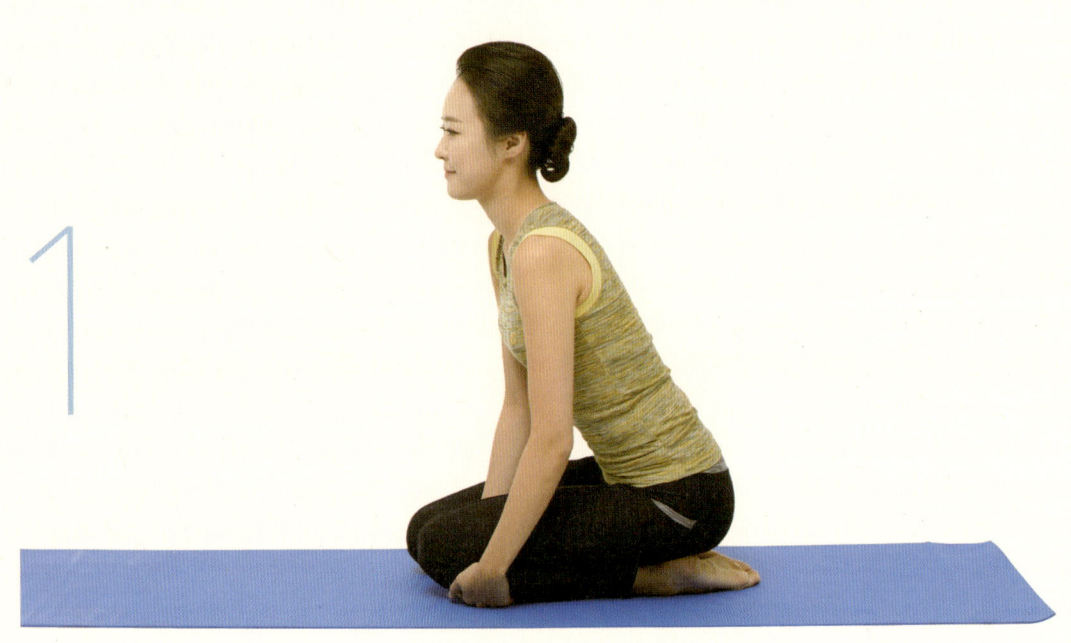

1

무릎을 꿇고 앉는다. 양손은 깍지를 껴 왼쪽 무릎을 잡고, 허리를 곧게 편다.

효과

전경골근이 경직되면 발목의 움직임이 불편해진다. 운동 후 또는 하이힐을 오래 신은 후 시행하면 좋은 스트레칭으로, 굳은 전경골근을 풀어주고 발목의 통증을 효과적으로 없애준다.

발목·발

전경골근

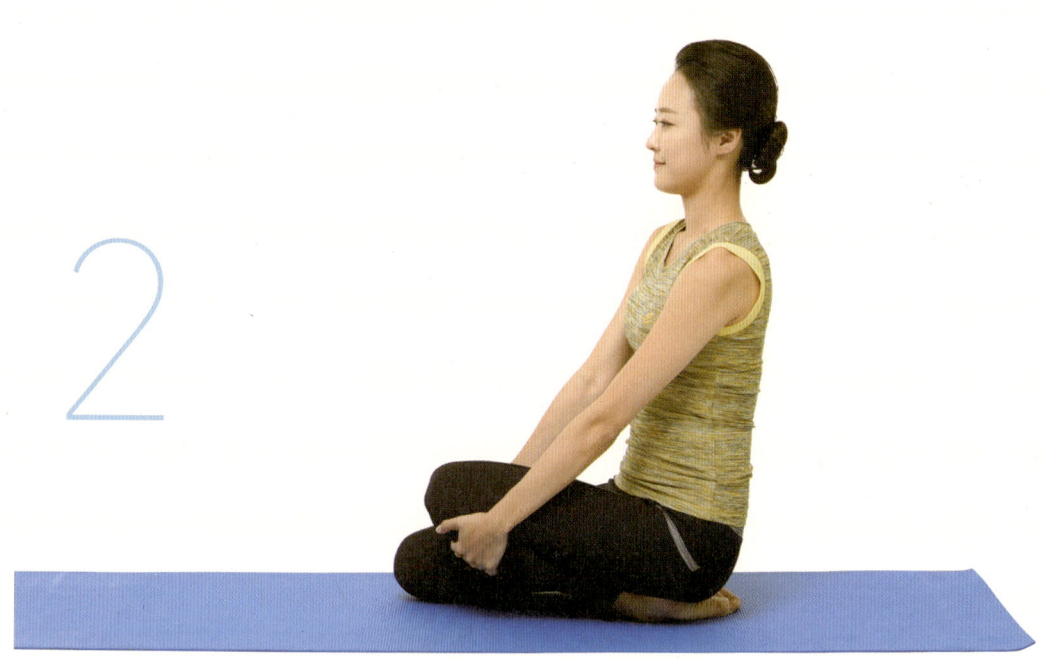

양손으로 무릎을 들면서 체중을 뒤로 이동시킨다. 왼쪽 정강이 앞면을 20초간 충분히 늘인다. 반대쪽도 같은 방법으로 실시한다.

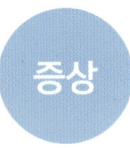

증상

자고 일어나서 처음 발을 디딜 때 발뒤꿈치에 통증이 있어요

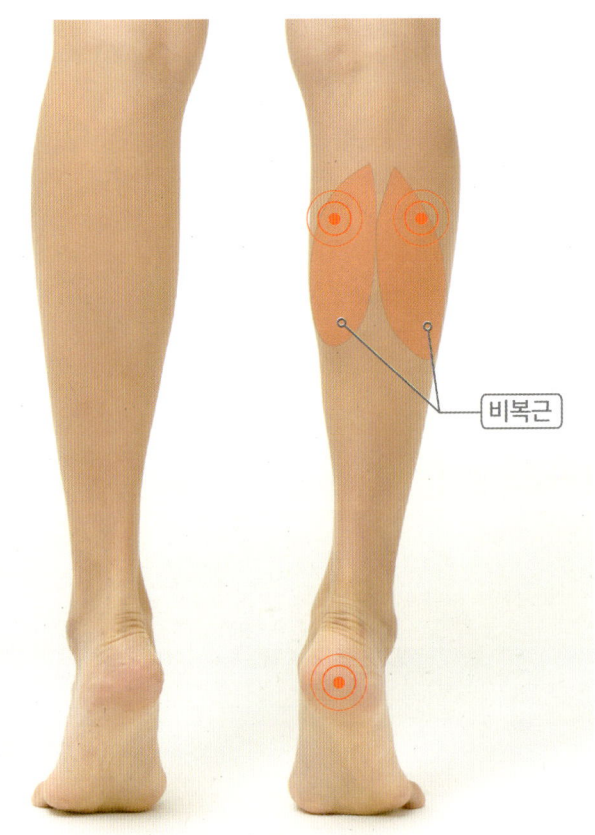

비복근

흔히 말하는 종아리 알통은 비복근이 발달한 경우를 가리킨다. 비복근은 무릎의 오금 아래부터 발목의 아킬레스건까지 이어지는 근육이다. 발목과 무릎을 구부리는 기능을 하고, 발뒤꿈치를 바닥에 디딜 때 무릎과 발목을 안정적으로 고정시켜주는 역할을 한다. 비복근이 경직되면 발을 디딜 때 발뒤꿈치에 통증이 나타날 수 있는데, 특히 아침에 일어나 첫발을 디딜 때 통증이 심하다. 자는 동안 비복근이 이완된 상태였다가 바닥에 발을 디딜 때 갑자기 수축되며 통증이 일어나는 것이다.

비복근이 수축된 자세 즉, 까치발을 들거나 발등을 아래로 쭉 뻗어 늘리는 자세를 오래 유지하거나 반복적으로 취하면 비복근이 굳을 수 있다. 잘못된 자세로 서거나 한 자세로 오래 서 있어도 비복근에 피로가 누적되고, 하체의 혈액 순환이 원활하지 않아도 비복근이 경직될 수 있다. 비복근이 경직되면 발뒤꿈치에 통증이 나타날 뿐 아니라 밤에 잘 때 종아리에 쥐가 나거나 하이힐을 신었을 때 종아리가 당기는 느낌이 들 수 있다. 평소 너무 높은 하이힐을 신지 않도록 하고, 스트레칭을 자주 해서 수축되고 경직된 종아리 근육을 늘려주는 것이 좋다.

이런 증상이 나타나면 스트레칭을 하자!

· 종아리가 붓고 쥐가 자주 난다.
· 종아리 알통이 두드러져서 미관상 좋지 않다.
· 이유 없이 종아리에 멍드는 일이 잦다.

해결 방법 2

앞쪽 다리 굽히며 종아리 늘이기

3회

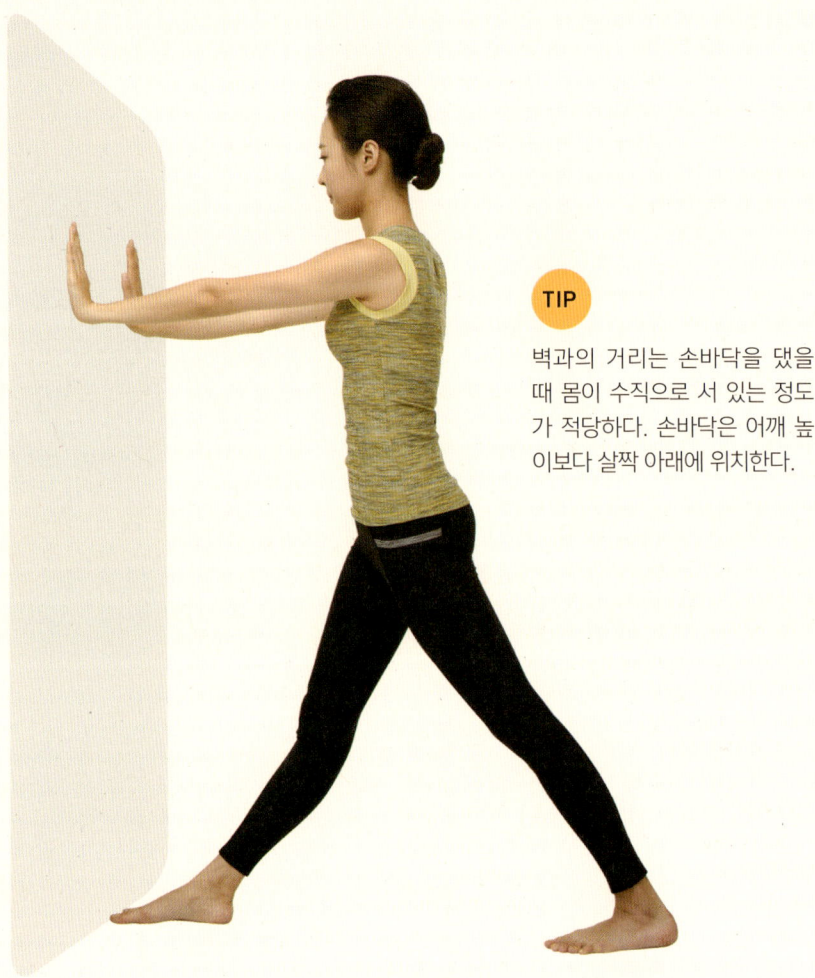

TIP
벽과의 거리는 손바닥을 댔을 때 몸이 수직으로 서 있는 정도가 적당하다. 손바닥은 어깨 높이보다 살짝 아래에 위치한다.

1 벽을 마주보고 선다. 오른발 끝을 벽에 댄 다음 왼발을 세 걸음 정도 뒤로 뻗는다. 양 손바닥으로 벽을 짚는다.

효과

비복근을 이완시키면 발뒤꿈치 통증이나 종아리 안쪽의 통증을 완화하거나 예방할 수 있다. 비복근은 짧아지기 쉬운 근육이므로 평소 스트레칭을 자주 해서 본래의 유연성을 유지해주자.

발목·발
비복근

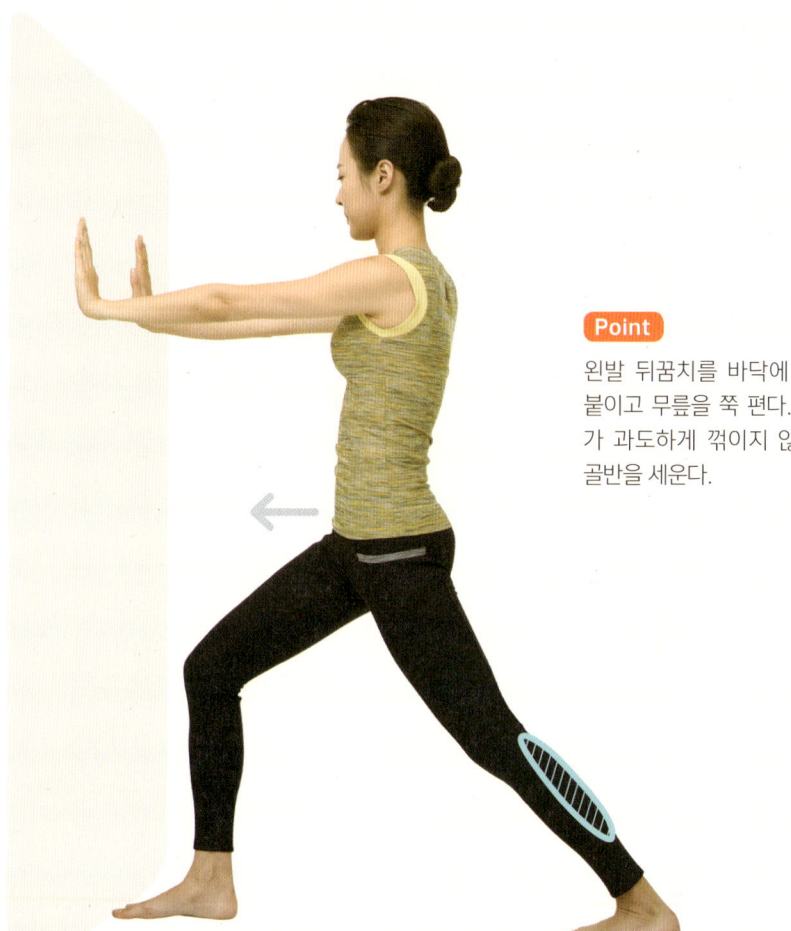

Point
왼발 뒤꿈치를 바닥에 힘껏 붙이고 무릎을 쭉 편다. 허리가 과도하게 꺾이지 않도록 골반을 세운다.

2

오른쪽 무릎을 구부리며 골반을 벽 쪽으로 민다. 왼쪽 종아리가 늘어나는 것을 느끼며 20초간 자세를 유지한다. 반대쪽도 같은 방법으로 실시한다.

special page

이런 경우라면 혼자서 스트레칭하지 말고 병원에 가세요!

목과 어깨의 통증

목을 거의 움직일 수 없거나 밤에 통증이 극심해 잠을 잘 수 없는 경우, 목에서 시작된 통증이 팔까지 내려오거나 저려서 팔을 움직이기 힘든 경우에는 혼자서 무리하게 스트레칭과 운동을 하면 안 된다. 특히 지속적인 어지러움과 구토, 발열 등 목이나 어깨 통증과 상관없는 증상들이 함께 나타난다면 병원을 찾아 검사와 치료를 받도록 한다.

등과 허리의 통증

허리를 삐끗했을 때는 충분히 휴식을 취한 다음 평소의 움직임으로 돌아왔을 때 스트레칭을 한다. 회복 과정을 거치지 않고 급성 통증이 가라앉았을 때 다시 무리한 동작을 반복하면 척추 주위 근육이나 인대가 손상되어 결국 디스크가 터져 나오거나 골반이 틀어질 수 있다. 단순한 허리 통증이어도 거동이 불편하거나 밤에 통증이 심해진다면 휴식만으로는 회복이 쉽지 않으므로 적극적인 치료가 필요하다.

골반과 고관절의 통증

골반 좌우에 위치한 고관절의 통증이 너무 심해 정상적인 보행이 불가능하며, 야간에 지속적인 통증을 느껴 깊은 잠에 들기 어렵다면 병원에서 적극적인 치료를 받아야 한다. 걷는 데 문제는 없지만, 조금만 다리를 움직여도 고관절에 통증이 있거나 자주 허리가 아프다면 병원을 찾아 골반과 고관절에 문제가 있는지 체크해보는 것이 좋다.

팔꿈치와 손목의 통증

팔꿈치를 조금만 움직여도 통증이 심해 팔을 전혀 쓰지 못한다면 병원을 찾아 정밀 검사와 치료를 받아야 한다. 넘어지면서 손으로 바닥을 잘못 짚으면 손목뼈가 골절될 수 있다. 넘어진 이후 손목에 지속적인 통증과 부종이 나타나거나 잠을 못 잘 정도로 통증이 심하다면 꼭 검사를 받도록 한다. 류머티스 관절염이 있어도 손목과 손가락 등 관절 부위에 통증이 나타나므로 아침에 딱딱하게 굳는 현상이 나타나거나 부종과 열감, 피로감, 식욕 부진, 전신의 쇠약감, 빈혈 등이 동반되면 병원을 찾아야 한다.

발목과 발의 통증

습관적인 염좌(관절을 지지하는 인대가 외부의 충격에 의해 늘어나거나 일부 찢어지는 경우)로 인해 발목의 인대가 약해져 있다면 전문의 치료가 필요하다. 또는 발바닥의 오목한 아치 형태를 유지하기 위해 깔창이나 보조 장치가 필요할 수 있다. 엄지발가락이 둘째발가락 쪽으로 심하게 휘어 엄지발가락의 관절이 돌출되는 무지외반증의 경우도 상태에 따라 수술을 해야 할 수 있고, 종아리 근육이 부분적으로 파열되었을 때도 반드시 치료가 필요하니 병원을 찾아가보자.

"약해진 속근육을 강화시켜야
통증이 재발하지 않는다"

통증은 '근육이 불균형하다'고 보내는 몸의 신호다. 근육이 굳고, 뻣뻣하게 수축되면 통증이 나타난다. 이때는 굳은 근육을 풀어주면 된다. 한편 굳은 근육의 반대쪽 근육들은 원래 길이보다 길게 늘어나 약해진 상태가 된다. 스트레칭으로 굳은 근육을 풀면 즉각적으로 통증이 완화되는 효과를 얻을 수 있지만, 약해진 근육 특히 몸 중심부를 지지하는 속근육을 강화시키지 않으면 언제든 통증이 재발한다. 근육의 불균형이 해소되지 않고, 안정적이지 않기 때문이다. 따라서 통증으로부터 완전히 벗어나기 위해서는 속근육의 힘을 키워야 한다. 스트레칭과 더불어 통증을 없애려면 반드시 실시해야 하는 속근육 강화 운동을 알아보자.

PART 4

근육 밸런스를 잡아
통증을 예방하는

**속근육
강화 스트레칭**

속근육 1 목 속근육 강화 스트레칭

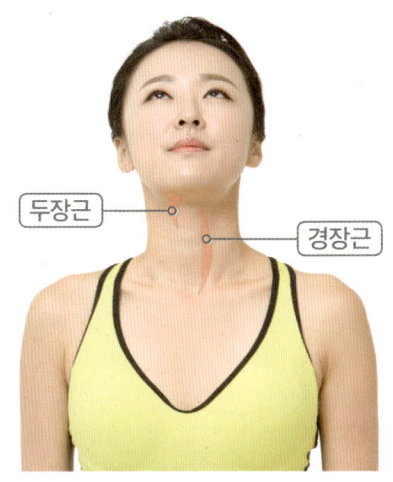

⋮⋮⋮ 목, 어깨, 등 통증의 시발점! 목뼈 주변 근육의 불균형

목에서 시작된 근육들은 어깨와 등까지 길게 이어져 내려가기 때문에 목뼈를 지지하는 속근육이 뭉치면 어깨에도 통증이 나타난다. 목 통증의 가장 큰 원인은 거북목이다. 주로 책상 앞에 앉아 컴퓨터를 하거나 책을 볼 때, 스마트폰을 들여다볼 때 이런 자세를 많이 취하게 된다. 일반적인 머리 무게는 4.5~6kg으로, 볼링공 무게에 버금간다. 이 무거운 머리를 떠받치고 있는 게 목뼈인데, 머리가 제 위치를 벗어나 앞으로 튀어나오면 목과 어깨 주변의 근육들이 목을 지탱하기 위해 엄청난 힘으로 목뼈를 붙잡아야 하므로 통증이 발생할 수밖에 없다.

거북목이 되면 초기에는 뻐근하거나 뭉친 느낌이 드는 정도지만 심해지면 목을 돌릴 수 없을 정도로 통증이 극심해진다. 어깨까지 통증이 퍼져 내려가고, 팔과 손이 저리기도 한다. 목 디스크로도 악화될 수 있기 때문에 반드시 불균형한 목뼈 주변 근육을 교정하고, 속근육의 힘을 키워주어야 한다.

∷ 심부 굴곡근을 강화해 거북목을 교정한다

거북목은 목을 앞으로 빼기 때문에 목의 뒷근육은 긴장된 채 경직되고, 목의 앞쪽 근육은 이완되어 약해진다. 따라서 경직된 뒷목은 풀어주고 약해진 목 앞쪽 근육은 강화시켜 근육의 길이를 원상 복귀시켜야 한다. 근력을 강화하지 않으면 애써 풀어놓은 근육이 다시 경직된다.

약해진 목의 앞쪽 근육을 강화할 때는 턱을 뒤로 당기는 간단한 동작이면 충분하다. 턱을 당겨 목뼈 가까이에 위치한 심부 굴곡근인 두장근과 경장근을 단련하면 경추의 정상적인 커브를 되찾고, 만성적인 목과 어깨 통증을 해소할 수 있다.

이런 경우 근력 강화 스트레칭을 하자!
· 목이 앞으로 튀어나온 거북목이다.
· 목과 어깨가 뻐근하고 아프다.
· 평소 컴퓨터를 오래 한다.
· 두통이 있고, 눈이 쉽게 침침해진다.

해결 방법 1

턱 뒤로 당기기

20회

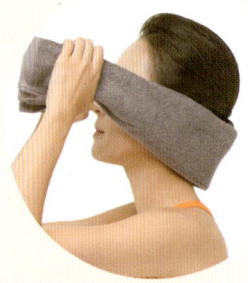

Point
뒤통수 밑의 툭 튀어나온 뼈 바로 아래에 수건을 걸어야 동작을 시행할 때 목 앞쪽의 심부 굴곡근에 힘이 전달된다.

1

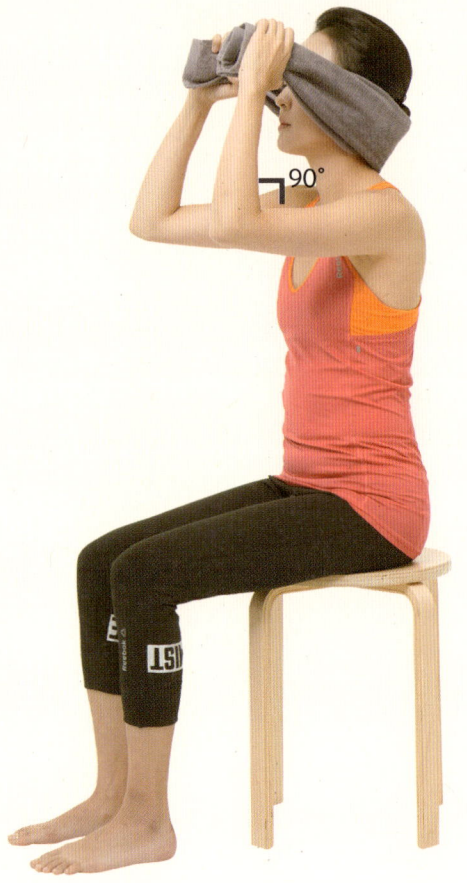

의자에 앉아 다리를 어깨너비로 벌린다. 수건을 길게 접어 머리 뒤에 댄 뒤 양손으로 수건 끝을 잡는다. 이때 턱은 살짝 들고, 팔꿈치가 90도를 유지하도록 팔에 힘을 준다.

효과

목이 앞으로 나온 거북목은 만성적인 목과 어깨 통증을 유발한다. 턱을 뒤로 당기는 동작을 하면 목의 심부 굴곡근의 힘을 강화시켜 목의 정상적인 C자 커브가 되살아나고, 목과 어깨의 통증을 해소시킬 수 있다.

> 목
> ———
> 심부 굴곡근

TIP

턱을 뒤로 밀어 넣는다는 느낌으로 턱과 목에 힘을 주면 동작을 하기가 더 수월하다.

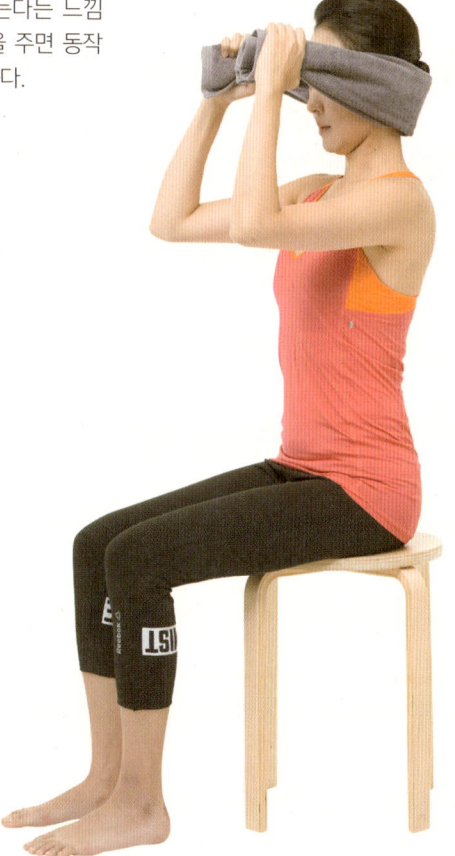

2

목과 어깨, 팔은 고정한 채 턱에 힘을 주어 가슴으로 당겨 내린다. 5초간 자세를 유지한다.

속근육 2 등 속근육 강화 스트레칭

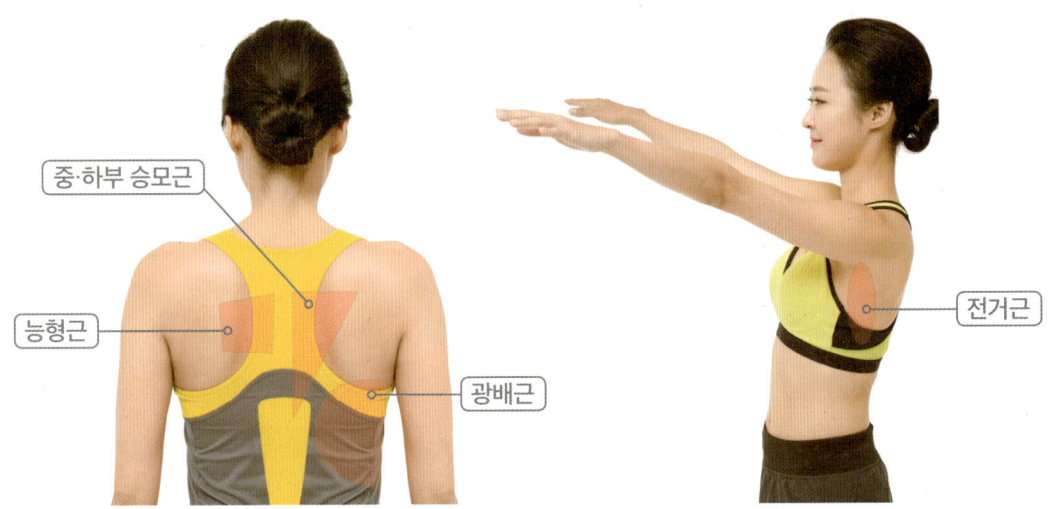

::: 짧아지고 길어진 근육들이
통증을 일으킨다

대부분 무언가를 들여다보거나 쉬고 있을 때면 자연스럽게 고개가 앞으로 튀어나가고 등이 구부정하게 굽는다. 굽은 등은 거북목에 세트처럼 따라다니는 자세다. 목을 앞으로 빼고 등을 구부정하게 말고 있으면 등 근육은 억지로 늘어나고, 반대로 가슴 근육은 짧아진다. 힘을 빼고 편안히 앉은 자세가 휴식을 취하고 있는 것처럼 느껴지지만, 몸은 그와 같이 구부정한 자세를 유지하기 위해 근육들을 억지로 늘이거나 짧게 만들어 힘을 주고 있는 것이다.

등에는 능형근, 승모근, 광배근 등의 큰 근육들이 위치하고 있는데, 이 근육들이 어깨와 팔을 다양한 방향으로 움직이거나 상체를 곧게 세우는 역할을 한다. 즉, 등에서 척추를 붙잡아주는 속근육이다. 그런데 등을 구부정하게 굽힌 자세를 오래 취하면 상체 근육 전반이 불균형해진다. 예를 들어, 팔을 잘 들어 올리지 못한다거나 어깨부터 날개뼈 부근이 쑤신다거나 체한 것처럼 가슴이 답답한 증상이 나타난다. 즉 등 근육이 약해지면 등의 통증뿐 아니라 어깨와 날개뼈 주변, 가슴 앞부분, 옆구리에도 통증을 일으킨다.

::::약해진 등 근육을 강화시켜 굽은 등을 펴고 상체의 통증을 막는다

굽은 등으로 인한 통증을 없애기 위해 가장 먼저 해야 할 것은 구부정한 자세를 바로잡는 것이다. 시간이 날 때마다 자주 스트레칭을 해서 근육이 굳지 않도록 풀어준다. 그러나 스트레칭만으로 모든 통증을 해소할 수는 없다. 긴장한 근육의 뭉침을 풀어주면 일시적으로 통증이 사라지지만 약해진 속근육을 강화시키지 않으면 통증은 언제든 다시 나타난다.

따라서 약해진 등 근육을 튼튼하게 만들어 통증을 완전히 해결해야 한다. 등 근육을 강화해 탄탄한 힘을 갖추게 되면 어깨, 날개뼈, 가슴, 옆구리의 통증이 다시 나타나지 않게 된다. 더불어 자세도 곧아진다.

이런 경우 근력 강화 스트레칭을 하자!
· 책상 앞에 앉아 있는 시간이 많다.
· 뒤에서 보면 날개뼈가 튀어나와 있다.
· 자전거를 즐겨 탄다.

해결 방법 1

목 뒤에 양손 대고 팔꿈치 들기

20회

1

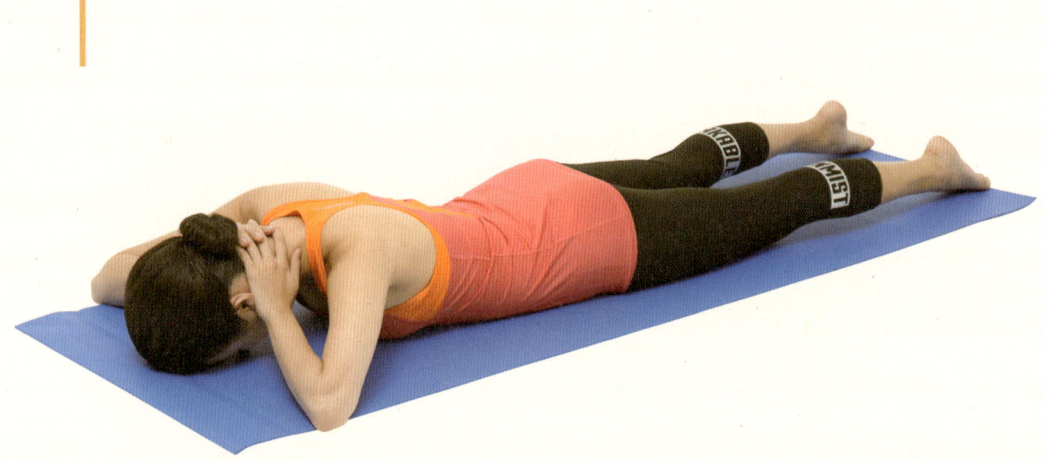

바닥에 엎드린 후 다리를 어깨너비로 벌린다. 양손은 깍지를 껴 목 뒤에 댄다.

효과

날개뼈 안쪽과 맞닿은 능형근이 약해지면 날개뼈를 따라 위아래로 쿡쿡 쑤시는 듯한 통증이 발생한다. 이 동작은 능형근을 강화시켜 굽었던 등을 펴는 효과를 내며, 날개뼈 안쪽의 통증도 완화시킨다.

등
능형근

2

Point

팔 대신 등 근육의 힘으로 자세를 유지하고, 목과 어깨에서 힘을 빼야 능형근에 힘이 집중된다.

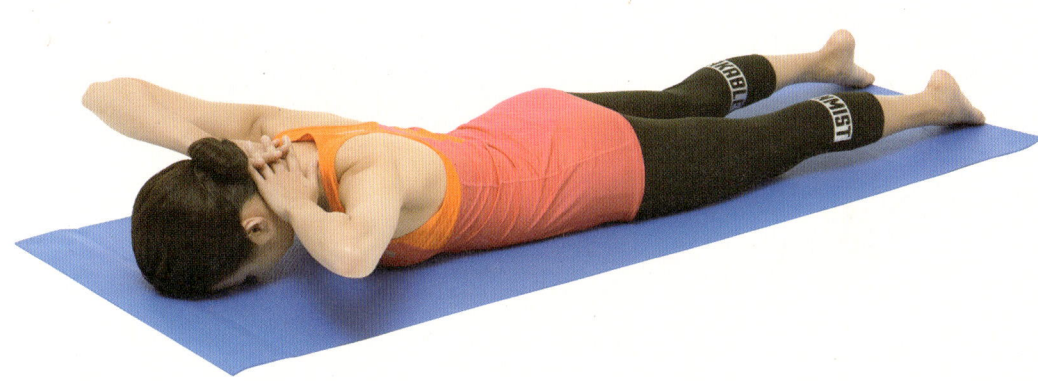

등에 힘을 주어 양쪽 팔꿈치를 바닥과 수평이 되도록 들어 올린다. 5초간 자세를 유지한다.

해결 방법 2

엎드려서 양팔 위로 들기

20회

1

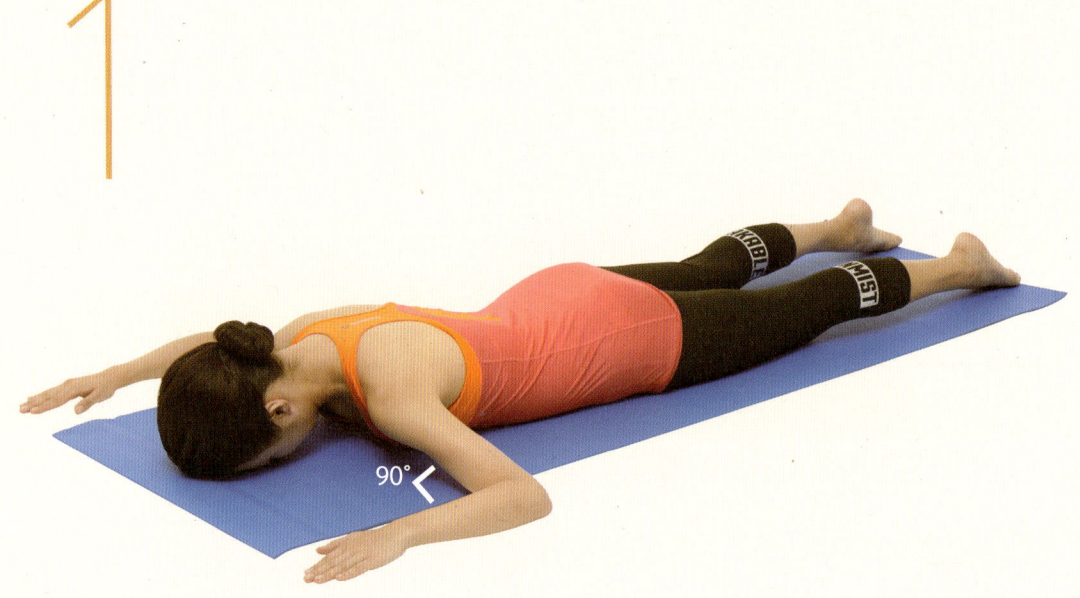

바닥에 엎드린 후 다리를 어깨너비로 벌린다. 양쪽 팔꿈치를 90도로 구부리고, 손바닥은 바닥에 댄다.

효과

힘없이 늘어진 중부 승모근을 강화시키는 동작. 과도하게 위로 솟은 어깨와 앞으로 구부정하게 굽은 등을 원래 위치로 되돌린다. 날개뼈 바깥쪽과 아래쪽의 통증도 없애준다.

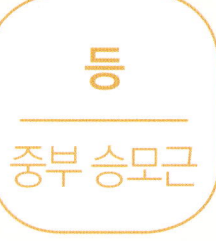

등
중부 승모근

2

Point

어깨와 팔에서 힘을 빼고 등의 힘으로 자세를 유지한다.

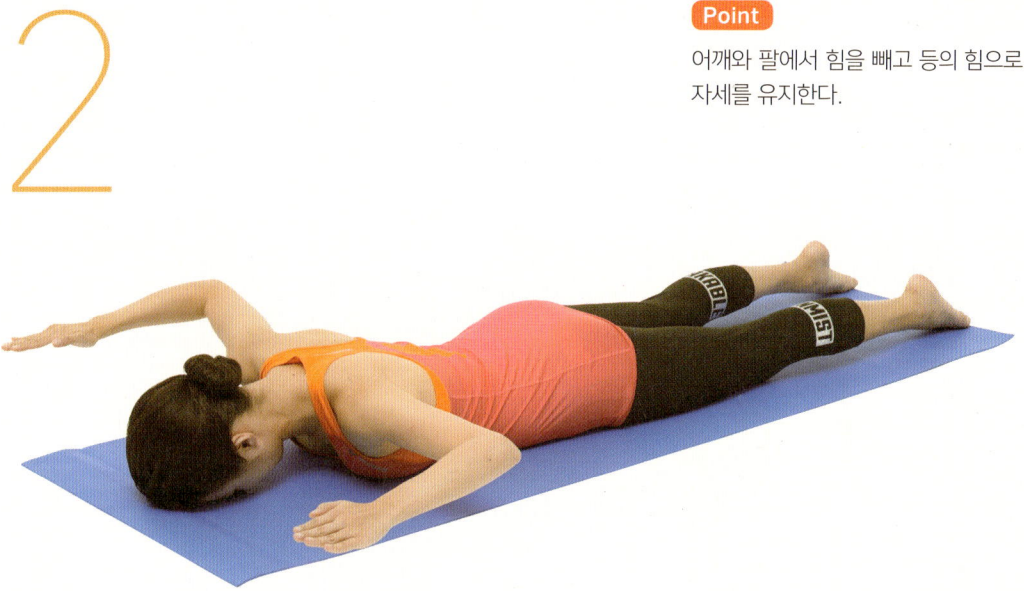

양쪽 날개뼈가 모아지도록 등에 힘을 주어 양팔을 바닥과 수평이 되도록 들어 올린다. 5초간 자세를 유지한다.

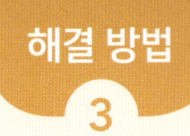

해결 방법 3

엎드려서 양팔 Y자로 들어 올리기

20회

1

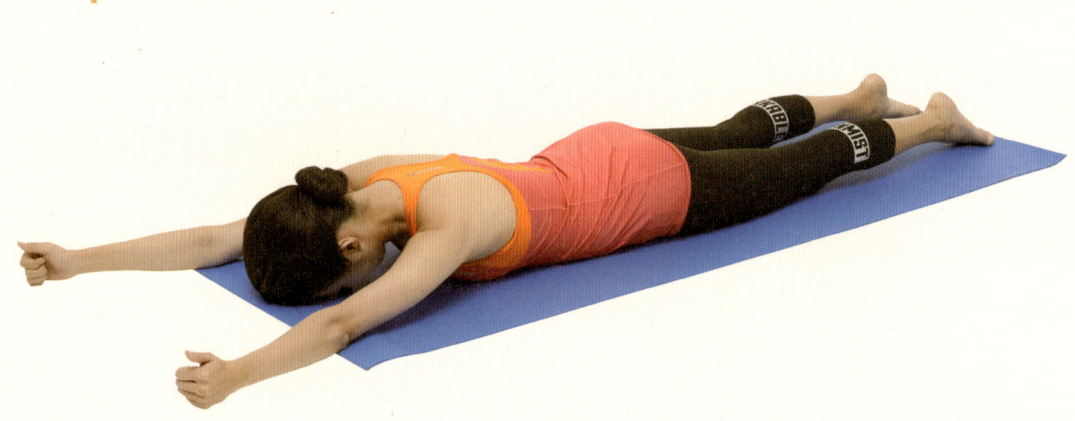

바닥에 엎드린 후 다리를 어깨너비로 벌린다. 양팔은 앞으로 뻗은 다음 120~130도가 되도록 넓게 벌리고, 주먹을 가볍게 쥔다.

효과

날개뼈와 이어진 하부 승모근이 약해지면 등을 곧게 펼 수 없다. 엄지손가락을 세우고 팔을 들어 하부 승모근을 강하게 자극하는 동작으로, 굽은 등은 물론 허리도 곧게 세우는 효과가 있다.

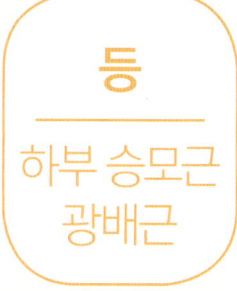

2

Point

어깨를 고정한 채 동작해야 등과 허리에 강하게 힘이 집중돼 늘어진 등 근육이 강화된다.

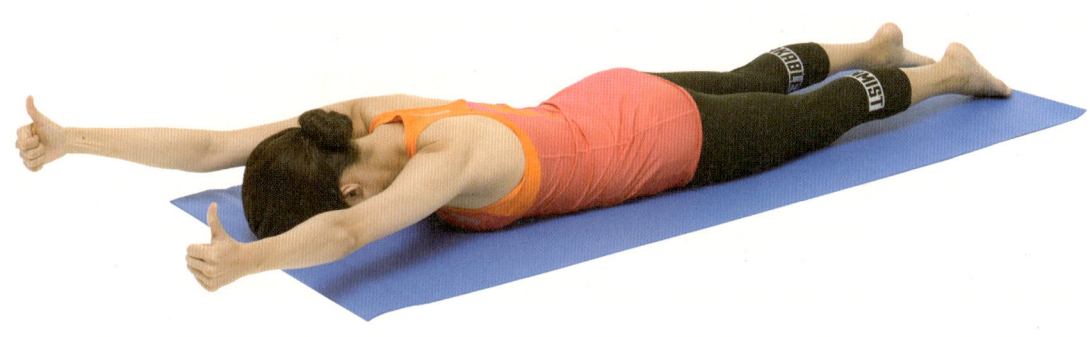

엄지손가락을 세우고, 등에 힘을 주며 양팔을 위로 들어 올린다.
5초간 자세를 유지한다.

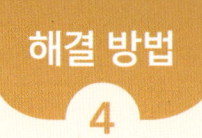

팔로 등 밀어 올리기

20회

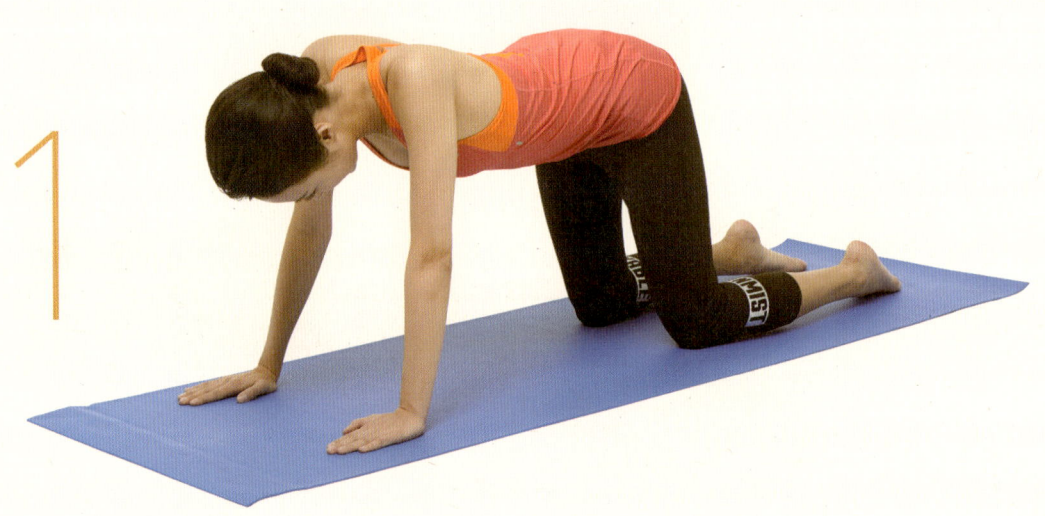

양손과 무릎을 바닥에 대고 네발 자세를 취한다. 양손과 무릎을 어깨너비로 벌린다.

효과

날개뼈 안쪽과 갈비뼈를 잇는 근육인 전거근의 힘을 강화하는 동작. 날개뼈를 바르게 정렬시키고, 겨드랑이 아래와 옆구리 위쪽에서 나타나는 통증도 해소해준다.

등
전거근

Point
어깨와 팔에 힘을 주되 허리와 골반, 다리는 고정해야 전거근에 힘이 들어가고, 등을 밀어 올릴 수 있다.

2

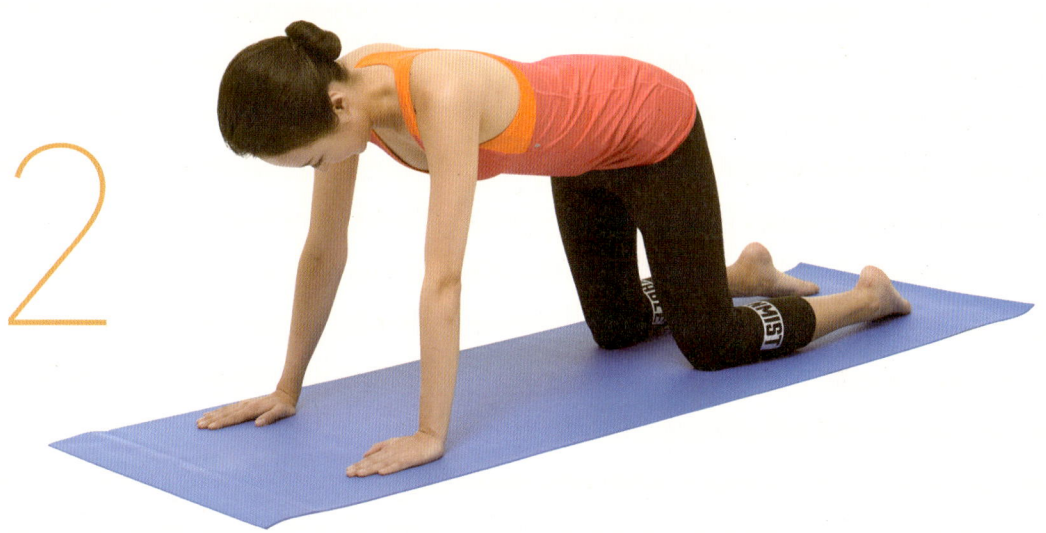

팔로 바닥을 밀며 등을 밀어 올린다. 어깨에 힘을 주어 날개뼈와 날개뼈 사이를 채워 올린다는 느낌으로 5초간 자세를 유지한다.

속근육 3 허리&복부 속근육 강화 스트레칭

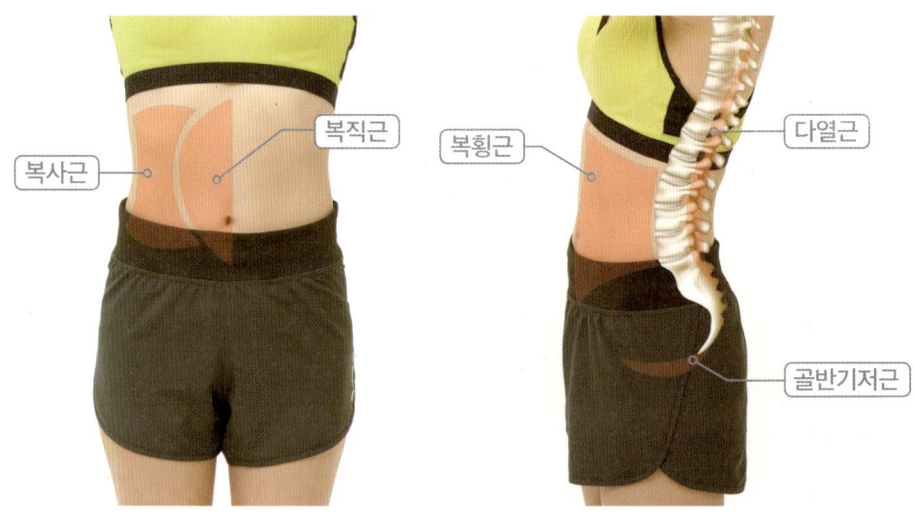

::: 속근육 약화가
만성적인 요통의 가장 큰 원인!

근육은 크게 겉근육과 속근육으로 나눌 수 있다. 겉근육은 말 그대로 피부 표면과 가까운 곳에 있는 근육으로 몸의 움직임을 만드는 데 쓰이고, 속근육은 몸속 깊숙한 곳에서 척추와 관절, 뼈를 붙들고 자세를 유지시키는 근육이다. 그래서 겉근육은 '활동근', 속근육은 '자세유지근'이라고도 불린다.

흔히 '코어core'로 불리는 근육이 바로 속근육이다. 속근육은 우리 몸의 중심인 척추, 복부, 골반 부위에 위치하는 근육들을 말한다. 척추를 받쳐 곧은 자세를 유지하고, 내장을 보호하므로 몸에서 가장 중요한 근육이라고 할 수 있다. 속근육을 단련한다는 것은 우리 몸 중심부를 단련한다는 뜻과 같다.

속근육이 약해지면 척추를 제자리에 붙잡아두기 위해 주변 근육들이 과도하게 긴장을 하여 허리와 골반 곳곳에 통증이 나타난다. 척추에 퇴행성 변화가 가속화되어 통증이 더 심해지거나 디스크가 발생할 수도 있다.

:::: 몸의 중심부를 붙잡고 있는 속근육을 단련시켜라

통증을 일으키는 근육을 풀어도 약화된 속근육을 강화시키지 않으면 바른 자세를 유지하기 힘들다. 결과적으로는 언제든 통증이 재발하게 된다. 몸을 앞으로 숙일 때 척추가 과도하게 쏠아지지 않도록 잡아주는 다열근, 좌우로 몸을 구부리고 비틀 때 척추와 골반을 고정하는 복사근과 복직근, 골반 위쪽의 장기를 해먹처럼 받치고 있는 골반기저근, 코르셋처럼 몸을 둘러싸 척추를 안정화시키는 복횡근, 수축과 이완을 통해 호흡 운동을 돕는 횡경막이 바로 속근육이다. 복부 안쪽에 깊숙이 자리 잡은 속근육들을 단련해야 척추와 허리, 골반과 연관된 통증을 근본적으로 치료할 수 있다.

평소 만성적인 요통에 시달리는 사람, 하루 종일 앉아서 보내는 시간이 많은 사람, 허리 디스크가 있거나 엉덩이와 다리가 저린 하지 방사통이 있는 사람은 반드시 속근육 강화 스트레칭을 해야 한다.

이런 경우 근력 강화 스트레칭을 하자!
· 찌릿찌릿한 허리 통증이 있다.
· 허리부터 엉덩이, 다리까지 저린 느낌이 있다.
· 앉아 있는 자세가 좋지 않다는 말을 자주 듣는다.

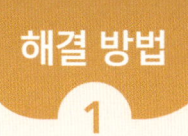

네발 자세에서 팔다리 들어 올리기

20회

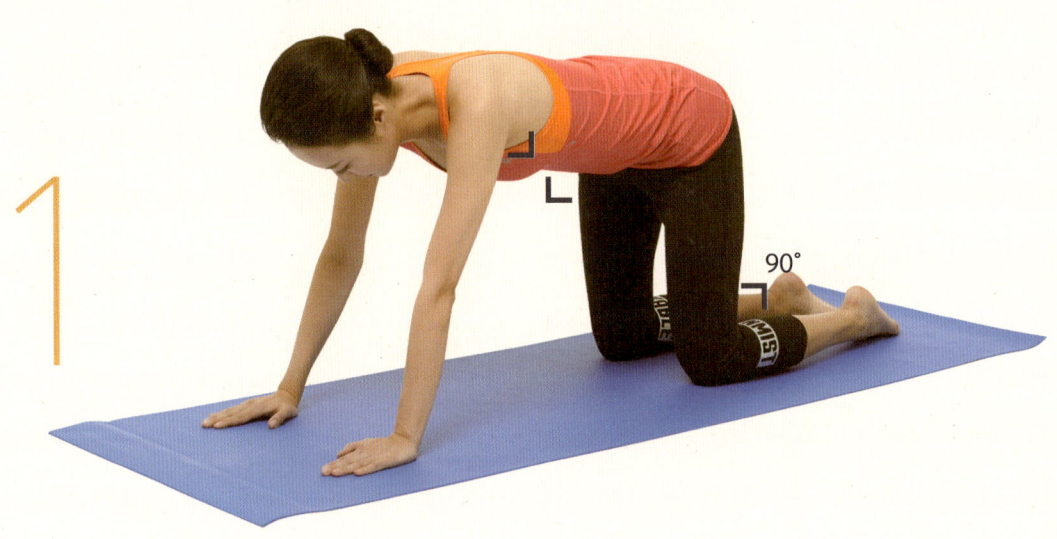

양손과 무릎을 바닥에 대고 네발 자세를 취한 다음 양손과 무릎을 어깨너비로 벌린다. 어깨와 골반, 무릎은 90도가 되도록 구부리고 목부터 엉덩이까지 상체는 일직선을 유지한다.

허리&복부
다열근

효과
척추를 중심에 위치하도록 잡아주는 다열근을 활성화시키는 동작. 흉추의 C자 만곡을 유지하는 데 도움을 주며, 허리 디스크 증상을 완화하는 데 좋다. 또한 좌우 골반의 밸런스를 맞춰주는 효과도있다.

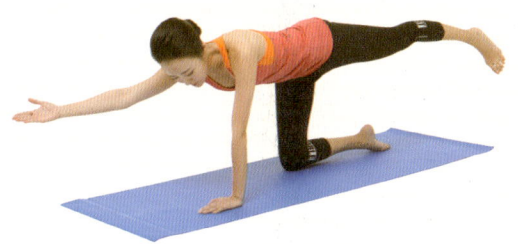

엉덩이가 옆으로 틀어지거나 골반이 들리면 다열근에 힘이 전달되지 않는다.

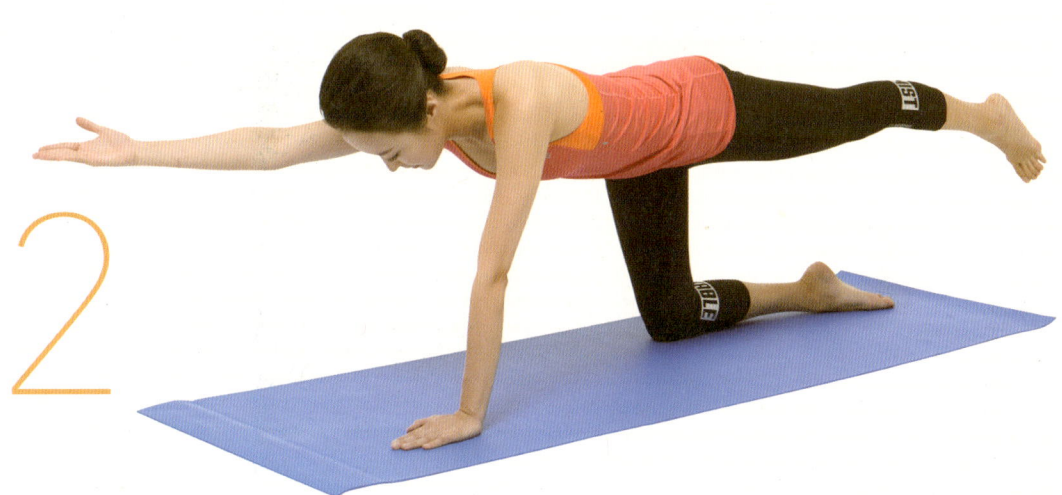

2
손바닥이 위를 향하도록 오른팔을 쭉 뻗는다. 동시에 왼쪽 다리를 뒤로 뻗어 팔다리가 바닥과 수평을 이룬 상태에서 10초간 자세를 유지한다. 반대쪽도 같은 방법으로 실시한다.

해결 방법 2

벽에 발바닥 대고 상체 들기

20회

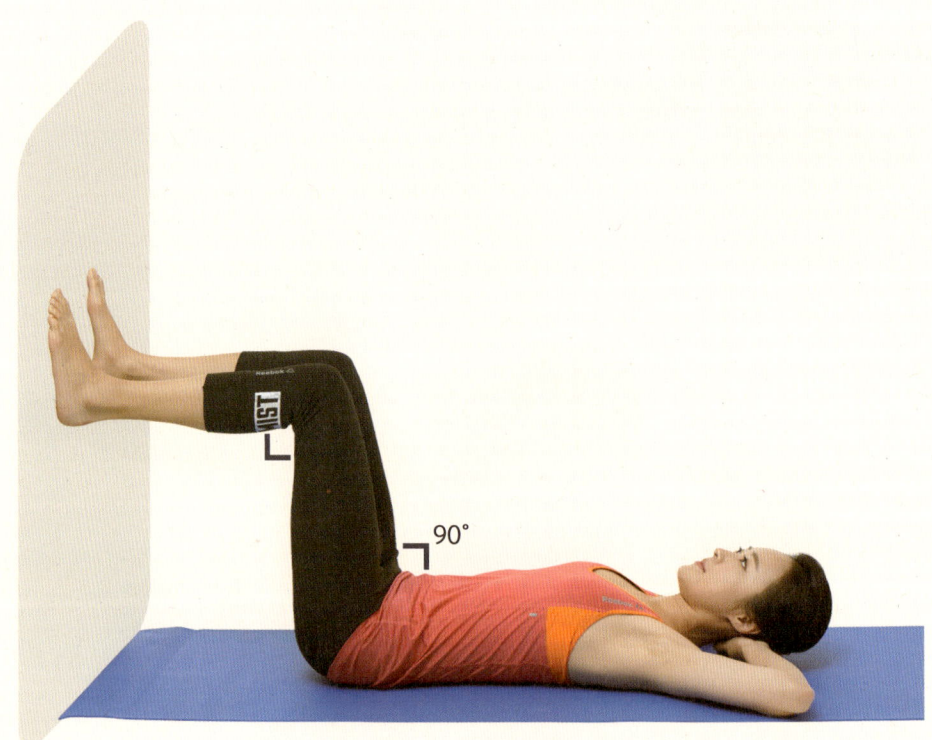

1

등을 대고 누운 뒤 무릎과 골반이 각각 90도를 이루도록 양쪽 발바닥을 벽에 댄다. 다리를 어깨너비로 벌리고, 양손은 깍지 껴 뒤통수에 댄다.

효과

무작정 복부 운동을 하면 오히려 허리에 무리가 가거나 복부보다 골반에 힘이 더 들어갈 수 있다. 허리에 부담 없이 복부에만 집중해 허리의 힘을 키워주는 동작으로, 복직근을 단련하는 데 효과적이다.

허리&복부
복직근

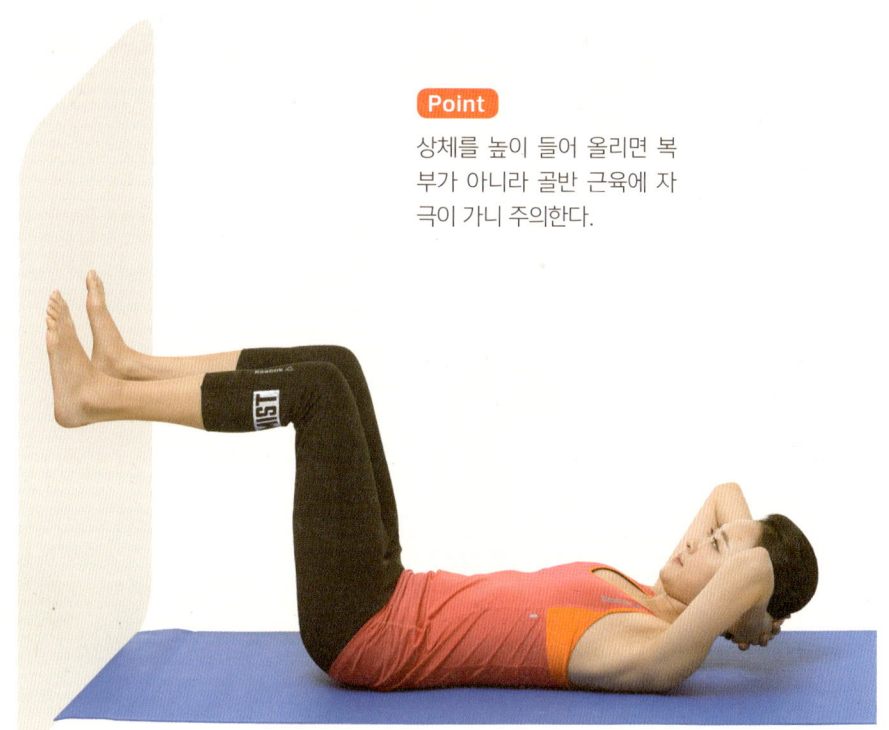

Point
상체를 높이 들어 올리면 복부가 아니라 골반 근육에 자극이 가니 주의한다.

숨을 내쉬며 어깨를 살짝 바닥에서 뗀다는 느낌으로 상체를 들어 올려 10초간 자세를 유지한다. 이때 목과 양손, 어깨에 힘을 빼고 복부의 힘으로만 동작을 실시한다.

해결 방법 3

벽에 발바닥 대고 상체 비틀며 들기

20회

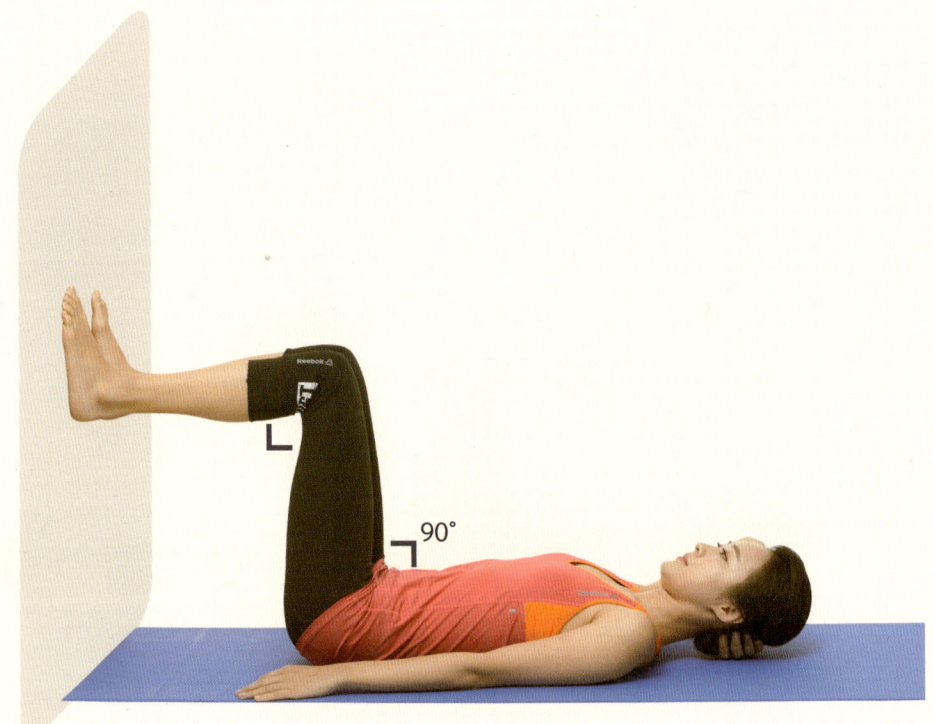

1

등을 대고 누운 뒤 무릎과 골반이 각각 90도를 이루도록 양쪽 발바닥을 벽에 댄다. 다리를 어깨너비로 벌린다. 오른손은 뒤통수에 대고, 왼손은 바닥을 짚는다.

효과

평소 움직임이 적어 약화되기 쉬운 옆구리 쪽의 복사근을 단련해주는 동작이다. 약해진 복사근의 탄력과 힘을 되돌리고, 틀어지기 쉬운 척추와 골반을 바로잡아 허리 통증이 일어날 가능성을 낮춰준다.

허리&복부
복사근

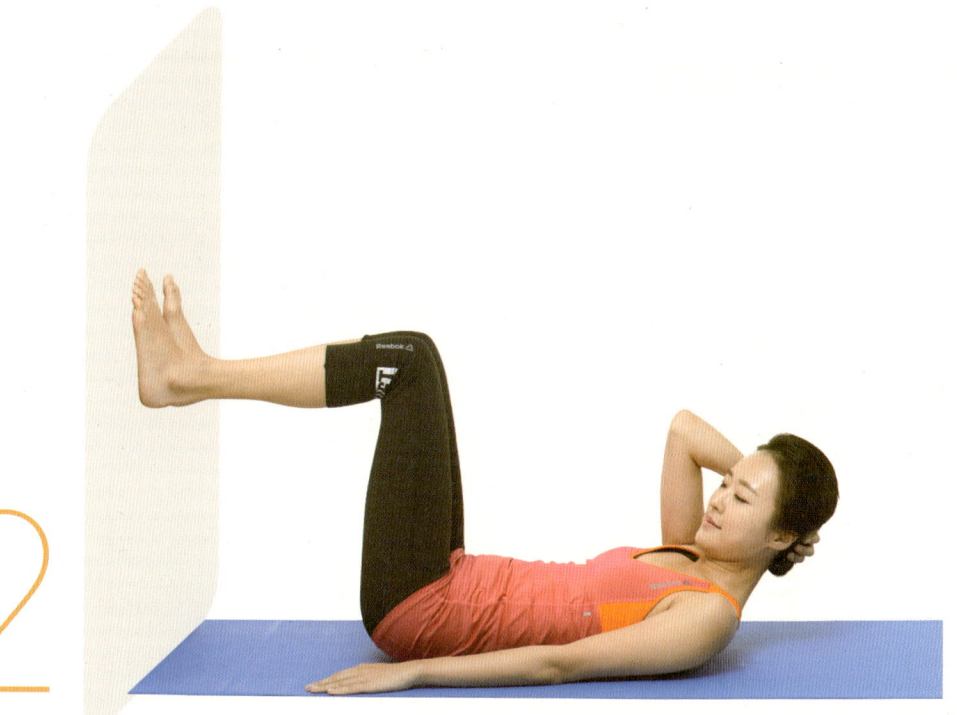

상체를 왼쪽으로 비틀어 올리며 오른쪽 어깨를 바닥에서 살짝 뗀 상태에서 10초간 자세를 유지한다. 반대쪽도 같은 방법으로 실시한다.

속근육 4 골반&다리 속근육 강화 스트레칭

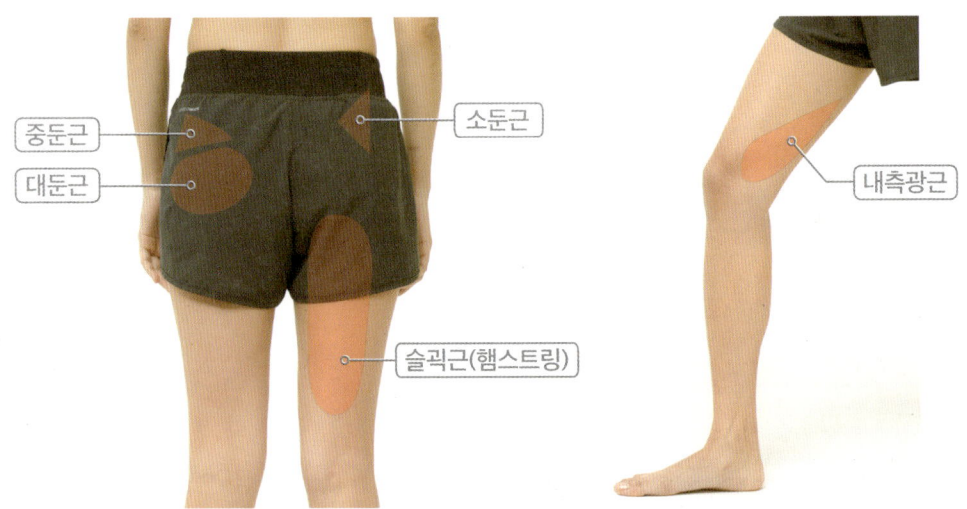

::: 하체의 정렬이 틀어지는 원인은 골반 불균형에 있다

골반은 위로는 척추를 받치고 아래로는 하체의 움직임을 주관하는 매우 중요한 부위다. 그러나 오래 앉아 있고, 자세가 좋지 않은 현대인들은 골반 주변의 속근육이 약화되고 불균형해져 골반을 비롯해 몸 전체의 정렬이 틀어진 경우가 많다.

골반이 틀어지면 허리의 정상적인 커브가 변형되어 요통이 나타난다. 아침에 일어나면 그리 아프지 않은데, 일어서 있거나 책상 앞에 앉아 있으면 뻐근한 듯 아픈 통증을 느끼게 되는 것이다. 또한 골반 좌우의 고관절이 제자리를 벗어나면 하체의 정렬이 흐트러져 다리에도 통증이 나타난다.

::: 골반, 엉덩이, 허벅지 근육을 강화시켜 하체를 안정시킨다

앉아 있는 시간이 많으면 골반 좌우에 위치한 고관절 근육이 경직된다. 게다가 엉덩이 근육(둔근)이 약해진다. 하체를 안정시키는 둔근이 약해지면 상체와 하체 근육도 틀어져 곳곳에 통증이 나타날 수 있다. 특히 허벅지 근육들은 무릎뼈로 이어지므로 허벅지 근육이 약화되면 무릎뼈가 상하좌우로 움직여 제 위치에서 벗어나고, 무릎관절에 무리가 오게 된다.

평소 요통이 심하거나 오랫동안 앉아 있는 생활을 하고, 걸을 때 골반이 좌우로 과도하게 흔들린다거나 무릎이 풀리는 느낌이 있다면 골반과 엉덩이, 허벅지의 근육을 강화시키는 스트레칭을 하는 것이 좋다.

이런 경우 근력 강화 스트레칭을 하자!
· 걸을 때 골반이 과도하게 흔들린다.
· 한쪽 다리로 설 때 중심을 잡기 힘들다.
· 앉아 있는 시간이 많다.
· 걷는 시간이 부족하다.
· 오래 걷거나 서 있으면 허리와 무릎이 아프다.

해결 방법 1

옆으로 누워 다리 들어 올리기

20회

1

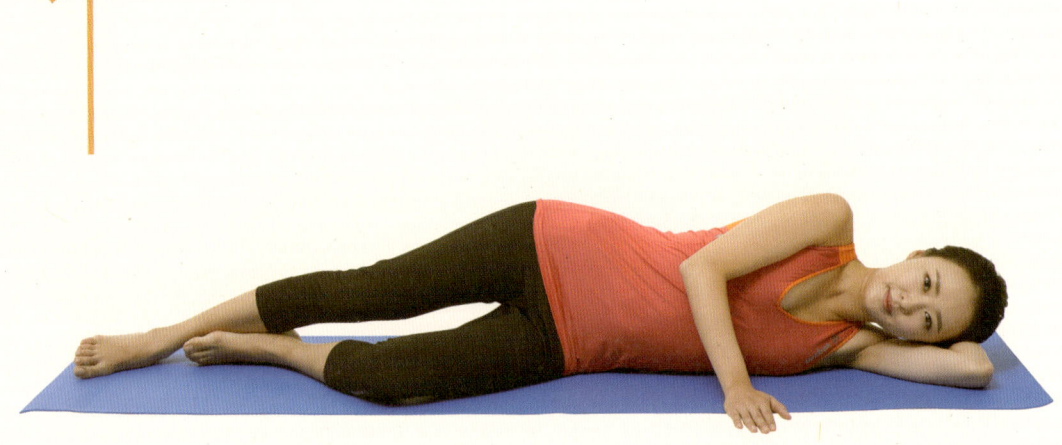

왼쪽 몸이 아래로 오도록 옆으로 누운 다음 왼팔을 굽혀 머리를 받친다. 오른팔은 몸 앞으로 넘겨 바닥을 짚고, 왼쪽 다리는 살짝 구부려 몸을 고정한다.

효과

하루 종일 앉아서 일을 하고 활동량이 적은 경우, 엉덩이의 둔근이 약해져 엉덩이뿐 아니라 허리와 허벅지, 무릎에도 통증이 나타난다. 약해진 중둔근을 강화시켜 척추와 골반, 하체의 안정화를 돕는 동작이다.

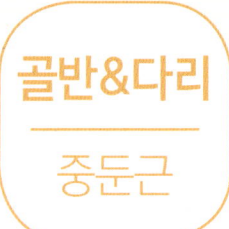

Point

다리를 너무 높이 들면 허리 근육이 사용된다. 다리는 몸 높이까지만 들어 엉덩이에만 자극을 주도록 집중한다.

2

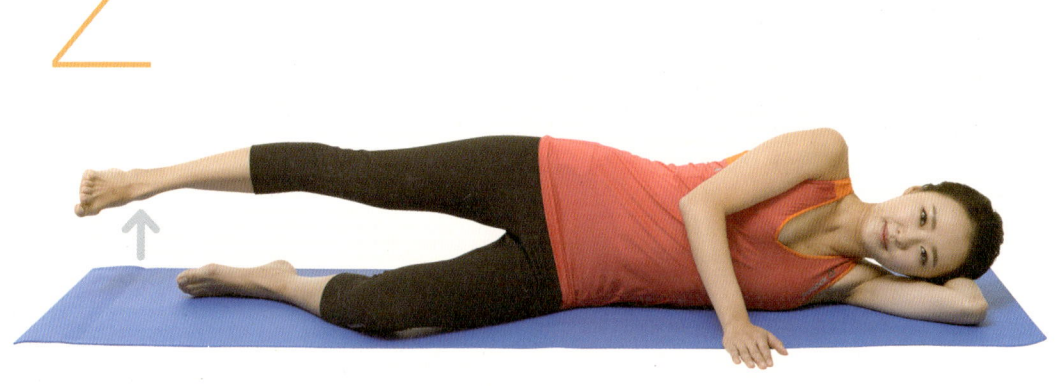

오른쪽 다리를 쭉 펴 몸이 일직선이 되도록 만든다. 10초간 자세를 유지한 뒤 반대쪽도 같은 방법으로 실시한다.

해결 방법 2

등 대고 누워 엉덩이와 다리 들기

20회

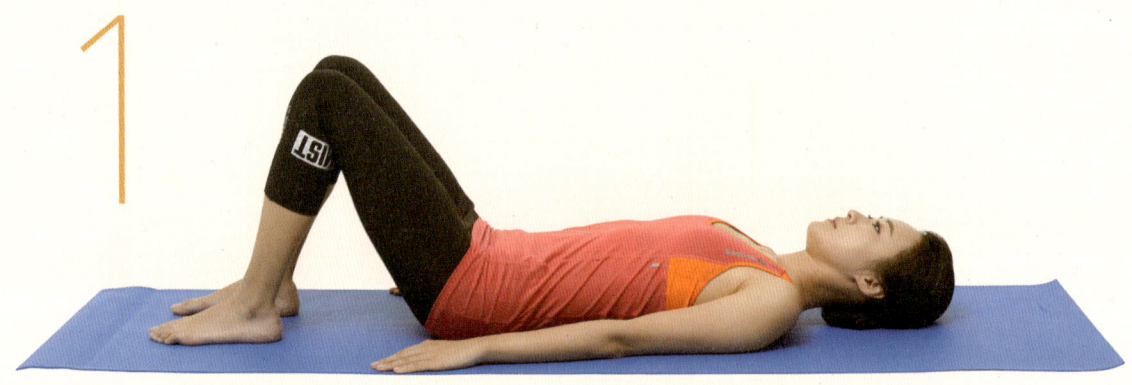

1

등을 대고 누운 뒤 양쪽 무릎을 구부리고, 다리를 골반너비로 벌린다. 양팔은 몸 옆으로 뻗어 바닥에 댄다.

효과

둔근과 슬괵근은 물론 몸 뒷면의 다양한 근육을 자극하고 힘을 키워주는 동작. 몸통과 하체의 근육을 전반적으로 단련시키고, 고관절의 움직임을 유연하게 만들어준다.

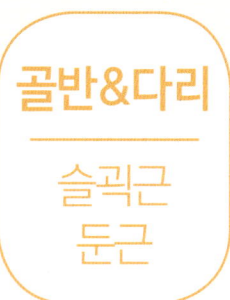

골반&다리

슬괵근
둔근

Point

다리를 곧게 펴야 엉덩이와 허벅지 뒷면 근육이 강하게 수축된다.

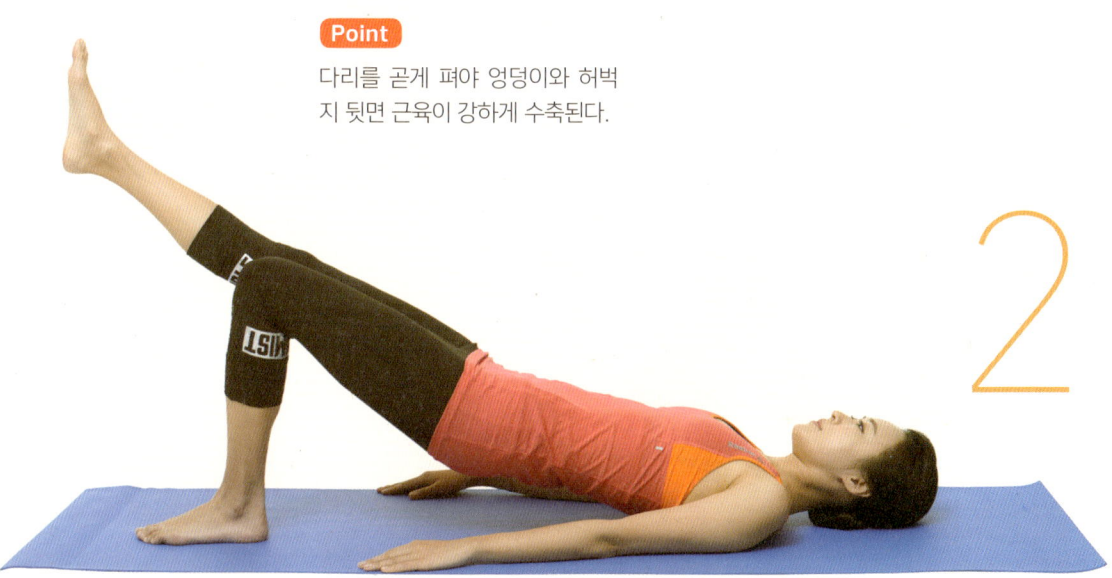

2

오른쪽 다리를 곧게 뻗으며 엉덩이에 힘을 주고 들어 올린다. 10초간 자세를 유지한 뒤 반대쪽도 같은 방법으로 실시한다.

해결 방법 3

무릎에 쿠션 끼워 엉덩이 들고 다리 조이기

20회

1

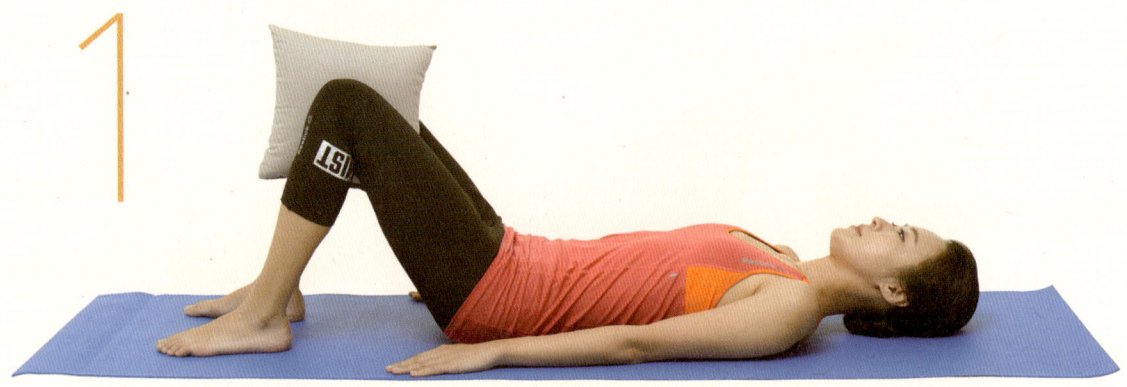

등을 대고 누운 뒤 양쪽 무릎을 구부리고, 다리를 골반너비로 벌린다. 무릎 사이에 쿠션을 끼우고, 양팔은 몸 옆으로 뻗어 바닥에 댄다.

효과

'등 대고 누워 엉덩이와 다리 들기' 동작보다 한 단계 업그레이드된 동작으로 평소 잘 사용하지 않는 허벅지 안쪽의 내측광근을 강화시킨다. 무릎관절을 감싸는 근육의 안정화에도 좋으며, O자형 다리를 교정하는 효과도 있다.

골반&다리

내측광근
슬괵근

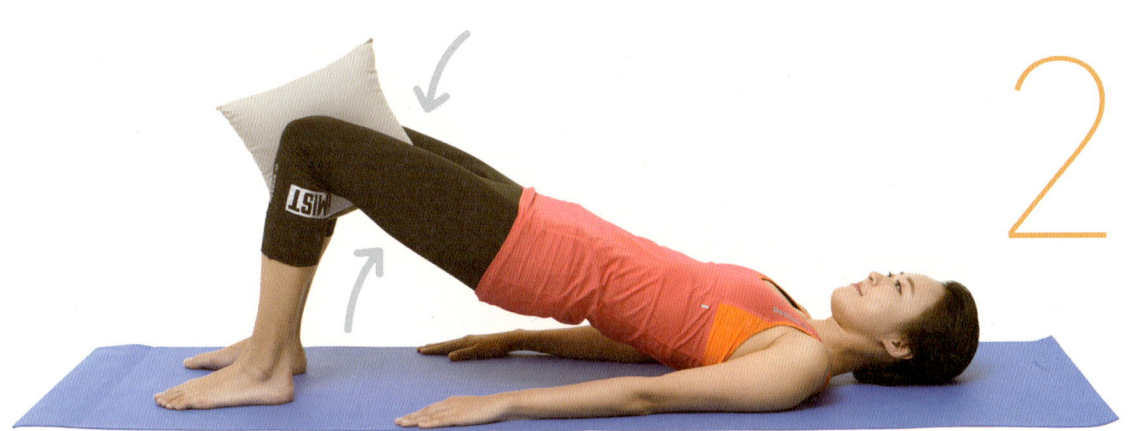

2

엉덩이에 힘을 주고 들어 올리며 허벅지 안쪽의 힘으로 쿠션을 조인다. 10초간 자세를 유지한다.

의상 협찬 리복 shop.reebok.co.kr
엘프스 www.elfyoga.co.kr | 1544-9417

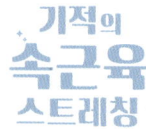

펴낸날 초판 1쇄 2017년 4월 10일 | 초판 8쇄 2023년 9월 8일

지은이 윤제필

펴낸이 임호준
출판 팀장 정영주
편집 김은정 조유진 김경애
디자인 김지혜 | **마케팅** 길보민 정서진
경영지원 박석호 김하정 유태호 최단비

사진 김범경 | **모델** 임지원
인쇄 상식문화

펴낸곳 비타북스 | **발행처** (주)헬스조선 | **출판등록** 제2-4324호 2006년 1월 12일
주소 서울특별시 중구 세종대로 21길 30 | **전화** (02) 724-7664 | **팩스** (02) 722-9339
인스타그램 @vitabooks_official | **포스트** post.naver.com/vita_books | **블로그** blog.naver.com/vita_books

ⓒ윤제필, 2017

이 책은 저작권법에 따라 보호를 받는 저작물이므로 무단 전재와 무단 복제를 금지하며,
이 책 내용의 전부 또는 일부를 이용하려면 반드시 저작권자와 (주)헬스조선의 서면 동의를 받아야 합니다.
책값은 뒤표지에 있습니다. 잘못된 책은 서점에서 바꾸어 드립니다.

ISBN 979-11-5846-157-7 13510

비타북스는 독자 여러분의 책에 대한 아이디어와 원고 투고를 기다리고 있습니다.
책 출간을 원하시는 분은 이메일 vbook@chosun.com으로 간단한 개요와 취지, 연락처 등을 보내주세요.

비타북스는 건강한 몸과 아름다운 삶을 생각하는 (주)헬스조선의 출판 브랜드입니다.